HEYNE BÜCHER

D1995954

ESOTERISCHES WISSEN

Johannes Walter

Chakra-Erfahrung

durch Symbole, Visualisierung, Meditation, Naturerleben, Körperwahrnehmung, Atmen und Mudras

Christlinde
2007 v. Eva Clasen

Originalausgabe

WILHELM HEYNE VERLAG
MÜNCHEN

HEYNE ESOTERISCHES WISSEN
Herausgegeben von Michael Görden
08/9628

Printed in Germany 1993
Umschlaggestaltung: Atelier Adolf Bachmann, Reischach
Umschlagillustration: Silvestris Fotoservice, Kastl
Satz: Kort Satz GmbH, München
Druck und Bindung: RMO, München

ISBN 3-453-06573-5

Allen fühlenden Wesen gewidmet

WIE WUNDERBAR WÄRE ES, WÄREN ALLE WESEN
FREI VON LEID UND DEN URSACHEN VON SCHMERZ.
MÖGEN SIE IMMER FREI DAVON SEIN.

WIE WUNDERBAR WÄRE ES, BESÄSSEN ALLE WESEN
GLÜCKSELIGKEIT UND DIE URSACHEN VON GLÜCK.
MÖGEN SIE IMMER IN DIESEM ZUSTAND SEIN.

MÖGEN WIR FÄHIG WERDEN,
SIE IN DIESEN ZUSTAND ZU FÜHREN,
UND KRAFT UND EINGEBUNG ERHALTEN, DIESES ZU TUN.

Tibetisches Gebet

Ich danke allen, die mich bei der Arbeit an diesem Buch unterstützt haben, und nenne stellvertretend Thea, Michael, Saskia, Chandra, Beate, Barbara, Katrin, Horst, Klaus und Margit; ich danke den Teilnehmern der Meditationsgruppe in Dießen und Winni für seine vielen Ratschläge, dazu Klaus, Dagmar und Bettina, allen, deren Fotos jetzt dem Buch Atmosphäre geben, meinen Lehrern Gerry Kogen, Shastriji Viśnu Datta Miśra, Sogyal Rinpoche, Tarap Tulku, allen meinen Schülern, die gleichzeitig auch meine Lehrer sind, und nicht zuletzt Gabriele Bindel, die die Fotos abgezogen und retuschiert hat, und Karl Liedl vom Botanischen Institut München.

Mai 1993 Johannes Walter

Einführung

Am Anfang war das Staunen. Drei Tage alt ist der kleine Mensch – ein Mädchen – auf dem Foto nebenan. Sie läßt das, was sie wahrnimmt, vollkommen in sich ein, arglos, offen, ohne Furcht. Sie ist verzaubert, sie staunt, nichts anderes hat mehr Raum in ihr als Staunen, sie ist buchstäblich selbst zu diesem Staunen geworden.

Wir kommen alle so staunend in die Welt. Nach und nach häufen wir Kenntnisse und Erfahrungen an. Von vertrauten Personen, von Mutter und Vater, übernehmen wir Meinungen darüber, wie Menschen und Dinge, kurz, wie die Welt als Ganzes sein sollte.

Das ist der Gang unserer Entwicklung – unseres Erwachsenwerdens. Er ist nicht gut oder schlecht, er ist einfach so. Allerdings verlieren wir in diesem Prozeß unsere Unschuld. Unser Staunen stirbt, unser Blick wird eng, unsere Lebendigkeit bleibt auf der Strecke.

Bevor wir etwas wirklich sehen, hören, tasten, riechen oder schmecken, haben wir bereits eine Meinung darüber und Wissen ebenfalls. Wir haben verlernt, unserer unmittelbaren Erfahrung zu trauen. Wir haben unseren ursprünglichen Reichtum verloren, und sind, ohne es recht zu merken, ärmer geworden.

Bringen wir für einen Moment dies Bild vor unser inneres Auge: Ein kleines Kind, es kann gerade laufen. Das erste Mal erlebt es einen Tag im Mai auf dem Lande. Die Sonne scheint, eine Wiese voll von Blumen liegt vor ihm, Schmetterlinge schaukeln von Blüte zu Blüte. Was wird geschehen?

Was wird dies kleine Wesen tun? Wir wissen es, es wird sich jauchzend in die Wiese stürzen, den Schmetterlingen nach. Es wird diesen Maitag mit allen seinen Sinnen erfahren, es wird eintauchen in den Frühling, ganz und vollkommen. Doch was werden wir tun? Wir wissen es ebenfalls, wir werden uns darum sorgen, daß es sich nicht schmutzig macht.

Was ist mit dem Flirren des Lichtes, was mit dem Windhauch, der die Halme bewegt, was mit dem Duft der Gräser und Blumen, dem Klang der Wiese, vereint im Summen ungezählter Insekten? All das ist da, wir registrieren es beiläufig, automatisch, doch es dringt nicht mehr durch zu unserer Seele.

So verlieren wir – uns nicht bewußt – die unmittelbare Erfahrung

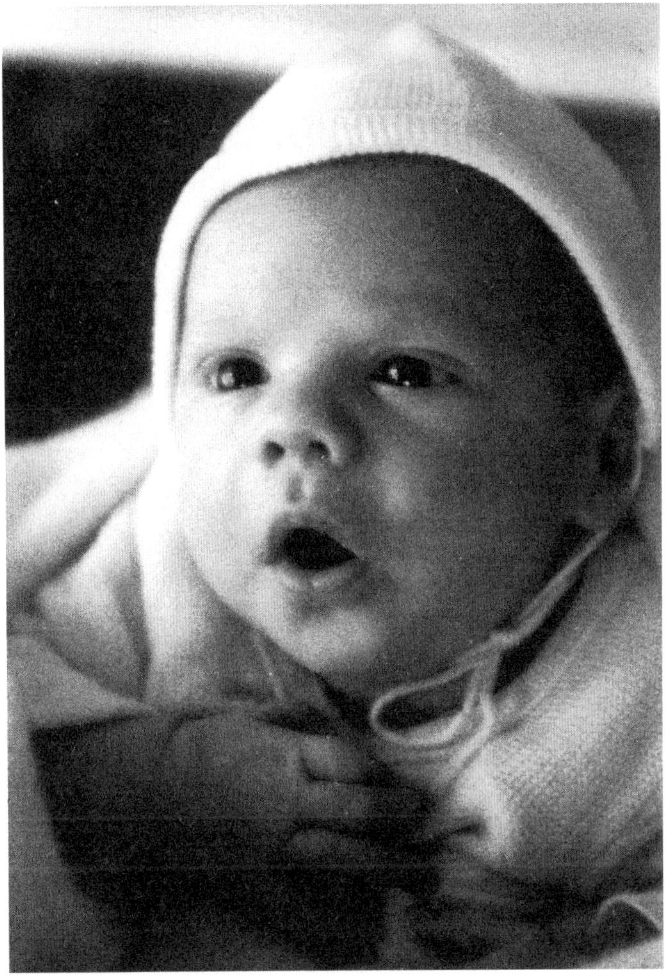

als Lebensimpuls und Erkenntnisquelle. Wir missen ihren Reiz, ihre Faszination, dazu die Lust und die Freude, die sie in uns auslöst. Wir können es dabei bewenden lassen, uns damit abfinden, es geht ja nicht nur uns so. Doch der Kontakt zu unserer eigenen Erfahrung, der unmittelbaren, der aufregenden, läßt sich wiederherstellen – jederzeit. Zuvor müssen wir allerdings einige Mauern durchstoßen. Die Mauer unseres einengenden Wissens, die Mauer unserer vorgefaßten Meinungen und die Mauer unserer abstumpfenden Gewohnheiten. Wie können wir das tun? Wer hilft uns dabei?

Es gibt einfache ›Instrumente‹. Jeder trägt sie mit sich, als Frische seiner Sinne, als Wachheit und als Freude, kreativ zu sein.

Wie aufregend wäre es, wenn wir uns etwas Neues von vornherein nicht über den Kopf als bloßes Wissen, sondern erfahrend aneignen, oder wenn wir bereits angesammeltes Wissen erfahrend neu entdecken würden. Dies Buch über Chakras legt dir das nahe.

Ich halte einen Moment inne – ich habe dich, liebe Leserin, lieber Leser, gerade mit du angeredet, ich erhoffe mir davon, daß die persönliche Anrede die Unmittelbarkeit fördert, die jede wirkliche Erfahrung begleitet.

Aus dem gleichen Grunde werde ich mich als Autor auch nicht neutral zurücknehmen, ich werde, wenn es sich während des Schreibens spontan ergibt, eigene Erfahrungen einbringen, ich werde meine Eindrücke schildern, ich werde ganz subjektiv Schwerpunkte setzen.

So will ich auch mit ›CHAKRA-ERFAHRUNG‹ kein ›vollständiges‹ Buch, kein ›Wissensbuch‹ vorlegen, das möglichst alles enthält, was es über Chakras zu wissen gibt.

Allerdings wird es Informationen und Wissen enthalten, doch durch seine Form und die Art der Darstellung hoffe ich den wesentlichen Impuls zu geben, nämlich dich dazu zu inspirieren, selbst Erfahrungen mit dem zu machen, was du in diesem Buch vorfindest. Jedenfalls habe ich selbst auf diese aufregende Weise gelernt und lerne immer wieder neu zusammen mit den Teilnehmern meiner Seminare. Es ist doch so, daß inzwischen (fast) alles Wissen, ebenso alles esoterische Wissen, auch das jahrtausendealte über die Chakras, in vielen Varianten veröffentlicht ist. Vielen Menschen ist bekannt, daß ein Chakra ein Energiezentrum im menschlichen Körper ist, daß es – zumindest nach der Lehre des Kundalini-Yoga – sieben Hauptzentren gibt, daß Chakra, ein Sanskritbegriff, so viel wie Rad, kreisendes Rad, bedeutet, und die meisten wissen schon weit mehr.

Wir werden immer ›klüger‹ und kenntnisreicher, doch was tun wir damit? Wir sind übersättigt von Wissen und gleichzeitig gierig nach neuem Wissen, aber wir praktizieren es nicht, es bleibt im Kopf stekken, wir machen es uns nicht zu eigen. Und sich wirklich etwas anzueignen, es zu einem Teil von sich selbst zu machen, das gelingt nur durch Erfahrung, und die ist ganz persönlich und dazu einmalig.

Nehmen wir ein Beispiel: Keine noch so detaillierte Beschreibung, kein Buch, nicht tausend Bücher, ja nicht einmal alles auf der Welt, was je über Rosen geschrieben wurde, kann uns vermitteln, was Rosenduft ist. Eine einzige Rose und ein kurzer Moment genügen, und wir haben ein Bewußtsein davon, zumindest den Hauch eines Bewußtseins, was der Duft einer Rose sein kann. Dies gilt für diesen einen Augenblick, in dem uns der Duft einer ganz bestimmten Rose zur Erfahrung wird. Im nächsten Moment werden wir ihn neu und anders erfahren, und mit Sicherheit wird ein anderes Individuum eine von unserer abweichende Erfahrung machen. Das ist das Aufregende.

Wie schaffen wir den Schritt vom – trockenen – Wissen zur Erfahrung, zum lebendigen Aneignen durch Erfahrung? Für mich geschieht das, wenn ich auf irgend etwas stoße, das mich begeistert, mich inspiriert, dann fällt eine Reserve, und meine Trägheit schwindet.

Mich selbst faszinierte die Vorstellung von Energiezentren, von Chakras im Körper vom ersten Moment an. Ich begann zu lernen, über sie nachzudenken, über sie zu meditieren und mit ihnen zu arbeiten. Nach allem, was ich in diesem Prozeß erfahren habe, bilden sie für mich modellhaft die Gesetze des Kosmos in unserem Körper ab. Sie zeigen für mich den Weg vom Geist in den Stoff und gleichzeitig die Wegmarken unserer Pilgerschaft aus der Materie zurück zur Einheit, aus der wir gekommen sind. Wir müssen nicht außerhalb von uns suchen, alles ist in uns. Nicht als Geheimnis, das wir nicht entschlüsseln können, nein, alles liegt offen da.

Immer wieder inspiriert mich die Beschäftigung mit den Chakras. Ich lerne dabei über mich, meinen Körper, meine Kräfte, meine Schwachheit, meine Gefühle, meinen Intellekt, meine Sehnsüchte... Ich stoße dabei an Grenzen: Was ist Wasser, was Feuer, was Erde? Sind sie in mir oder außerhalb von mir, wie bin ich mit ihnen verbunden, wie kann ich sie erfahren?

Ich lerne, ich entdecke, ich erfahre. Ich habe dies Buch für dich und, ich will es nicht leugnen, auch für mich geschrieben, ich freue mich, mit dir zu lernen, zu entdecken, Erfahrungen zu machen.

Johannes Walter

Was du in diesem Buch findest und wie du es benutzen kannst

Ich mag Bücher mit Bildern, Bilder legen mich nicht so fest wie Worte, sie geben meiner Phantasie ungleich mehr Spielraum als Worte.

Ich kann in Bildern versinken, ich kann mit ihnen träumen, über sie meditieren, meine eigenen Phantasien werden geweckt, meine Lust, mit ihnen etwas zu tun oder selbst kreativ zu werden. Ich weiß nicht, was Bilder in dir in Bewegung bringen. Ich weiß nur aus meiner Arbeit mit Gruppen, daß über Bilder, über Malen und Zeichnen und intuitives Gestalten sich Gruppenteilnehmer weit mehr öffnen und bereiter sind, verborgene Seiten in sich zu entdecken, als wenn sie gezwungen sind, sich allein mit Worten zu vermitteln. Worte nehmen ihren Weg über den Intellekt, den großen Kontrolleur, der alles ausfiltert, was nicht ins momentane Denkschema paßt, ausfiltert, was angst macht, oder eventuell angst machen könnte.

Doch unsere Seele spricht durch Bilder, und durch Bilder wird sie auf einer ganz tiefen Ebene erreicht.

So ist dies Buch ein Buch mit vielen Bildern geworden. Du findest Fotos, Zeichnungen, einfache Skizzen und Darstellungen von Symbolen als Kristallisationsflächen für deine Erfahrungen mit den Chakras, den Energie- und Bewußtseinszentren in deinem Körper. Über Bilder zusammen mit kurzen Kommentaren, Assoziationen, Geschichten, Erlebnissen, Erfahrungsberichten, aber auch mit Wissen über die Chakras, sehr altem und nicht so altem, möchte ich dich anregen, die passive Leser- oder Betrachterrolle aufzugeben. Und so z. B. Pinsel und Farbe, Schere und Leim oder einen Stift zur Hand zu nehmen, mit dem Fotoapparat auf Entdeckungsreise zu gehen, Körperübungen zu machen, zu beobachten, zu tasten, zu schauen, zu lauschen, zu meditieren, Visualisationen innerlich zu folgen, deinen Atem wahrzunehmen, dazu das, was in dir vorgeht, um so zu erfahren, was diese Chakras, diese sich drehenden Energieräder sind, was sie bewirken, wie sie dich beeinflussen, wie sich ihre Kraft anfühlt. Vielleicht wird dieses Chakra-Bilder-Erfahrungsbuch ein ›Instrument‹, deinen Weg deutlicher zu sehen, den du – auf dieser Erde in einem physischen Körper – gehst. Und vielleicht gibt es ja Anstoß zu einer Art Pilgertagebuch, das du unabhängig von dieser Vorlage beginnst.

Schöpfung

Woher kommen wir, wer sind wir, wohin gehen wir?

Wir sind verwickelt in uns selbst und so beschäftigt, unser Leben von einem Tag auf den anderen neu in den Griff zu bekommen, daß wir Fragen, wie ich sie als Überschrift für diesen Abschnitt gewählt habe, gar nicht stellen. – Allenfalls tun wir das in Ausnahmesituationen, in Zusammenhang mit schweren Krankheiten und Unfällen, schmerzlichen Trennungen oder Todesfällen.

Fragen, die uns im Alltag bewegen, sind eher:

- Wie finde ich eine Wohnung?
- Wer bezahlt meine Arbeitskraft besser?
- Wohin fahre ich im nächsten Urlaub?
- In welchem Kaufhaus finde ich die günstigsten Angebote?

Wir sind in der Materie und wir sind mit ihr beschäftigt. Natürlich bewegen uns auch andere Fragen:

- Wie komme ich mit meinem Partner oder mit meiner Partnerin zurecht?
- Wie werde ich wieder gesund?
- Was muß ich tun, damit mich die anderen mögen?
- Was soll ich tun, damit ich mich glücklich fühle?

Diese Fragen haben zwar schon eine andere existentielle Qualität als die der ersten Liste, doch stellen wir sie meist in der Absicht, von anderen Rezepte für ihre Lösung zu erfahren. Weiter gehen wir schon, wenn wir danach fragen, was macht mich krank oder was macht mich unglücklich, und dann Antwort bei uns selbst suchen, indem wir in eine Therapie gehen oder an Selbsterfahrungsgruppen teilnehmen.

Sinnfragen jedoch, die über uns und unseren Alltag hinausweisen, stellen wir selten.

So können uns Kinder gewaltig in Verlegenheit bringen, wenn sie fragen:

- Wo bin ich, wenn ich tot bin; und dazu noch, ganz praktisch denkend, anfügen, wie ist das, wenn ich sterbe, tut das weh?
- Wo war ich, bevor ich zu Mama in den Bauch kam?
- Warum werden Menschen krank?
- Warum bin ich nicht immer glücklich?

Kinder stellen die Sinnfragen, die wir vor uns herschieben.

Ja, woher komme ich denn eigentlich? Wer bin ich, angefüllt mit meinen Ängsten, Träumen und Wünschen? An welchen Ort bin ich hier geraten, und welche Kräfte haben mich und ihn geschaffen? Wohin werde ich, wenn meine Zeit hier vorbei ist, wieder gehen, und welchen Sinn hat es überhaupt, daß ich hier bin?

All-Eins-Sein

Daß wir Sinnfragen vermeiden, heißt natürlich nicht, daß wir nicht auf der Suche nach Sinn sind. Ohne daß es uns recht klar ist, opfern wie heutzutage viel, um Antworten zu erhalten. Noch nie in der Geschichte der Menschheit wurden so gigantische materielle Mittel bei der Sinnsuche eingesetzt.

Unser Bewußtsein, das Bewußtsein der Menschheit, das kollektive Bewußtsein ist tief in die Materie verwickelt. So setzen wir Unsummen ein, um immer kleinere Teilchen der Materie zu entdecken, die letzten Grundbausteine für alles. Wir scheuen keine Kosten, um in die Weite des Alls zu lauschen und zu fliegen, und dessen Entstehung und damit unsere Herkunft zu erforschen. Und, wir sind begierig, Geld spielt keine Rolle, den genetischen Code, das Urgeheimnis allen Lebens zu entschlüsseln.

Wir suchen den Sinn des Lebens und den Sinn unserer Existenz in der Materie. Die Verzweiflung, mit der wir danach suchen, wird uns nicht bewußt. Vermutlich deshalb, weil wir die dürftigen Ergebnisse unserer Suche vielfältig ausschlachten und sie z. B. in Atomreaktoren oder in gentechnischen Anlagen zu Produkten umformen.

Würde uns das verwehrt, dann würden wir die Verzweiflung spüren und müßten, jeder einzelne von uns, selbst auf die Suche nach einem Sinn gehen, beladen mit der Frage WER BIN ICH? Sollte das geschehen, das Leben auf unserem Planeten würde sich sehr schnell radikal verändern.

Die Fragen, woher komme ich, wer bin ich, wohin gehe ich, haben den Menschen bewegt, seit er das entwickelte, was wir Bewußtsein nennen. Und das ist vor allen Dingen die Fähigkeit, die Trennung zu erfahren, die zwischen ihm und der übrigen Schöpfung besteht. Es ist die erschreckende Erfahrung, daß er ALLEIN ist. Diese Erkenntnis – nichts anderes – ist die Vertreibung aus dem Paradies, nämlich aus dem Bewußtseinszustand, geborgen und total verschmolzen mit der übrigen Schöpfung zu sein.

Nun, wir sind vertrieben. Jetzt, nach der Vertreibung, beginnt unsere Suche, die schmerzhafte. Über viele Stufen des Bewußtseins geht sie, bis wir schließlich auf die entscheidende Stufe gelangen, auf der wir erkennen: Ich bin – doch – EINS mit dem ALL, ich bin eins mit der Schöpfung.

Wie diese Loslösung aus der Ureinheit – die natürlich auch die ganze übrige Schöpfung trifft, nur in einem anderen Maße als den Menschen – vor sich gegangen sein könnte, das haben sich die Menschen vor Urzeiten in ihren Schöpfungsmythen zu veranschaulichen versucht. Dabei kreisen diese Mythen über die Völkergrenzen hinweg um viele ähnliche Grundmotive.

Einen Schöpfungsmythos, der unserem Kulturkreis vertraut ist, nämlich den Schöpfungsbericht des Alten Testaments, möchte ich heranziehen, um Wirkkräfte und Symbole zu veranschaulichen, die der Idee von den Chakras, den Energiezentren im menschlichen Körper, zugrunde liegen.

Der Mythos

Als Kontrast zu dem nachfolgend in Ausschnitten zitierten biblischen Schöpfungsbericht will ich vorab phantasieren, wie ein hochmoderner aussehen könnte, allerdings in den einfachen Worten eines Laien auf naturwissenschaftlichem Gebiet. Ich beginne: »Am Anfang war der Urknall, ein gewaltiges physikalisches Geschehen.« – Hier muß ich ehrlichkeitshalber bereits unterbrechen, um anzumerken, daß nach neuesten wissenschaftlichen Forschungen die Urknalltheorie nicht mehr unangefochten ist. Ich fahre fort, ohne die neuen Forschungsergebnisse zu berücksichtigen: »Bei diesem Urknall explodierte ein Klumpen unglaublich dichter Materie, etwa von der Größe eines Fußballs. Mit unvorstellbarer Wucht wurden die auf Milliarden Grade erhitzten Materieteilchen in einen endlosen Raum, das All, geschleudert, der dabei erst selbst entstand. Es bildeten sich Lichtjahre voneinander entfernte heiße Materienebel, die in endlosen Zeiten allmählich abkühlten und ungezählte Milchstraßen und Myriaden von Sonnen und Planeten hervorbrachten.

Auf einem Planeten, dem blauen Planeten Erde, der mit mindestens acht anderen Schwesterplaneten um eine heiße Kugel, die Sonne, kreist, entwickelten sich nach und nach Bedingungen, die es ermöglichten, daß – wenn auch auf kaum erklärbare Weise – einfaches organisches Leben entstand. Das setzte eine gewaltige Evolution des organischen Lebens auf der Basis von Selektion in Gang, deren Krönung der homo sapiens erectus wurde. Er war allen Lebewesen überlegen, denn er hatte Bewußtsein entwickelt...«

Hier will ich meine Schöpfungsgeschichte abbrechen. Sie berichtet, auf einen kurzen Nenner gebracht, davon, wie in Entwicklungsschritten allmählich aus Materie Geist und Bewußtsein entsteht, und verkehrt damit den Sinngehalt der alten Vorstellungen über die Schöpfung in ihr genaues Gegenteil.

Interessanterweise kennen einige alte Schöpfungsberichte ebenfalls eine Art von Evolution, das wird gerade am biblischen Schöpfungsbericht deutlich, und ganz offensichtlich ist ja eine Evolution des Lebens auf unserem Planeten auch wissenschaftlich gut zu dokumentieren. Nur, woher kommt der entscheidende Anstoß? Kommt der Impuls zur Entwicklung menschlichen Bewußtseins wirklich aus der Materie?

Der Evangelist Johannes schreibt dazu ganz knapp und unmißverständlich, wobei zu vermuten ist, daß er sich auf ganz altes Wissen beruft: »Im Anfang war das Wort, und das Wort war bei Gott, und Gott war das Wort. ... Alle Dinge sind durch dasselbe gemacht, und ohne dasselbe ist nichts gemacht, was gemacht ist.« Das ist eine klare und deutliche Aussage. Anzufügen ist nur noch, daß diese Aussage in griechischer Sprache, der damals gebräuchlichen Koine, aufgeschrieben wurde, und daß das, was in der deutschen Übersetzung mit WORT bezeichnet wird, dort LOGOS heißt. Der Begriff Logos aber hat neben der Bedeutung Wort eine Vielzahl von anderen Bedeutungen, z. B. Sinn, Begriff, Gesetz, Weltvernunft, göttlicher Gedanke, göttlicher Geist.

Nach den alten Schöpfungsberichten – und ich kenne keinen, der anderes berichtet – ist es immer eine geistige Kraft, die die Schöpfung in Gang setzt und dann in ihr Fortschreiten dauerhaft mehr oder weniger eingreift. Logos ist das Gesetz, die Ordnung. Was wäre auch die Materie oder der Planet Erde samt allen Lebewesen, die er beherbergt, ohne Gesetzmäßigkeiten?

Der Anfang

»Am Anfang schuf Gott Himmel und Erde. Und die Erde war wüst und leer, und es war finster auf der Tiefe, und der Geist Gottes schwebte auf dem Wasser.« So beginnt der Schöpfungsbericht des ersten Buches Mose.

Dieser Bericht ist nicht wörtlich zu nehmen, er ist, wie viele Mythen, Sagen oder auch Märchen in einer Symbolsprache abgefaßt, deren Chiffren, wie wir noch sehen werden, oft einen ganzen Fächer von Deutungsmöglichkeiten zulassen.

Ich gehe jetzt daran, einige Chiffren, soweit sie für unser Thema wichtig sind, in ihrer Bedeutung einzukreisen. Nehmen wir den ersten Satz: »Am Anfang schuf Gott Himmel und Erde.« Ich picke mir die zwei Worte Himmel und Erde heraus. Nehme ich die beiden Begriffe wörtlich, dann hat Gott am Anfang die Erde, den Planeten Erde und das, was darüber ist, die Atmosphäre, geschaffen. Gehe ich auf die Symbolebene, dann stehen Himmel und Erde für Oben und Unten, aber auch für Geist und Materie. Doch damit gerate ich, obwohl die symbolische Deutung der Chiffren Himmel und Erde zutreffen, hier in Schwierigkeiten, denn Gott ist Geist. Wenn Gott Geist ist, wozu muß er dann noch Geist schaffen? Wie komme ich aus dem Dilemma heraus?

Ich kann mir bei der weiteren Deutung dadurch helfen, daß ich auf eine Vorstellung aus den Veden zurückgreife, die zwischen dem Schöpfergott Brahman im vorschöpferischen Zustand unterscheidet und Brahman, der zur Schöpfung bereit ist. Neben ersterem ist kein anderes Sein möglich, weil er alles ausfüllt, letzterer macht Platz für die Schöpfung. Ich könnte also sagen, der Schöpfergott ist bereit zur Schöpfung und gibt ihr Raum in einer sich in Stufen vollziehenden Selbstbeschränkung (das ist eine tantrische Vorstellung). Das heißt sehr banal ausgedrückt, Gott stellt einen Teil seines Territoriums zur Verfügung, damit die Schöpfung sich entfalten kann.

Wenn wir diese Deutung durchgehen lassen, dann könnte die Chiffre Himmel in dem zitierten ersten Satz des Schöpfungsberichtes für den Schöpfergott selbst stehen und die Chiffre Erde für Urmaterie, aus der die Schöpfung und ihre Geschöpfe erst noch geformt werden müssen.

Diese Deutung wird gestützt durch den ersten Teil des nachfolgenden Satzes der Schöpfungsgeschichte: »Und die Erde war wüst und leer, und es war finster auf der Tiefe«. Mit anderen Worten heißt das, es herrschte Chaos, ein vorschöpferischer Zustand. Die für diese Deutung entscheidenden Begriffe sind: wüst, leer, finster und Tiefe. Finsternis und Tiefe stehen für Materie und wüst und leer für deren ungeformte Beschaffenheit. Gehen wir weiter zum zweiten Teil des Satzes. Er lautet: »und der Geist Gottes schwebte auf dem Wasser«. Da nun eine der symbolischen Bedeutungen von Wasser ungeformte Urmaterie (Chaos) ist, haben wir hier noch einmal, wie in einer kreisenden Parabel, das gleiche Motiv wie oben. Die Urmaterie liegt ausgebreitet vor Gott, der bereit ist, sie zu formen.

Ich mache an dieser Stelle eine Zäsur, um zu vermitteln, daß mir natürlich bewußt ist, daß all diese Deutungen auch eine Art Gedankenspiel sind, die unserem Denken Nahrung geben und von daher ein Bedürfnis nach logischen Zusammenhängen befriedigen oder eventuell auch Protest hervorrufen. Deutungen, so tiefsinnig sie sein mögen, haben zunächst nichts mit innerlichem Aufnehmen von Inhalten oder gar mit Verstehen zu tun. Es ist deshalb sinnvoll, falls du wirklich mehr aufnehmen willst als bloße Worte und Gedanken, daß du über solche Schöpfungsberichte oder Mythen meditierst. Dann wirst du dich eher intuitiv der Symbolsprache öffnen können.

Was meine Art der Darstellung anbelangt, so hoffe ich, daß es dir angenehm ist, daß ich bewußt mal Nähe, mal Abstand zu dem Gedeuteten herzustellen versuche und auch alternative Sichtweisen anbiete in der Absicht, dir ausreichend Raum für eigene Gedanken und Einsichten zu geben.

Naheliegend ist eine solche Form der Darstellung deshalb, weil ›Heilige Schriften‹ – zum Leidwesen ungezählter Individuen, die gerne etwas hätten, auf das sie sich blind verlassen können – nicht absolut sind. Sie sind nicht, wie Legenden oft berichten, vom Himmel gefallen, sondern von Menschen aufgeschrieben worden, und streckenweise in ihrem Gehalt menschlich, allzu menschlich. Auch auf die Bibel trifft das zu, wie Karlheinz Deschner in seinem bereits in den sechziger Jahren erschienenen Buch ›Abermals krähte der Hahn‹ an vielen Beispielen veranschaulicht. Ungeachtet dessen können diese Schriften mit ihren Berichten, Gleichnissen und Belehrungen tief berühren, befreien und auch erleuchten. Sicher und zwangsläufig ist das jedoch nicht.

Bevor ich mit meinen Deutungen und Schlußfolgerungen fortfahre, will ich noch eine Vorstellung über die Schöpfung mitteilen, die ich sehr inspirierend finde. Sie besagt, daß Gott in der ganzen Schöpfung, dazu in jedem Geschöpf allzeit anwesend ist, unabhängig davon, ob dem Geschöpf das bewußt ist oder nicht. Wer sich z.B. einmal in einen Bergkristall vertieft hat oder die Lebenskraft eines Baumes länger hat auf sich wirken lassen, der wird eine solche Vorstellung nicht völlig abwegig finden. Und was den Menschen anbelangt, heißt es ja in der Bibel und auch in anderen Schöpfungsberichten: »Und Gott schuf den Menschen zu seinem Bilde.« Da diese Aussage sich sicher nicht auf Äußerliches bezieht, heißt das nichts anderes als: der Mensch besteht aus der gleichen ›Substanz‹ wie Gott. Von einer solchen Vorstellung ist es nicht weit zu der Aufforderung des Zen: »Weck den Buddha in dir auf!« Gelingt uns das, dann würde das heißen, daß wir uns unserer göttlichen Natur, unserer Buddha-Natur, wie die Buddhisten sagen, bewußt werden und gleichzeitig auch der göttlichen Natur der ganzen Schöpfung.

Ich kehre nach diesem Exkurs zurück zu unserer Thematik und ziehe aus all den Deutungen des ersten Abschnittes die für unser Chakra-Modell wichtigsten Aussagen heraus:

Ein Schöpfergeist bringt die Ur-Materie hervor und ist bereit, sie zur Schöpfung zu formen. In dem Bericht werden Orts- bzw. Richtungsangaben gemacht, Himmel und Erde bzw. oben und unten. Das Oben steht dabei, so haben wir festgestellt, für Geist, das Unten für Materie.

Die Urelemente

»Und Gott sprach: Es werde eine Feste zwischen den Wassern, die da scheide zwischen den Wassern. Da machte Gott die Feste und schied das Wasser unter der Feste von dem Wasser über der Feste... und Gott nannte die Feste Himmel.« (Moses Buch 1 Kap. 1 v.G.) Dieser Text klingt zunächst etwas verwirrend und macht eigentlich nur Sinn, wenn wir in der Chiffre Wasser, wie zuvor entwickelt, ungeformte Materie annehmen, aus der Gott etwas gestaltet, manifest macht, eine Feste macht. Haben wir so in unserer Deutung festen Grund unter den Füßen, dann können wir uns dem Text weiter öffnen und uns an seiner Bildhaftigkeit erfreuen, die versucht, uns die Schöpfungsanstrengung zu vermitteln – »und schied das Wasser unter der Feste von dem Wasser über der Feste«.

Die Chiffre Himmel steht hier allerdings nicht für Geist, wie in unserem Text weiter oben, sondern für das Element Luft. Gott ist offenbar jetzt dabei, die Basiselemente zu erschaffen, aus denen die weitere Schöpfung bestehen soll, jedenfalls läßt sich das aus dem textlichen Umfeld erschließen. Er erschafft auch das Element Feuer: »Und Gott sprach, es werde Licht, und es ward Licht« (Vers 3) und die Elemente Wasser und Erde: »Und Gott sprach: Es sammle sich das Wasser unter dem Himmel an besondere Orte, daß man das Trockene sehe... Und Gott nannte das Trockene Erde, und die Sammlung der Wasser nannte er Meer« (Vers 9 ff.).

Wir haben damit die vier Elemente Erde, Wasser, Feuer und Luft als Werke des Schöpfers vor uns. Sie werden nicht nur im Christentum, sondern in vielen Kulturen und Religionen auf der ganzen Welt als die Urelemente der Schöpfung angesehen, bei den Indianern ebenso wie bei den Chinesen, im Orient, in Afrika, in Indien und Tibet. In vielen Zeremonien, heiligen Handlungen oder Gottesdiensten werden sie verehrt oder Gott dargebracht, wie z. B. bei einer Puja in Indien, oder sie sind einfach als Rudimente bei heiligen Handlungen mit abgewandeltem Bedeutungsgehalt anwesend, wie z. B. beim Zelebrieren der Messe in der katholischen Kirche: das Element Feuer als ewiges Licht oder auch als Kerzenlicht, das Element Luft als Weihrauch, das Element Wasser als Weihwasser und das Element Erde in der Hostie. Die durch eine Zeremonie gesegnete Speise – das Gegenstück zur Hostie – wird in Indien bei einer Puja-Zeremonie Prasat genannt.

Wir werden noch sehen, daß die vier Elemente in unserem Chakra-Modell eine wesentliche Rolle spielen, und ich hoffe, dir später im Übungsteil ausreichend Vorschläge machen zu können, wie du sie für dich erfahren kannst.

Die Elementenlehre beschränkt sich, das will ich hier gleich einfügen, nicht nur auf die uns geläufigen Elemente Erde, Wasser, Feuer und Luft, die wir mit unseren Sinnen erfahren können. Die Elemente stellen vielmehr Prinzipien oder Grundkräfte dar, die die ganze Schöpfung durchdringen. Das heißt, neben dem materiellen Bereich bestimmen sie auch den psychischen, seelischen und den geistigen. Welche Vorstellungen sich dazu im einzelnen entwickelt haben, werde ich, soweit möglich, später vermitteln.

Was nun die sogenannten klassischen Elemente anbelangt, so fehlt uns jedoch neben den vier oben genannten noch ein Element, das in alten Schriften der Urstoff genannt wird, aus dem sich die anderen Elemente gebildet haben. Dieser Urstoff wird auch Äther genannt. Wo finden wir Hinweise auf ihn in unserem Text? Er ist verborgen in dem jedem neuen Schöpfungstag vorgeschalteten, formelhaften Satz: »Und Gott sprach: Es werde...« (Interessant ist dabei, daß es nicht heißt »und Gott dachte: Es werde...«). Im Wort des Schöpfers ist dieser Urstoff also verborgen, als Schöpfungsklang, als NADA-BRAHMAN, als Urklang OM, wie die Veden sagen. Eine solche Deutung mag zunächst exotisch erscheinen, doch wir haben ›moderne‹ Antworten, wie die Schöpfung entstanden ist bzw. woraus sie besteht, die in die gleiche Richtung weisen. Einem Klang liegen Schwingungen zugrunde, und wir wissen inzwischen, daß jede Materie, auch wenn sie für unsere Wahrnehmung noch so fest erscheint, aus schwingenden Teilchen bzw. aus Schwingungen besteht. Wie beginnt das Evangelium nach Johannes? »Am Anfang war das Wort und das Wort war bei...« Ein Physiker würde heute vermutlich sagen: Am Anfang war die Schwingung... oder am Anfang war der Urknall.

Die Schlange und der Baum des Lebens

Wir suchen weiter nach Grundelementen unseres Chakra-Systems. »Und Gott der Herr pflanzte einen Garten in Eden gegen Osten hin und setzte den Menschen hinein, den er gemacht hatte. Und Gott der Herr ließ aufwachsen aus der Erde allerlei Bäume, verlockend anzusehen und gut zu essen, und den Baum des Lebens mitten im Garten und den Baum der Erkenntnis des Guten und des Bösen.« (Mose Buch 1 Kap. 2 ff.) Einige Verse später verbietet Gott dem Menschen unter Androhung des Todes vom Baum der Erkenntnis zu essen. Schließlich tritt im Bericht eine Schlange – die Schlange – in Erscheinung. Sie wird als listig charakterisiert und verleitet Eva dazu, das Gebot des Schöpfers zu mißachten und zusammen mit Adam von den Früchten des Baumes der Erkenntnis zu essen. Sie lockt Eva mit den Worten: »Gott weiß: an dem Tage, da ihr davon esset, werden eure Augen aufgetan, und ihr werdet sein wie Gott und wissen, was gut und böse ist.« Den vorangegangenen Text werde ich nicht im einzelnen deuten, das ist nicht unser Thema, dazu ein umfangreiches Unternehmen, das leicht ein ganzes Buch füllen würde. Ich werde allerdings indirekt Impulse für eine Deutung und inspirierendes Nachdenken dadurch geben, daß ich näher auf die zwei Chiffren eingehe, auf die es mir im Zusammenhang mit unserem Thema ankommt.

Das ist einmal das Urbild vom Baum des Lebens bzw. vom Baum der Erkenntnis und das Urbild von der Schlange. Beide tauchen in den Schöpfungsberichten vieler Völker rund um die Erde auf, und beiden Archetypen begegnen wir auch in unserem Chakra-System, wie wir später sehen werden.

Der Lebensbaum

Bäume sind so imponierende Geschöpfe, daß wir uns wundern müßten, wenn sie nicht für die Menschen in alter Zeit zu Symbolträgern geworden wären.

Ein ausgewachsener Baum von dreißig, vierzig bis zu siebzig Metern Höhe scheint den Himmel zu berühren. Kein Wunder, daß er als Verbindung zwischen Himmel und Erde angesehen wurde, in dessen oberster Krone womöglich die Gottheiten ihre Wohnstatt hatten.

Ein Baum ist ein kleiner Kosmos, der Rhythmus des Jahres ist an ihm zu erfahren, in der Starre und scheinbaren Leblosigkeit im Winter, im Austreiben, Grünen und Blühen im Frühling, im Früchtebilden im Sommer und im Verschenken der reifen Früchte als Nahrung für seine Umgebung im Herbst.

Er gibt Schatten und er beherbergt viele Lebewesen, Vögel, Insekten und andere Tiere. Und er wird alt, Hunderte, oft Tausende von Jahren. Im Vergleich zur Dauer eines Menschenlebens scheint er schon beinahe unsterblich zu sein. So ist es verständlich, daß sich um Bäume Schöpfungsgeschichten ranken, ja, daß sie in manchen Mythen selbst zu Orten der Schöpfung werden.

So zum ›Baum des Ursprungs‹, wie der Baum Ceiba der Mayas, der nach der Legende bis in den höchsten Himmel wuchs und der den Kosmos darstellte, gegliedert in neun übereinanderliegenden Schichten, die die Weltordnung repräsentierten. Auch er wurzelt, wie der Baum des Lebens im Schöpfungsbericht der Bibel, in der Mitte eines Gartens, der hier quadratische Form hat (Symbol für das Element Erde) und dessen Seiten nach den vier Himmelsrichtungen ausgerichtet sind.

Oder der Baum wird zum ›Weltenbaum‹ und gleichzeitig zu einer Art alles bewahrenden und nährenden Urmutter, wie die Weltesche Yggdrasil bei den Germanen, die immergrün über dem Urdbrunnen – einem Symbol für die Urmutter – aufragt, den Adler als Göttervogel (das ist der männliche Gegenpol) in ihrer Krone – von deren Zweigen Honigtau, der nährende Nektar für alle Kreaturen, herabtrieft.

Doch an den Bäumen, am Baum, beobachten wir auch Werden und Vergehen, Leben und Tod. Und dies Werden und Vergehen scheinen die beiden Bäume, der Baum des Lebens und der Baum der Erkenntnis des biblischen Schöpfungsberichtes, exemplarisch symbolisieren zu sollen. Eigentlich ist es ja nur ein Baum. Das ergibt sich zweifelsfrei, wenn wir den gesamten Bibeltext studieren, denn für beide Bäume ist als Ort ihres Wachstums die Mitte des Gartens Eden angegeben. Dieser EINE Baum zerfällt jedoch im Schöpfungsbericht in eine Zweiheit, offenbar um die Pole LEBEN und TOD als Grunderfahrung des Menschen symbolisieren zu können. Die Chiffre Tod wird dem Baum der Erkenntnis allerdings recht gewalttätig aufgedrückt, ihm sozusagen indirekt untergeschoben, und zwar durch das Verbot Gottes, von seinen Früchen zu essen und seiner damit einhergehenden Drohung: »Denn an dem Tag, da du von ihm issest, mußt du des Todes sterben.« Genau besehen sind ja die Chiffren ›Leben‹ und ›Erkennen‹ identisch, es gibt also auch vom Inhaltlichen her nur den einen Baum in der Mitte des Paradieses.

Ich begründe meine These: Erkennen des Guten und des Bösen, das beschränkt sich nicht darauf, daß wir in der Lage sind, ethische Normen zu erfüllen, die wir uns für unser Zusammenleben als Menschen gegeben haben, und erst recht nicht nur darauf, daß wir in der Lage sind, Gebote oder Verbote einzuhalten. Zu letzterem sind ja sogar Tiere, z. B. Hunde, sehr gut in der Lage. Erkennen von Gut und Böse, das ist weit mehr. Es ist genaugenommen wahres Erkennen, das u. a. auch das Erkennen von kosmischen Gesetzen beinhaltet. Speziell hier z. B. das Erkennen des kosmischen Gesetzes der Polarität, dem alle Schöpfung unterworfen ist.

Polpaare, die für uns benennbaren Erscheinungsformen dieser Gesetze, sind z. B. Licht und Dunkel, Oben und Unten, Mann und Frau, Hart und Weich etc. und eben Gut und Böse. Auch ein zweites kosmisches Gesetz sehe ich darin angesprochen, und zwar das Gesetz von Ursache und Wirkung (KARMA).

Wir handeln z. B. recht oder unrecht, gut oder böse, wir tun eine Arbeit aufmerksam oder schlampig, und unser Handeln zeitigt Folgen, es zeigt Wirkungen, mit denen wir dann wieder konfrontiert werden z. B. dadurch, daß wir selbst Opfer von Diebstählen werden, wenn wir andere bestehlen.

Erkennen, wahres Erkennen, ist Erkennen DER Wahrheit, das ist DAS Licht und DAS Leben, wie es in der Bibel oft heißt. Unvorstellbar deshalb, daß Gott wahres Erkennen mit Tod und Verdammnis bestrafen sollte. Ganz im Gegenteil will er ja durch seinen Sohn den Menschen zur Erkenntnis DER Wahrheit und zum LEBEN führen. Außerdem, von welcher Allmacht wäre auch ein Schöpfer, der fürchtet, daß ihm sein Geschöpf durch einen einzigen Biß in eine bestimmte Frucht, die er ebenfalls selbst geschaffen hat, zur Gefahr werden könnte?

Im angesprochenen Text scheinen sich ganz offensichtlich mehrere Symbolvorstellungen zu überlagern. So liegt in dem Bericht sicher auch die Botschaft, daß der Mensch als Geschöpf aus der Einheit mit Gott herausgestoßen (Vertreibung aus dem Paradies) und von daher den Gesetzen der Polarität unterworfen ist, wozu auch Geburt und Tod gehören. Ich könnte mir deshalb vorstellen, daß es für dich reizvoll ist, dieses Knäuel von Bedeutungen selbst zu entwirren. Jedenfalls zeichnet wahres Erkennen und ein davon getragenes Handeln, soviel können wir sagen, den Menschen, der angeblich vom Baum der Erkenntnis gegessen haben soll, ja nun gerade nicht aus, wie die gesamte Menschheitsgeschichte bis zum heutigen Tag erschütternd zeigt.

Der Baum des Lebens und der Erkenntnis und, ich füge hinzu, der Erleuchtung ist deshalb wohl auch als Idee oder Vision davon anzusehen, was uns not tut und was wir als Aufgabe an anderen und an uns selbst vor uns haben. Er ist für mich deshalb nicht nur ein Symbol für den ›Sündenfall‹, den Fall in die Materie, sondern auch Symbol des Aufstieges aus der Materie.

Ein solches Symbol der Erleuchtung kann den erleuchten, der unter ihm zur Ruhe kommt. Siddharta, dem indischen Fürstensohn, wurde, während er in tiefer Meditation unter einem Baum, dem Bodhi-Baum, versunken war, das Wesen aller Dinge offenbar, er wurde zum ›Erwachten‹, zum BUDDHA.

In manchen Mythologien, z. B. in der chinesischen, wird der Baum auch zum Weltenbaum, zur Weltachse als Verbindung zwischen Himmel, Erde und Unterwelt, oder wie bei den Germanen die Irminsul zur Stütze, die das Weltall trägt, oder auch zur kosmischen Achse, die dem Lauf der Gestirne Ordnung gibt. Lurker sieht in der Siebengliederung von altmesopotamischen Baumdarstellungen Vermutungen bestätigt, daß es sich bei ihnen um Planetenbäume handeln könnte, und er erwähnt die Beziehung von Baum und Leuchter in der alttestamentlichen Symbolik.

So kommen wir unvermutet zu einem uns geläufigen Symbol, dem Lichterbaum, dem Weihnachtsbaum, dem immergrünen Baum, der Licht gibt und Licht ins Dunkel bringt. Er ist allerdings inzwischen lange trivialisiert und seiner ursprünglichen Bedeutung völlig entleert zu einem Instrument der bloßen Verkaufsförderung und zum Requisit einer heimeligen Wohnzimmeratmosphäre verkommen.

Wir haben bisher außerhalb von uns geschaut. Der Baum wäre aber sicher nicht zu einem so umfassenden Sinnbild geworden, wenn er nicht auch etwas von uns Menschen spiegeln würde. Der Baum ist ein hohes Lebewesen, er kriecht nicht am Grund, er ragt auf, er wächst gegen die Schwerkraft zum Himmel. Auch wir kriechen nicht am Boden wie Würmer oder bewegen uns auf allen vieren über die Erde, unsere Wirbelsäule ist im Gegensatz zu allen Säugetieren nicht parallel zur Erde, sondern aufgerichtet. Sie verbindet das Unten mit dem Oben, die Erde mit dem Himmel.

Gemäß der islamischen Mystik symbolisiert der Baum des Lebens, des Seins, den vollkommenen Menschen. Das könnte heißen, der Mensch, der aufgerichtet ist wie der Baum, trägt den Lebensbaum und den Baum der Erkenntnis als Wirbelsäule in sich. Noch ein weiteres Beispiel weist in diese Richtung. Die Man-Rune der Germanen steht für den Mann und für den männlichen Pol der Schöpfung, die Yr-Rune für den weiblichen Pol, die Urmutter. Die Verbindung beider Zeichen ergibt den Lebensbaum (siehe die Zeichnungen). In seiner Verwurzelung nach unten und seiner Ausbreitung nach oben ist er Sinnbild ewigen Seins. Diese Skizze vor Augen, ist es nicht abwegig,

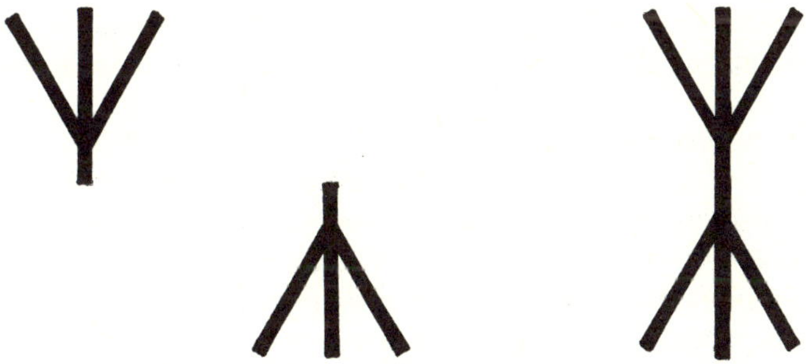

die senkrechte Linie des Zeichens als Wirbelsäule zu deuten. Eine solche Deutung wird dann spannend, wenn wir das Symbol ›Baum‹ mit dem Symbol ›Schlange‹ zusammenbringen.

Zuvor fasse ich zusammen: Der Baum steht als Symbol für die Verbindung von oben und unten, von Himmel und Erde. Er kann zum Symbol des Lebens und des Erkennens werden, zum Weltenbaum als Gleichnis für die Schöpfung und zur Achse des Kosmos, und wir können ihn, versehen mit einer oder allen zuvor genannten Bedeutungen, als Achse in uns, repräsentiert durch die Wirbelsäule, ansehen. Ins Gedächtnis rufen möchte ich außerdem die neun Ebenen des Baumes Ceiba der Mayas und die Siebengliederung altmesopotamischer Baumdarstellungen, denn auch hier werden sich später Verbindungen zu unserem Chakra-System zeigen.

Die Schlange

Schlangen sind den meisten Menschen unheimlich. Stundenlang verharren sie wie starr in ihrer Position, und wenn sie sich bewegen, gleiten sie beinahe lautlos über die Erde, und das Gift in den Zähnen einiger Arten hat die ganze Spezies in Verruf gebracht. So lösen auch die meist harmlosen Arten hier in Mitteleuropa regelmäßig Panik bei denjenigen aus, die ihnen unerwartet begegnen.

Schlangen gelten als unberechenbar, sie sind schwer zu fassen, winden sich geschickt aus jeder Umklammerung, und manche Arten sind nicht nur am Boden, sondern auch auf Bäumen zu Hause. Ihre Beute hetzen sie nicht wie viele Raubtierarten, sondern sie warten auf ihre Opfer.

Viele Erzählungen über Schlangen handeln davon, daß sie in der Lage seien, ihre Beutetiere zu hypnotisieren, um dann die wehrlos in Angst Erstarrten mit Haut und Haaren zu verschlingen. Inayat Khan, ein indischer Sufimeister, berichtet sogar, daß bestimmte Schlangenarten Beute durch die Kraft ihres Atems wie magisch anziehen können.

Tückisch nennt der Volksmund ihr Fangverhalten, das doch nur die besonderen Eigenheiten eines Wechselblüters zeigt. Da sie ihren Stoffwechsel verlangsamen können, sind sie nach einem Fang in der Lage, Wochen, ja Monate ohne Nahrung auszukommen. Wohl auch von daher gelten sie als so widerstandsfähig und zäh, daß ihnen der Volksglaube sieben Leben nachsagt.

Deswegen und sicher auch wegen ihrer Gestalt und ihres Verhaltens sind sie dankbare Objekte der Projektion menschlicher Ängste, Wünsche und Glaubensvorstellungen.

In der Symbolsprache werden sie als Wesen, die am Boden kriechen, mit Erde, Materie, ja Urmaterie in Verbindung gebracht, die wir bereits unter der Chiffre Wasser kennengelernt haben.

Da die Schlange das UNTEN symbolisiert, kann sie auch alle Merkmale tragen, die dem UNTEN als Gegenpol zu dem OBEN, dem Licht, zugeordnet werden. So repräsentiert sie als giftiges Tier die Lüge, die List, die Falschheit, die Verschlagenheit, die Sünde. Sie ist im Schöpfungsbericht diejenige, die zur Sünde, zum Abfall von Gott verführt, und wird, nach Schwabe, im jüdischen Schrifttum als Eva-Schlange dem Bösen gleichgesetzt, dazu kommt die Meinung, sie sei gleichzeitig mit dem Satan erschaffen worden.

Wir brauchen nur noch die Chiffren Tiefe, Dunkel, Finsternis und Tod hinzuzufügen, dann ist die Liste der negativen Bedeutungen des Symbols Schlange im wesentlichen vollständig.

Interessant ist nun, daß der dem Wort ›Schlange‹ zugrunde liegende Wortstamm in den semitischen Sprachen ursprünglich ›Leben‹ bedeutet (Julius Schwabe). Die Schlange ist also auch Lebensbringerin, und als solche symbolisiert sie Fruchtbarkeit, Vitalität und ungebändigte Lebenskraft. Ihr Erscheinen gilt im Volksglauben u. a. als Vorankündigung einer Geburt, und in vielen Mythen wird sie mit dem Schöpfungsvorgang und der Schöpfung in Verbindung gebracht. Zum Beispiel im indischen Kulturkreis als kosmische Schlange, die sich in den Schwanz beißt und so, ohne Anfang und Ende erscheinend, die kosmische Lebenskraft und die ewigen Kreisläufe im Universum verbildlicht. Ähnlich wie Ananta, die Schlange ohne Ende, die Reittier des indischen Gottes Vishnu, des Erhalters, und seiner Gemahlin Lakshmi ist. Im Orient gibt es Mythen, die den Glauben weitergeben, daß alles Leben aus einer Urschlange, die göttliche Verehrung genoß, hervorgegangen sei. Die Schlange steht auch für die Weisheit der Mütter und als sich häutende Schlange für ewige Erneuerung und Wiedergeburt. In der Antike war sie Hüterin der geheimen Riten der Mysterien, dazu Symbol für den verschlungenen Weg der Einweihung und der Läuterung. Als Kundalini (Schlange) unseres Chakra-Modells ruht sie schlafend im ersten Chakra an der Basis der menschlichen Wirbelsäule und repräsentiert dort die spirituelle Kraft im menschlichen Körper. Wenn sie erweckt wird und im Rückgrat nach oben aufsteigt, wird sie Symbol für Erleuchtung und Rückkehr der Schöpfung zu Gott aus der

Verhaftung in der Materie. Auch bei den Gnostikern steht die Schlange für Erleuchtung, sie ist es, die Eva und Adam befreit. Die Gnostiker setzten außerdem die Schlange mit Christus dem Erlöser gleich, weshalb im Urchristentum die Schlange am Kreuz ein weitverbreitetes geheimes Zeichen für Christus war.

Ich fasse zusammen: Im Symbol der Schlange finden wir sehr unterschiedliche Bedeutungen. Sie steht für die Pole Werden und Vergehen, Geburt und Tod, für Materie und Geist, für den Drang nach unten und das Streben nach oben, für das Böse (den Satan) und für Erleuchtung. Sie ist Symbol für den Kosmos und das gesamte Weltgeschehen und, wie wir noch sehen werden, für das Weibliche und Männliche und für die (göttliche) Mutter und den (göttlichen) Vater.

Bevor ich darauf eingehe, will ich das kosmische Gesetz der Polarität skizzieren, auf das wir bereits mehrfach gestoßen sind, denn es ist wesentliche Grundlage unserer Thematik.

Polarität und Schöpfung

Meine vierjährige Tochter unterscheidet zwischen Kindern und Menschen. Sie empfindet deutlich und drückt das eben auf diese Weise aus, daß es da einen Unterschied gibt zwischen ihr, dem Kind, samt ihresgleichen, den anderen Kindern, und den großen Übermächtigen, den Erwachsenen. Das ist ein Akt des Erkennens, sie sieht, da sind zwei Welten. Wie lange in der Menschheitsgeschichte mag es zurückliegen, daß der Mensch erkannte, daß er Geschöpf ist, und daß er sich getrennt von der übrigen Schöpfung wahrnahm. Das war gewiß der Zeitpunkt, den der Schöpfungsbericht so beschreibt: »Und Adam erkannte sein Weib Eva.« Wir können ergänzen: und Eva erkannte ihren Mann Adam.

›Der Mensch‹ bzw. seine polaren ›Verwirklichungen‹, die Frau und der Mann, erkannten, daß sie jeder ein Gegenüber hatten, das ganz anders geartet ist als sie selbst. Beide waren und sind von verschiedener Art und einander fremd, und beide wurden und werden voneinander angezogen, finden im jeweils anderen den fehlenden Pol.

Alles, ohne Ausnahme, offenbart sich dem Menschen in zwei Polen, die äußere Welt der Erscheinungen, seine Gefühle, seine Gedanken und Empfindungen. Das ist das Urgesetz der Schöpfung. Brahman ruht nicht mehr selbstgenügsam in sich selbst, er hat der Schöpfung Raum gegeben, sie aus sich herausgestellt. Die Einheit ist in eine Kaskade von Zweiheiten zerfallen. Mag der Kosmos und die Welt eine Einheit sein, und sie muß eine Form von Einheit sein, sonst könnte sie nicht existieren. Wir, die Menschen, geboren als Frau oder als Mann, können sie nur im Spannungsfeld von Zweiheiten, von Polen, erfahren. Zum Beispiel als warm und kalt, als trocken und naß, rund und eckig, schwer und leicht, als gut und böse, positiv und negativ, Liebe und Haß... Die Reihe ist unendlich.

Es gibt nichts in der Welt der Erscheinungen, das nicht einen Gegenpol hätte. Symbol dafür sind unsere beiden Augen. Wir sind ZWEI-gesichtige Wesen, die die Einheit nicht sehen, allenfalls ahnen können. Naiv und zugleich kraftvoll wird dieses Grundgesetz der Schöpfung durch eine kleine Keramik aus der Zeit der frühen Hethiter (siehe die Zeichnung) ins Bild gebracht.

Die Kreisform (Chiffre für Geist) stellt die Einheit dar, aus der die Zweiheit, zwei stark stilisierte Figuren, hervorgeht, die wir als das erste göttliche Paar, als Gottmutter und Gottvater, deuten können. Einfacher läßt sich die polare Erscheinung der Schöpfung nicht bildhaft machen.

Pole gehören zusammen. Sie bedingen einander, sie bilden eine Einheit. Eine solche Vorstellung ist den Kulturkreisen des Ostens eher geläufig als denen des Westens. Wir können hinzufügen: des ›modernen‹ Westens. Wir hier im Westen sind gewohnt, in Gegensätzen zu denken, die miteinander unvereinbar sind, einander ausschließen. Der

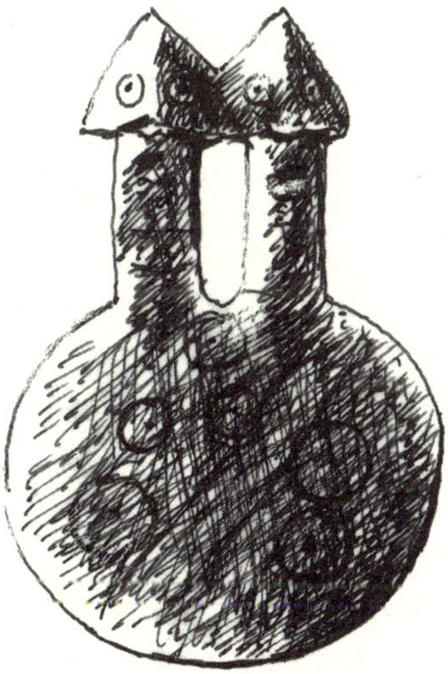

Tag ist jedoch nicht denkbar ohne die Nacht, das Licht nicht ohne das Dunkel, Entspannung nicht ohne Anspannung, der negative Pol eines Magneten nicht ohne seinen positiven Pol. Das Magnetfeld, die Kraft, die dem Magneten eigen ist, wäre nicht vorhanden ohne beide Pole. Ohne sie gäbe es keinen Magneten.

Wir Menschen als Organismen, als Wesen, die in die Materie eingetaucht sind, könnten nicht existieren ohne das ständige reibungslose Zusammenspiel ungezählter polarer Abläufe in uns. Wir nehmen z. B. täglich feste und flüssige Nahrung in uns auf und scheiden das, was unser Körper nicht verwerten kann, wieder aus. Unserem Einatem muß der Ausatem folgen und dem Ausatem der Einatem und das in endloser Folge, damit wir mit dem lebensnotwendigen Sauerstoff versorgt werden. Unser Herz muß ohne Pause pulsieren, sich zusammenziehen, anspannen und die Spannung wieder lösen, damit der nährende Blutstrom unseren Körper ununterbrochen versorgen kann. Wird ein Pol in diesem rhythmischen Zusammenspiel der Pole lahmgelegt, dann bricht der Lebensstrom zusammen – Atemstillstand nennen wir das z. B. oder Herzversagen – und unser (materieller) Körper ist nicht mehr lebensfähig.

Pole ergänzen einander, sie sind im ständigen Austausch miteinander, sie bedingen einander, und die Energie des einen ist jeweils, zumindest in Spuren, in der des anderen enthalten. Doch sie können nicht in Eins fallen. So ist die polare Welt Spiegel unserer Unvollkommenheit. Das Bewußtsein unserer Unvollkommenheit hält unsere Sehnsucht nach der verlorenen Einheit wach, dazu den Wunsch, wieder in die Einheit zurückzukehren.

Wir haben hier in der Materie Handlungen und auch Rituale entwickelt, um die polare Welt zumindest für kurze Zeit zu überwinden und uns der Einheit zu erinnern. Auf der körperlichen Ebene ist das z. B. die Vereinigung von Mann und Frau, auf der emotionalen die Versöhnung, die Aufgabe von Feindschaft, auf der mentalen Ebene unser Bemühen, alle Erscheinungsformen der Wirklichkeit als gegeben anzunehmen, zu akzeptieren. Dann kennen wir heilige Handlungen und Meditation, um uns Gott, dem Quell der Einheit, zu nähern.

Die Sehnsucht, aus der polaren Wirklichkeit zurück in die Einheit zu gelangen, finden wir auch in vielen Mythen ausgedrückt. In den alten indianischen Kulturen z. B. gibt es ein Mischwesen, das aus der Schlange (Materie) und dem Adler (Geist) als gefiederte Schlange hervorgeht. Dies Wesen ist bei den Tolteken Symbol für den Himmel.

Was hier bedeutet: Die Polarität ist aufgehoben, Materie und Geist sind wieder zu einer Einheit verschmolzen.

Auch unser Chakra-Modell spiegelt diese Sehnsucht nach der verlorenen Einheit wider.

Der Schlangenstab

Kehren wir zurück zum Baum im Paradies und zu der Situation, als die Schlange Eva ansprach, um sie zu verführen: »Ja, sollte Gott gesagt haben: ihr sollt nicht essen von allen Bäumen im Garten?« Maler, die diese Situation bildhaft darstellen sollten, haben sich durch die Jahrhunderte ein Bild davon gemacht, wie denn die Situation gewesen sein könnte. Meist stellen sie die Schlange so dar, daß sie sich von unten aufsteigend um den Baum der Erkenntnis windet und von oben herab Eva die verführerischen Worte zuflüstert.

Aber lassen auch wir unsere Phantasie spielen. Wie sieht das Szenario dann aus, wenn wir annehmen, daß Eva und die Schlange identisch sind? Daß wir mit einer solchen Annahme nicht so falsch liegen, bestätigt Schwabe, der schreibt, daß die Schlangennatur Evas von der jüdischen Religionswissenschaft nicht bestritten wird. Eva bedeutet soviel wie Schlange. Und er schreibt an gleicher Stelle: »Nach den zweifellos ältesten alttestamentarischen Überlieferungen, die auf babylonische Mythologie zurückgehen, sind Eva und Adam, die biblischen Ureltern, selber ein Schlangenpaar«, das Schlangenpaar. Das geht sicher zurück auf noch ältere Mythen, die besagen, daß alles Leben aus einer Urschlange hervorgegangen sei, die wir hier dann bereits in ihrer Differenzierung als weibliche und männliche Urschlange (Pole) vorfinden.

Natürlich müssen wir uns fragen, warum denn im biblischen Schöpfungsbericht nur eine Schlange auftaucht. »Wenn, wie im jüdischen Schrifttum, die Schlange dem Bösen gleichgesetzt wird, dann begreift man, weshalb die jüdische Theologie zu vertuschen sucht, daß auch Adam, als Partner Evas, Schlange, nämlich die männliche Urschlange sei. Jahves Fluch lastet nun einmal auf der Kriecherin. Da wäre Adams Schlangentum der Männerwürde denn doch zu abträglich gewesen«, schreibt Schwabe.

Für mich ist dies Unterschlagen der männlichen Urschlange bewußter Mißbrauch von esoterischem Wissen und Wissen über kosmische Gesetzmäßigkeiten im Zuge der gewaltigen und gewalttätigen

Umwälzungen, die sich beim Wechsel von den ursprünglich mutterrechtlichen in vaterrechtliche Gesellschaften vollzogen. Das mutterrechtliche Bewußtsein war in den Zeiten nach dem Umbruch offenbar immer noch so stark, daß die herrschenden Männer, die Priester, das ›Weibliche‹ bzw. die Frauen mit dem Satan in Verbindung bringen mußten, um deren Kraft zu brechen.

Ihr Vorgehen ist simpel und ihre Methode beschämend. Wenden wir das an, was wir über die polare Schöpfung gelernt haben: Alles manifestiert sich in Polen.

Wir schreiben links den Begriff MANN und rechts den Begriff FRAU und setzen dann alle positiv besetzten Pol-Begriffe unter Mann und alle negativ besetzten unter Frau.

MANN	**FRAU**
Hell	Dunkel
Gut	Böse
Gott	Satan
Himmel	Hölle
Tugendhaftigkeit	Verkommenheit
Aufrichtigkeit	Falschheit
Heilmittel	Gift
wohlgestaltet	verkrüppelt

Wir können diese zwei Reihen endlos fortführen, unserer Phantasie sind keine Grenzen gesetzt.

Das Ergebnis ist eindeutig und das Urteil vernichtend. Kein Wunder, daß Frauen jahrtausendelang als kultunfähig oder nur begrenzt kultfähig galten und weiterhin gelten.

Die Zuordnung bestimmter polarer Bedeutungen zum männlichen oder weiblichen Pol steht jedoch nicht fest, auch wenn das bei ziemlich einheitlichem Gebrauch in der Literatur so scheinen mag. So gab es offensichtlich eine Zeit, wo DER Mond – Symbol für das Passive, Empfangende und auch das Dunkel – dem männlichen Pol zugeordnet wurde und DIE Sonne – Symbol für das Aktive, Lebenspendende und das Licht – dem weiblichen.

Vater Mond, Mutter Sonne, Vater Erde, Mutter Himmel, eine Polbedeutung kann in die des anderen Pols umschlagen. Im alten Ägypten z. B. wurde der Himmel durch die Himmelsgöttin Nut dargestellt, die das Reich des Erdgottes Geb überwölbt, in ihrem Körper die Gestirne trägt und mit Händen und Füßen die Erde berührt.

Doch wir kommen so nicht weiter. Die polaren Kräfte sind in uns, als Mann und als Frau, und nicht außerhalb von uns, und was wir verleugnen, verdrängen und von uns schieben oder auf andere – in unserem Fall der Mann auf die Frau – projizieren, kommt durch die Hintertür zu uns zurück und verlangt schließlich um so stärker wahrgenommen zu werden.

Wir haben also eine weibliche und eine männliche Schlange. Beide winden sich wie auf dem Weihgefäß des Priesterkönigs Gudea von Lagash (Abbildung), das etwa um 2050 vor Christus in Sumer entstand, von unten nach oben um einen Stab. Diese Darstellung könnte Abbild des Schlangenpaares Eva und Adam sein in unserem – für uns nun veränderten – Schöpfungsbericht.

Was könnten die beiden an einem Stab oder Baum aufsteigenden Schlangen bedeuten? Eine Bedeutung könnte sein, daß das an die Materie gebundene Bewußtsein sich langsam Stufe um Stufe – symbolisiert durch die Überschneidungen der Schlangenkörper – wieder aus seiner Verhaftung in der Materie löst und nach oben zu dem EINEN aufsteigt. Das Essen der Frucht vom Baum der Erkenntnis durch Adam und Eva – sie müssen dazu hinauf in seine Krone! – wäre dann die Rückkehr zu Gott.

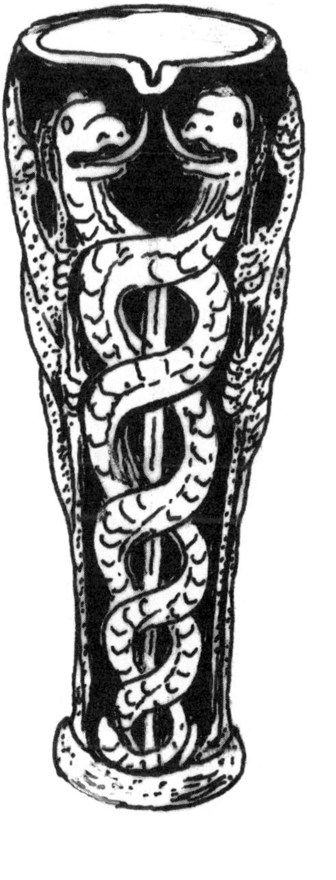

Naheliegend ist nun auch, an dieser Stelle der These zu widersprechen, der Mensch habe sich gegen Gott versündigt und trage ›moralische‹ Schuld an der Trennung. Ich halte eine solche These für destruktiv und nicht sehr hilfreich für ein spirituelles Wachstum, dessen Motor ja die Religionen sein wollen. Sünde heißt nichts anderes als Trennung (Gesondertsein) von Gott. Die Schöpfung an sich ist diese Trennung. Der Schöpfer hat etwas aus sich herausgestellt, was nicht mehr mit ihm identisch ist. Ohne die Schöpfung hätte es keine Trennung gegeben. Wo ist also die Schuld? Und wie wäre Eva denn auch zu verführen gewesen im Zustand der Einheit? Zu verführen ist nur ein Individuum, das die Einheit bereits verlassen und ein Ego hat, also im Zustand der Dualität lebt.

Das Symbol des Stabes mit einem Schlangenpaar ist alt. Es ist deshalb sicher nicht abwegig, eine Verbindung zum Hermesstab (siehe Abbildung nebenan) herzustellen. Wer war Hermes? Der griechische Gott Hermes war Bote, der die Verbindung zwischen Göttern und Menschen herstellte. Er war Gott der Wege, der hilfreiche Begleiter der Wanderer, sowohl der Reisenden, als auch Wanderer durch das Leben. Er ist Gott des gesegneten Einganges (Geburt) und des gesegneten Ausganges (Tod) und nach dem Tod der Führer der Seelen in die Unterwelt, wie die Griechen die Sphäre nannten, wo die Seelen nach dem Tode weilen.

Der griechische Gott Hermes wird auch in Verbindung gebracht mit dem Hermes Trismegistos, dem dreimalgrößten Hermes, der identisch ist mit dem ägyptischen Gott Thot, dem Gott der Weisheit und Gelehrsamkeit. Ihm werden Texte zugeschrieben, die in verschlüsselter Form die Grundgesetze der Schöpfung niederlegen.

Asklepios, dem griechischen Gott der Heilkunde und des Heilens, der als Sohn des Lichtgottes Apollo galt, wird Verwandtschaft mit Hermes Trismegistos nachgesagt. Auch er trägt einen Schlangenstab. In der Antike verschmolzen beide in manchen Regionen zu einer Gestalt.

Die für unsere Argumentation wichtigen Chiffren sind hier: Götterbote, Begleiter der Wanderer durchs Leben, Gott des gesegneten Einganges und Ausganges, Seelenführer, Gott der Weisheit, der die Grundgesetze der Schöpfung offenbart, und der Begriff Heiler.

So vermittelt der Stab des Hermes vermutlich die Botschaft, daß durch die Gesetze, die in ihm verschlüsselt sind, die Menschen das nötige Wissen um die Grundgesetze der Schöpfung erhalten, daß ihre Seele durch sie, auf ihrer Pilgerfahrt durch das Leben, sicher geführt werden, daß sie geheilt, heel (ganz) werden, wie die Holländer sagen, und schließlich wieder zurück in die Einheit geführt werden.

Der Hermesstab (griechisch: kery keion) ist in vielen Variationen überliefert worden. Manchmal kreuzen sich die Schlangen, während sie sich am Stab hochwinden, zweimal, manchmal viermal und mehr. Ich habe eine Version gewählt, die uns einen Vergleich mit unserem Chakra-System erleichtert (siehe die Abbildung).

Schauen wir uns den Schlangenstab genauer an. Wie zwei Energiebahnen steigen die Schlangen nach oben. Sie symbolisieren die zwei

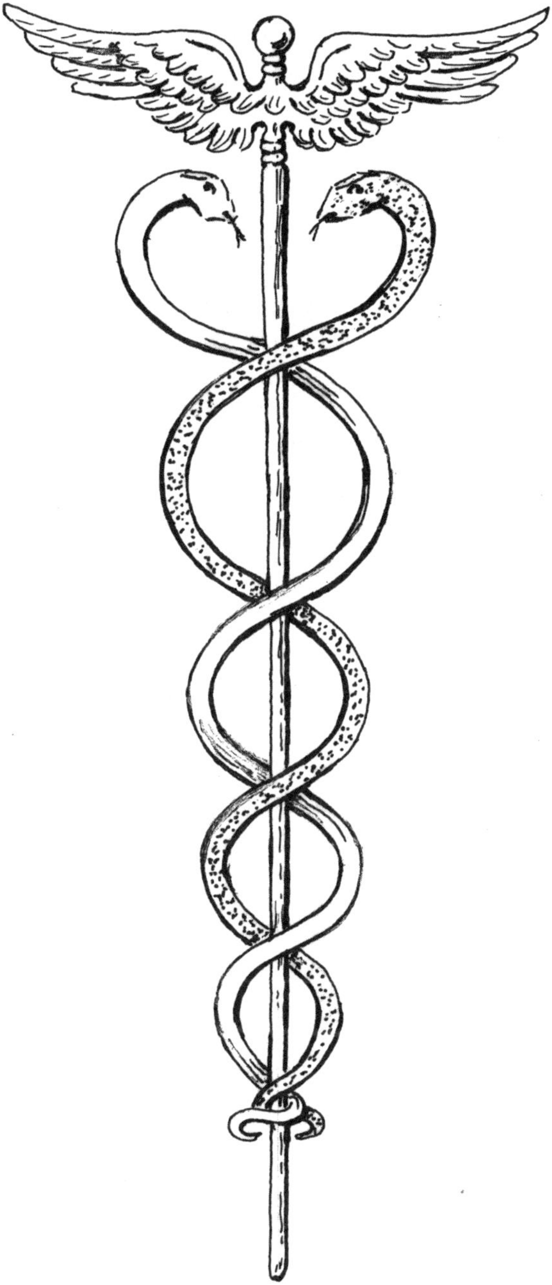

Urenergien der polaren Schöpfung, die weibliche und die männliche, die manifestiert als Frau und als Mann in der Materie stellvertretend für Gott schöpferisch tätig werden können. Deutlich ist, wie sich beide Kräfte in rhythmischer Folge treffen (vereinen) und sich wieder trennen, und daß sie dabei mehrmals in den Bereich des anderen wechseln. Ein Symbol dafür, daß jede Kraft die Energie der anderen in sich trägt. Die Köpfe beider Schlangen wenden sich schließlich einander zu. Das ist der Punkt, wo die polaren Kräfte die Chance haben, miteinander zu verschmelzen. Über den Schlangen am Ende des Stabes sehen wir ein Flügelpaar. Es symbolisiert den Himmel, den Gegenpol zur Materie, dem Bereich also, von dem aus die beiden Schlangen aufgestiegen sind. Die zwei Schwingen, die noch die Polarität in sich tragen, sind gekrönt von einer Kugel. Hier sind die Pole schließlich in der Einheit aufgegangen.

Doch eine ganz andere Deutung ist möglich, die die erstere nicht ausschließt. Sie projiziert den Hermesstab in unseren Körper. Danach steht der Stab für unsere Wirbelsäule mitsamt den Nervensträngen im Rückenmark. Die Schlangen symbolisieren den Energiefluß im Körper, die Punkte, an denen sich die Schlangen kreuzen, bezeichnen physiologische oder energetische Schaltstellen. Die Flügel am Ende des Stabes stehen für die beiden Hirnhälften, und der Knauf ganz oben für die Epiphyse, das ›Lichtorgan‹ im Gehirn.

Das Chakra-Modell

Sehen wir uns die Abbildung auf Seite 39 an, dann begegnen wir überraschend dem Grundschema unseres Hermesstabes. In der Mitte ein senkrechter Stab und rechts und links davon zwei sich mehrmals kreuzende schlangenartige Linien.

Das Chakra-Modell hat einen klaren Bezug zum menschlichen Körper. Die senkrechte und die zwei gewundenen Linien verbildlichen nach den Lehren des Kundalini-Yoga die drei wichtigsten Energieleiter in unserem Körper.

Würden wir allerdings Anstrengungen machen, um diese Energiekanäle mit herkömmlichen Mitteln aufzuspüren, wir würden keinen Erfolg haben. Denn die Energieleiter – ihre Sanskritbezeichnung ist NADIS – sind feinstofflicher Natur. Sie sind mit auch noch so empfindlichen Apparaten nicht nachweisbar. Diese drei Haupt-Nadis leiten den feinstofflichen Lebensstrom (PRANA) durch unseren Körper.

Von ihnen zweigen viele weitere Nadis ab, die sich in immer feinere Äste teilen. Aus dem, was uns die alten Schriften übermitteln – manche Texte sprechen von 360000 Nadis, andere von einem Vielfachen –, können wir schließen, daß ihre Zahl so groß sein muß, daß sie jede Zelle unseres Körpers erreichen und mit Prana versorgen.

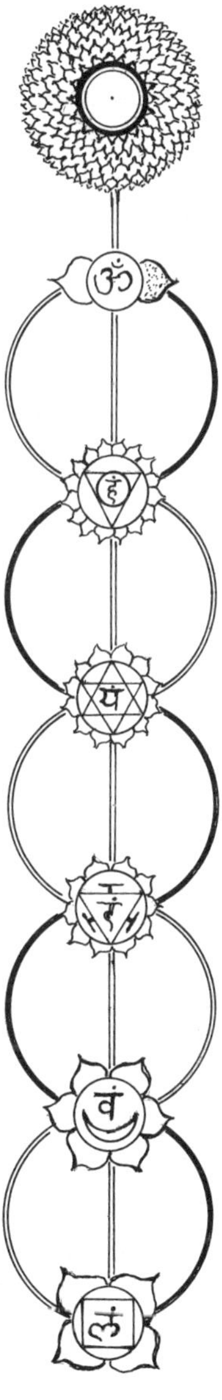

Kommen wir zurück zu unserer Abbildung. Der stabförmige Energieleiter in der Mitte hat die Bezeichnung SUSHUMNA. Er verläuft gemäß den Schauungen der Rishis in der Mitte der Wirbelsäule. Die Rishis (Seher) waren weise Männer, die die Gesetze des Universums auf geistigem Wege erforschten. Der Sage nach lebten sie vor vielen tausend Jahren als Einsiedler in den indischen Himalayas. Sie verbrachten ihre Zeit mit geistlichen Übungen oder in Meditation versunken. Einmal im Jahr, im Winter, stiegen sie für kurze Zeit hinab zu den normalen Sterblichen ins Gangestal. Dort sammelten sie sich an einem Ort, der heute noch den Namen Rishikesh (Platz der Rishis) trägt.

Die Energie der Sushumna ist in der Tendenz nach oben gerichtet. Ich formuliere das bewußt so, denn in jedem Energieleiter müssen wir uns einen kreisenden Prana-Strom vorstellen, also ein Aufsteigen und Absteigen der Energie.

Die dunkle Linie in unserer Abbildung bezeichnet den Energieleiter, der im linken Nasenloch beginnt. Seine Sanskritbezeichnung ist IDA. IDA symbolisiert die weibliche Energie, die Eva-Schlange (Mond-Schlange).

Die helle Linie steht für den Energieleiter PINGALA, der im rechten Nasenloch beginnt, er symbolisiert die männliche Energie, die Adam-Schlange (Sonnen-Schlange). Die Energie dieser beiden Nadis, die für die polaren Kräfte der Schöpfung stehen, sind tendenziell nach unten gerichtet. Zum Verlauf von IDA und PINGALA ist noch zu ergänzen, daß sie nach der Lehre einiger spiritueller Richtungen vom linken bzw. rechten Nasenloch aus nicht direkt nach unten führen, wie unsere Zeichnung vermuten läßt, sondern zunächst von den Nasenflügeln aus unterhalb der Schädeldecke von vorn nach hinten und erst dann nach unten zum Halsbereich verlaufen.

Rufen wir uns nun unsere Archetypen, unsere Bilder vom Baum des Lebens und der Erkenntnis und den zwei Schlangen, ins Gedächtnis zurück und folgen den hier skizzierten Richtungen der Energieströme. Dann haben wir die Eva- und die Adamsschlange, die sich – mit dem Kopf nach unten – abwärts steigend um den Lebensbaum – und ich ergänze: den Lichterbaum, die kosmische Achse, den Heilerstab – winden. Sie tauchen als die polaren Kräfte der Schöpfung Stufe um Stufe (von Kreuzungspunkt zu Kreuzungspunkt) in die Materie ein. Unten am tiefsten Punkt, am Fuß des Baumes – am Ende der Wirbelsäule – kommen sie zusammen. Sie repräsentieren dort die von Gott an seine Geschöpfe delegierte potentielle Kraft, in der Materie schöpferisch tätig zu sein.

Von diesem tiefsten Punkt, dem Basis-Chakra aus, ist der Energiestrom nach oben gerichtet. Er wird ebenfalls durch ein ›Schlangenwesen‹ (KUNDALINI) symbolisiert. KUNDALINI SHAKTI (Schlangenkraft) steht für die umfassende Schöpferkraft Gottes. Sie weist nach den Schriften weit über die Manifestation dieses Universums hinaus.

Bedeutsam ist deshalb, daß Kundalini ein Ort im menschlichen Körper eingeräumt wird. Das entspricht der Weltsicht des Tantra-Yoga, die den Menschen als eine Art Mikrokosmos ansieht, der das Universum in seiner Gesamtheit spiegelt. Danach gibt es im Makrokosmos nichts, was nicht auch im Menschen bzw. im Körper des Menschen manifestiert ist.

Kundalini wird ruhend und dreieinhalbmal gewunden am unteren Ende unserer Wirbelsäule gedacht. Sie trägt hier an diesem Platz zunächst noch die polaren Kräfte in sich, gleichzeitig aber auch die Tendenz zu deren Verschmelzung (Einheit).

Wird Kundalini geweckt, dann steigt sie nach oben auf, und der Yogi, der das Aufsteigen durch langjährige Übungen und Meditation in Bewegung gesetzt hat, erfährt auf der Ebene des Bewußtseins die schrittweise Loslösung (Erlösung) aus den Fesseln der Materie. Das ist das Ideal, das große Erleuchtungserlebnis des Yogi. Doch auch bei uns, den normalen Sterblichen, ist ein Energiestrom vorhanden – anders könnten wir auch gar nicht existieren. Wir können ihn uns als den aufsteigenden Atemstrom der Kundalini vorstellen. Er hält u.a. den ständig fließenden Bewußtwerdungsprozeß in Gang. Beim Aufsteigen passiert er auch alle die Punkte, in denen sich die absteigenden Energie-Ströme von Ida und Pingala kreuzen. Diese Kreuzungspunkte sind die Zentren unseres Chakra-Modells. Sie markieren die Stufen des Erkennens in die Grundkräfte und die Gesetze der Schöpfung.

Das Aufsteigen von Kundalini in der Wirbelsäule – am Baum der Erkenntnis – symbolisiert die schrittweise Befreiung des Geistes aus der Materie. Kundalini steigt auf bis zum höchsten Punkt im menschlichen Körper, dem Scheitel (der ›Schädelstätte‹). Dort vollzieht sich symbolisch die endgültige Lösung (Erlösung) und die Vereinigung mit Gott.

Umgekehrt nimmt nach dem klassischen Chakra-Modell des Kundalini-Yoga das Eintauchen des Geistes in die Materie auch dort im Scheitel ihren Anfang.

Verschiedene Vorstellungen von den Zentren

Ihrer Natur nach strahlen die Chakras nach allen Seiten aus. Sie gelten als Kraftquellen und Kraftzentren im weitesten Sinne, und zwar sowohl auf der physio/psychischen Ebene als auch auf der Seelen- und Geistebene. Die Chakras werden als Räder mit unterschiedlicher Anzahl von Speichen oder als Lotosblüten mit variierender Zahl von Blütenblättern dargestellt. Das Sanskritwort Chakra bedeutet Rad, in alten tamilischen Texten auch soviel wie ›aufsteigender Wirbel‹. Beides wird mit der Vorstellung von kreisenden Bewegungen verbunden. Manchmal werden die Chakras auch als Trichter dargestellt, deren Öffnungen bis in das Energiefeld (Aura), das unseren Körper umgibt, hineinreichen. Seit alter Zeit haben die Menschen also Vorstellungen entwickelt, mit denen sie sich Form und Wirkungsweise der Chakras zu veranschaulichen suchten. Denn die Kräfte, die von den Chakras ausgehen, können wir zwar erfahren, die Zentren selbst aber mit unseren fünf Sinnen nicht wahrnehmen.

Deswegen ist es mir auch wichtig, dir nahezulegen, dich nicht an dies Modell, an dem ich bestimmte Grundkräfte darstellen werde, zu klammern. Es geht mehr darum, die Essenz davon aufzunehmen und von da aus ein eigenes Verständnis zu gewinnen. Denn in allen Kulturen gibt es Vorstellungen von Kraftzentren im menschlichen Körper.

Eine der wohl am weitesten verbreiteten nimmt den Nabel als (Kraft-)Zentrum unserer Existenz an. Generell können wir ja sogar sagen, daß wir als Ganzes mit Haut und Haaren und allem, was unsere Haut einschließt – dazu mit unserer Aura –, ein Kraftzentrum sind. Wir sind als Ganzes kondensierte kosmische Energie, es gibt keinen ›toten‹ Bereich in uns. Denn gäbe es einen solchen, er würde sich von unserem Körper wie ein toter Ast von einem Baum lösen, oder er würde als faulender Bereich in uns unseren ganzen Körper vergiften.

Beide Prozesse können wir im übrigen bei uns beobachten. Unsere tote Oberhaut fällt als Schuppen ab, und eine Blutvergiftung, die wir uns holen, kann unseren gesamten Organismus so vergiften, daß er nicht mehr lebensfähig ist.

Gehen wir ins andere Extrem. Auch jede unserer Zellen ist kondensierte Energie. Jede ist für sich ein Energiezentrum. Biophysiker haben nachgewiesen, daß von ihr pulsierendes Licht ausgeht. Jede Zelle trägt in ihrem Kern ein geballtes Kraftzentrum, die Doppelhelix – die Doppelschlange –, die das in Materie eingegangene Wissen über alle unsere Erbanlagen, physiologischen Prozesse, Talente, Geisteskräfte etc. und wohl auch über unseren Eingang (Geburt) in diese Welt und unseren Ausgang (Tod) aus der materiellen Welt in sich trägt.

So gesehen sind die Lehren von den Chakras bereits ein differenzierendes Modell, das uns bildhaft und damit einsehbar macht, welche Grundkräfte im einzelnen in uns (der kondensierten kosmischen Energie) wirksam sind.

Nur verständlich, daß es da ganz unterschiedliche Modelle gibt. Zur Demonstration der Grundkräfte verwende ich hier einführend das klassische System, das von sieben Zentren ausgeht. Es gibt jedoch Modelle, die nur drei Zentren kennen, z. B. das Kopfzentrum als Sitz der Gedanken, das Herzzentrum als Sitz der Gefühle und Liebe, und das Nabelzentrum als Sitz aller anderen Kräfte. Bei den Tibetern gibt es, abhängig von der jeweiligen spirituellen Schule, Modelle, die drei, vier, fünf und bis zu neun Hauptzentren annehmen. Manche Indianerstämme gehen von zehn Zentren aus. Dazu werden in allen Schulen mehr oder weniger zahlreiche Nebenzentren angenommen, der

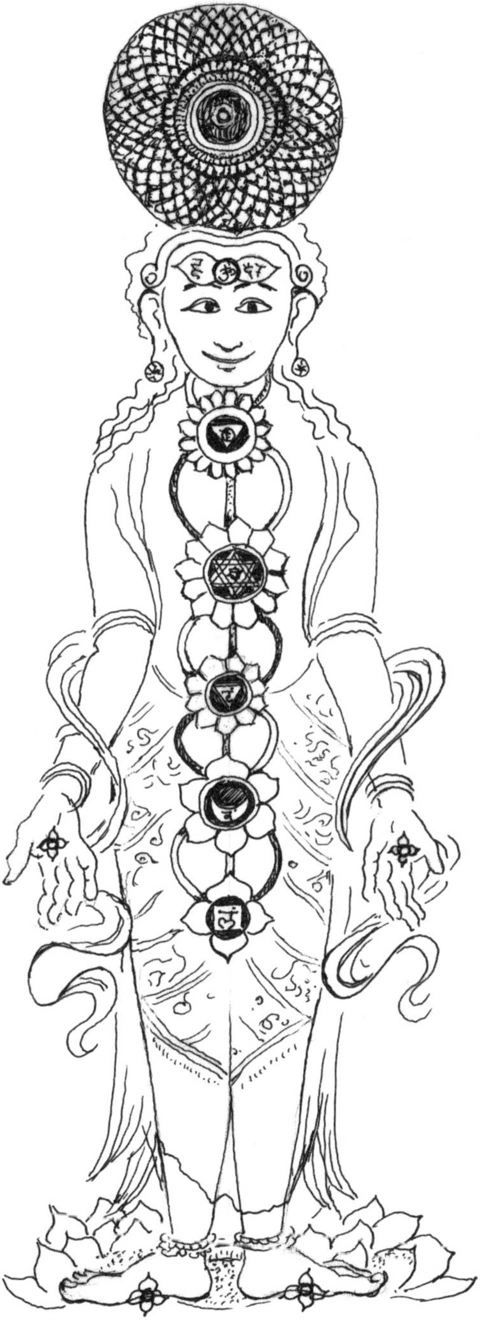

Körper mit seinen Organen und Funktionen bietet das an. Jede spirituelle Schule baut auch ihre Schöpfungsmythen und ihre Philosophie über die Grundkräfte der Schöpfung in das von ihr gewählte Energiemodell ein.

Dabei ist es wichtig zu beachten, daß die Chakras und die Energieleiter feinstofflicher Natur sind. Sie decken sich weder mit den Nervenbahnen und deren Plexen noch mit den Meridianen und den Akupunkturpunkten. Beide, das Nerven- wie das Meridiansystem, sind grobstofflicher Natur. Ihre Energieströme sind mit empfindlichen Geräten meßbar. Die Energieströme der Nadis wie der Chakras sind nicht meßbar, jedenfalls nicht mit derzeit bekannten und von der herkömmlichen Wissenschaft anerkannten Mitteln.

Für den späteren Übungsteil habe ich ein Chakra-Modell gewählt, das zwölf Zentren umfaßt. Neben den sieben klassischen Chakras beziehe ich dabei das Nabel-Chakra sowie die Hand- und Fuß-Chakras mit ein.

Der Sturz in die Materie

In diesem Abschnitt skizziere ich den Weg durch die Chakras und benenne ihre Grundkräfte, um dir einen ersten Überblick zu verschaffen. Genauer werde ich auf die einzelnen Zentren vor jedem Übungsabschnitt eingehen.

Ich beginne mit dem obersten Chakra des klassischen Modells, das sieben Hauptzentren im Körper annimmt. Es trägt die Sanskritbezeichnung SAHASRARA. Es gilt als Ort des Schöpfergottes Brahman. In manchen Schriften wird es auch als über dem Scheitel befindlich beschrieben.

Von hier aus nimmt – wenn wir das kosmische Geschehen in unseren Körper projizieren – die Schöpfung ihren Anfang. Doch es ist noch ein Zustand vor der Manifestation, daher wohl der Platz des Sahasrara über dem Scheitel. Alles, was in uns existiert, alles, was uns als Wesen ausmacht, ist hier in vorgedanklicher Form als ›Schöpfungsinspiration‹ keimhaft angelegt.

Der nächste Manifestationsschritt führt uns bereits in die Urpolarität. Die Einheit zerfällt in eine Zweiheit. Bildhaft gemacht wird diese neue Qualität im zweiblättrigen Lotos, dem Symbol für dieses Zentrum

(AJNA-CHAKRA), das in der Mitte der Stirn auf der Höhe der Augenbrauen lokalisiert wird. Bekannt ist es auch unter der Bezeichnung ›Drittes Auge‹. Auf dem Weg nach unten vom Geist in den Stoff symbolisiert es den Beginn der Polarität. Auf dem Weg nach oben, aus dem Stoff zurück zum Geist, die Möglichkeit zu ihrer Aufhebung. Beziehen wir uns weiter auf das Schöpfungsgeschehen, so ist hier die Schöpfung bereits stofflich geworden, und zwar in Form eines klaren Gedankens.

Vom Einflußbereich dieses Zentrums aus nehmen die beiden Energieleiter Ida und Pingala (die weibliche und die männliche Schlange) ihren Weg nach unten.

Auf dem ersten Kreuzungspunkt der beiden an der Wirbelsäule im Kehlbereich liegt das VISUDDHA-CHAKRA. Hier wird nun die Schöpfung endgültig manifest, und zwar durch den Schöpfungsklang. Das Organ, das diese Qualität in unserem Körper repräsentiert, ist unsere Stimme. Aufnahmeorgan für den Klang ist unser Ohr. Die Schöpfung ist in die Ebene eingetreten, die unter den Gesetzen der Elemente steht, also der Elemente Erde, Wasser, Feuer und Luft als den sie beherrschenden Grundkräften. Außerdem steht sie unter den Gesetzen des Elementes Äther (der Schwingung), das gleichzeitig den Raum bezeichnet, in dem die anderen vier Elemente wirksam werden können. Das Element Äther wird dem Visuddha-Chakra zugeordnet.

Vergegenwärtigen wir uns an dieser Stelle, daß natürlich die Energie aller fünf Elemente überall in unserem Körper – wie auch in allem, was geschaffen ist – allzeit anwesend ist. Unser Körper ist nicht in Energiesegmente aufgeteilt, zu denen dann ein bestimmtes Zentrum gehört. Dennoch werden die Elemente in unserem Chakra-Modell mit je einem Chakra in Verbindung gebracht. Die Idee des Schöpfungsvorganges, nämlich, daß aus etwas nicht Greifbarem, dem Gedanken, Schritt für Schritt etwas Festes wird, das mehr und mehr ›Gewicht‹ bekommt, wird dadurch verdeutlicht, daß die Qualität des jeweiligen Elementes um so kompakter ist, je tiefer das jeweilige Zentrum im Körper angesiedelt ist, dem es zugeordnet wird.

Folgen wir den beiden Energieleitern zu ihrem nächsten Kreuzungspunkt. Hier finden wir das ANAHATA-CHAKRA, das an der Wirbelsäule in Höhe des Herzens liegt. Das Anahata-Chakra repräsentiert das Element Luft. Die Haut mit dem Tastsinn ist das Organ, mit dem dies Element wahrgenommen werden kann.

Wir steigen weiter herab und stoßen auf der Höhe des Solarplexus auf das MANIPURA-CHAKRA. Ihm wird das Element Feuer

(Wärme, Licht) zugeordnet. Das Sinnesorgan, mit dem es wahrgenommen werden kann, sind unsere Augen.

Die nächste Stufe auf unserem Weg nach unten ist das Zentrum auf der Höhe des Sakrum (SVADHISTHANA). Es ist das Wasser-Zentrum, das ihm entsprechende Sinnesorgan ist die Zunge. Das Wurzel-Zentrum (MULADHARA), am Ende des Steißbeins gelegen, repräsentiert das Element Erde, die dazugehörige Sinnesfunktion ist der Geruch. Der tiefste Punkt ist erreicht. Der Schöpfungsvorgang ist abgeschlossen, alle Elemente sind an ihrem Platz und erfüllen ihre Funktion. Der Geist ist ganz in die Materie getaucht. Das Wort ist Fleisch geworden.

Der Geist ist aber weiter anwesend, und zwar in jeder Zustandsform der Schöpfung. So können wir eine weitere den Sinnesorganen verwandte Größe annehmen, die sich als ›stoffliches Bewußtsein‹ bezeichnen läßt. Diese Form des Bewußtseins finden wir in unterschiedlichen Graden in allem, was geschaffen ist. In der Welt der Minerale ebenso wie in der Pflanzen- und Tierwelt und beim Menschen. Diese Form von Bewußtsein läßt z. B. einen Kristall nach klaren Gesetzmäßigkeiten wachsen. Sie organisiert alles organische Leben, läßt z. B. die Bienen ihre sechseckigen Waben bauen und sorgt dafür, daß deren Gemeinschaft sinnvoll funktioniert. Sie steuert u. a. alle unsere Körperfunktionen und ist, wie oben schon erwähnt, in jeder Zelle als Doppelhelix gegenwärtig.

Die tibetische Weisheitslehre kennt neben den klassischen fünf Sinnen einen diesem ›stofflichen Bewußtsein‹ entsprechenden sechsten Sinn, den sie Geistesaktivität nennt. Sein Ort ist das Ajna-Chakra.

Die Chakras stehen, wie wir sehen, in einer Art Rangfolge. Da gibt es ›höhere‹ Chakras und ›niedere‹ Chakras. Wir finden hier das OBEN und UNTEN wieder, das wir schon kennen. Erde hat eine festere Qualität als Luft, der Klang ist subtiler als das Element Wasser, das ist richtig. Doch vergessen wir nicht, die ELEMENTE unseres Chakra-Modells sind Ideen, Seinsprinzipien – TATTVAS werden sie in den Schriften genannt –, und der konkrete Ackerboden, das Wasser eines Sees oder die Luft, die wir atmen, sind allein Manifestationen auf einer bestimmten Stufe eben dieser Seinsprinzipien. Und die haben natürlich nicht die Reinheit der Ideen. So ist es möglich, daß alle Tattvas in einem ›konkreten‹ Element vorhanden sind. Das läßt sich gut am sinnlich wahrnehmbaren Element Wasser zeigen. Wasser, das fließt und strömt, kann sich bei veränderter Temperatur zu Eis verfestigen, was deutlich macht, daß in ihm auch das Erd-Tattva steckt. Oder,

Wasser kann zu Dampf werden und nimmt damit Qualitäten des Luft-Tattva an.

Die Seinsprinzipien sind überall in der ganzen Schöpfung und, wie schon erwähnt, selbstverständlich auch überall in uns anwesend, und zwar auf allen Ebenen unserer Existenz, der körperlich-psychischen, der Seelen- und der Geistes-Ebene. Das Erd-Element, das Feste, finden wir bei uns z. B. auf der Körperebene als Knochen, als ›Stützen‹ im Körper oben wie unten. Auf der mentalen Ebene finden wir es als Festigkeit oder auch Starrheit unserer Anschauungen und Vorstellungen. Auf der psychischen Ebene als Stabilität oder mangelnde Flexibilität. Das Faszinierende ist nun, daß wir, obwohl die Chakra-Energien und Tattva-Kräfte synchron überall im Körper vorhanden sind, mit den einzelnen Chakras und ihren Tattvas gezielt arbeiten können. Veranschaulichen werde ich das im nachfolgenden Übungsteil.

Abschließend halte ich fest: Unser Körper als Abbild des Kosmos und seiner Kräfte ist Gefäß der Manifestation auf allen Ebenen (körperlich/psychisch, seelisch und geistig). Nach unserem klassischen Chakra-Modell tritt der Geist in sieben Manifestationsschritten in den Stoff ein. Dem Lernenden wird das durch die sieben Chakras bildhaft gemacht. Die Chakras sind Aufnahmeorgane für den feinstofflichen kosmischen Lebensstrom PRANA. Untereinander verbunden werden sie durch die Energieleiter IDA, PINGALA und SUSHUMNA.

Jedes der fünf unteren Chakras wird als mit einem kosmischen Seinsprinzip (TATTVA) verbunden gedacht, das mit je einem Sinnesorgan und seiner Funktion (dem Hören, Fühlen, Sehen, Schmecken, Riechen) verknüpft ist. Diese fünf Sinne sind als Ausformungen je eines Tattvas Werkzeuge, mit denen wir Erfahrungen in der materiellen Welt machen.

Da auch der Schöpfergeist auf jeder Stufe der Manifestation, also auch überall und zu jeder Zeit in unserem Körper gegenwärtig ist, wird unser Körper zum wertvollen Gefäß, in dem der Erkenntnisweg für uns erfahrbar vorgezeichnet ist.

So wird er zum Tempel der Seele.

»Der Körper ist sozusagen die zwischen Himmel und Erde errichtete Bühne, auf der das seelisch-kosmische Drama sich abspielt. Er ist für den Wissenden die geweihte Bühne eines unerschöpflichen tiefen Mysterienspieles. Und eben deshalb ist die Kenntnis und, was mehr ist, die Bewußtwerdung, das Erleben dieses Körpers, von solch überwältigender Bedeutung für den Yogin und für jeden, der den Pfad der Meditation beschreiten will.« (Lama A. Govinda).

Der Atem

Durch bewußtes Erleben unseres Körpers schlagen wir eine Brücke zum Geist und kommen in direkten Kontakt mit PRANA, der alles lebenden Energie. Aber, wie häufig erleben wir unseren Körper wirklich bewußt? Die meiste Zeit des Tages dämmern wir doch vor uns hin. Das heißt nicht, daß wir verschlafen herumlaufen, nein, wir sind außerordentlich beschäftigt, in der Regel überbeschäftigt. Unsere Aktivitäten mit ihren emotionalen Verstrickungen und unsere Identifikation mit der Außenwelt füllen uns völlig aus. Wir verlieren uns, wir sind unbewußt, die Materie hält uns gefangen. Auf irgend eine Weise sind wir abwesend. Wir sind nicht wirklich da, das dämmert jedem von uns von Zeit zu Zeit. Unser Körper ist dort, die Gedanken weit weg und unsere Gefühle irgendwo dazwischen. Wie wollen wir aber unseren Körper und damit uns selbst bewußt erleben, wenn wir nicht da sind?

Die einfachste und wirkungsvollste Weise, unseren Körper bewußt wahrzunehmen und die ›verstreuten Teile‹ zusammenzuführen, ist bewußtes Atmen. Der Atem bringt uns in die Gegenwart. Nicht der automatisch fließende, der uns Tag und Nacht selbst in einer Ohnmacht am Leben erhält, sondern der Atem, dem wir bewußt unsere Aufmerksamkeit schenken.

Was ist konkret zu tun? Eine von vielen Methoden ist, daß wir uns selbst dabei zusehen, wie wir aus- und einatmen.

Wenn du möchtest, probiere das hier an dieser Stelle gleich einmal aus. Du setzt dich aufrecht hin, achtest darauf, daß du, so gut es geht, entspannt bist, und siehst nun deinem Atem zu, genauer, du spürst hin, wie er an deinen Nasenflügeln vorbeistreicht. Du mischst dich nicht weiter ein, du machst ihn nicht tiefer oder flacher, als er in diesem Moment ist, du hinderst ihn auch nicht daran, von allein tiefer oder flacher zu werden. Einem eventuell aufkommenden Bedürfnis zu seufzen gibst du nach, danach fährst du fort, dem Kommen und Gehen deines Atems zuzusehen. Wenn du das zwei bis drei Minuten getan hast, wirst du zumindest eine Ahnung davon bekommen, wie wirkungsvoll bewußtes Atmen ist.

Es ist ja nicht nur so, daß wir dabei in die Gegenwart kommen und plötzlich unsere Gedanken und Gefühle in ihr Gefäß, den Körper, zurückkehren, so daß wir ihn intensiver spüren und auch unsere Gefühle und Gedanken deutlicher wahrnehmen. Es geschieht noch viel mehr, denn wir schließen uns damit ja direkt an den universellen Lebensstrom PRANA an. Da kann es dann sein, daß wir uns wacher und lebendiger fühlen als sonst und einen überraschenden Energiezuwachs spüren. Es ist aber ebensogut möglich, daß wir sehr müde werden, besonders dann, wenn wir zuvor mit unseren Kräften Raubbau getrieben haben und der Körper sich jetzt das holt, was wir ihm lange verweigert haben.

Was aber für unsere Thematik besonders wichtig ist, bewußtes Atmen bringt uns in Kontakt mit unseren Chakras, denn sie sind die Aufnahmeorgane für den feinstofflichen PRANA-Strom, der in der grobstofflichen Atemluft verborgen ist. Der Atem ist das Fahrzeug des Geistes. Er stellt die Verbindung zwischen (Schöpfer-)Geist und Materie her. Das ist wohl auch der Grund, weshalb der Atem in allen Kulturen als der alles belebende göttliche Lebenshauch gilt und mit Seele gleichgesetzt wird (Atmen geht auf den Sanskritbegriff ATMAN zurück und bedeutet so viel wie Seele). In der Genesis haucht Gott dem aus Lehm (Materie) geformten ADAM den Geist in Form des göttlichen Lebens-Odems ein. Dadurch wird er zum Beseelten. Auch Prometheus, eine griechische Sagengestalt, Sprößling eines alten Göttergeschlechtes, formt aus Ton und Wasser, als Ebenbild der Götter, den Menschen. Athene, die Göttin der Weisheit, »bewunderte die Schöpfung des Titanen-Sohnes Prometheus und blies dem halbbeseelten Bilde den Geist, den göttlichen Atem ein« (Schwab, Sagen des klassischen Altertums).

Bewußtes Atmen bewirkt viel, es macht uns bewußter und klarer, es regeneriert unseren Organismus und kann uns auf einer sehr tiefen Ebene heilen (siehe dazu mein Buch: ›Die heilende Kraft des Atmens‹). Darüber hinaus macht bewußtes Atmen die häufig verstopften Kanäle unserer Inspiration frei. Es hilft – meist unbemerkt – unsere einengenden Gedanken und Vorurteile über Bord zu werfen, läßt unsere kreativen Fähigkeiten wachsen, macht uns offener und führt uns so zu überraschenden Einsichten.

Wie ist das möglich? Durch unseren direkten Kontakt mit PRANA, der universellen Energie, bekommen wir eben auch eine intensivere Verbindung zu jener Instanz, die wir universellen Geist nennen können.

Da bewußtes Atmen so unterstützend wirkt, empfehle ich dir, vor jeder Übung einige Minuten lang so zu atmen, wie ich das zuvor be-

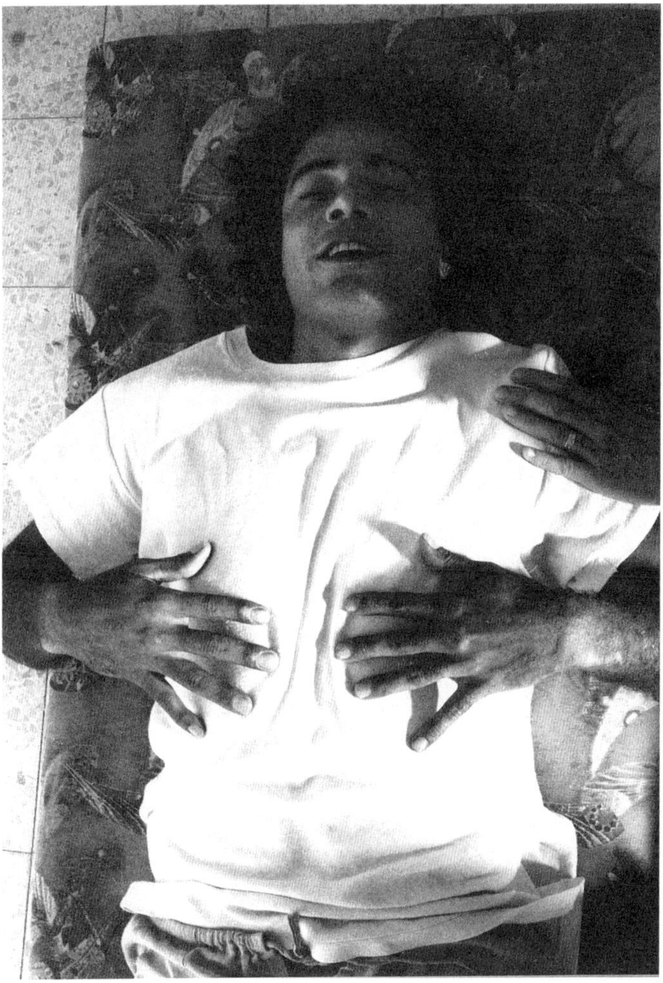

schrieben habe. Beobachte, was sich dadurch gegenüber deiner Alltags-Erfahrung verändert, und sei nicht erstaunt, wenn du z. B. beim Malen wirkliche Überraschungen mit dir selbst erlebst.

Weil ich bewußtes Atmen für so bedeutsam halte, findest du auch im Übungsteil zu jedem Chakra eine eigene Atemübung und kannst so mehr über seine Kraft erfahren.

Zwei Fotos wollen wir uns noch ansehen. Das erste zeigt Yani während einer Atemsitzung. Yani hat sich endlich geöffnet, ungehindert

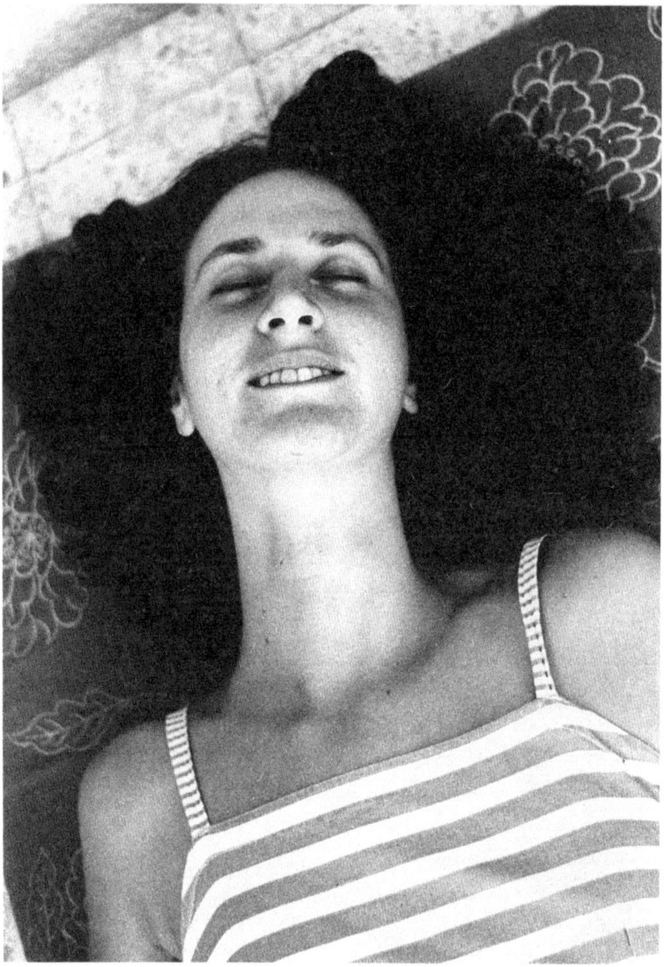

läßt er seinen Atem ein- und ausströmen, seine Hände berühren seine Brust, die sich im ruhigen Rhythmus seiner Atemzüge hebt und senkt.

Er ist zuvor, wie die meisten Menschen, durch einen Kampf gegangen, er hat den Atem zwingen wollen, zu kommen und zu gehen. Es war ein unnötiger Kampf. Der Atem ist ja immer da, er drängt sich nicht auf, er wartet, bis er eingelassen wird, und er geht ebenso selbstverständlich, wie er gekommen ist, wenn wir ihn freigeben. Was braucht es da den Kampf?

Yani genießt ihn jetzt. Er kann, wie er später berichtet, nicht mehr unterscheiden, ob er atmet oder geatmet wird. Eine mächtige Kraft hat ihn erfaßt, er ist Teil dieser Kraft, er ist die Kraft. Für eine kurze Zeit ist er, der Atmende, eins geworden mit seinem Atem.

Auch unser Ziel beim Atmen ist Loslassen, Entspannen, den Atem nicht zwingen. Wie kommen wir dahin? Das ist individuell sehr verschieden. Doch wir haben eine Möglichkeit zu spüren, wie es ist, wenn wir den Atem entspannt aufnehmen und ebenso entspannt wieder gehen lassen. Seufzen heißt das Stichwort. Immer wenn wir das Gefühl haben, unser Atem stockt, oder wir fühlen uns unfähig, ihn ruhig fließen zu lassen, hilft ein befreiender Seufzer, den wir bewußt einleiten.

Wenn wir vor einer Übung atmen, sind wir allerdings in einer anderen Situation als Yani. Er hat liegend im Beisein einer Atemlehrerin etwa vierzig Minuten lang geatmet. Wir dagegen sind auf uns gestellt und sitzen aufrecht, während wir unsere Aufmerksamkeit für einige Minuten auf unseren Atem richten und ihn durch unsere Nasenflügel ein- und ausströmen lassen.

Wenn es uns gelingt, während dieser Zeit entspannt und klar bei unserem Atem zu bleiben, dann kann es sein, daß wir eine Ahnung von der Erfahrung bekommen, wie sie Mirijam (auf unserem zweiten Foto) gemacht hat. Sie hat sich von Anfang an ihrem Atem ganz anvertraut. Ihr Gesicht spiegelt die Seeligkeit, die uns erfassen kann, wenn wir den Lebensstrom PRANA ungehindert in uns einlassen. Und es ist möglich – wir wissen es nicht –, daß sie für eine Weile mit der Ebene des Bewußtseins Kontakt hatte, die in der tantrischen Lehre von den fünf Körpern des menschlichen Bewußtseins ANANDA-MAYA-KOSA genannt wird, was so viel bedeutet wie »der Körper, der aus Freude gewoben ist«.

Visualisation, Phantasiereise, Meditation

Im nachfolgenden Übungsteil gebrauche ich die oben genannten Begriffe. Ich will hier vermitteln, was ich damit meine.

Visualisation

Eine bildhafte Vorstellung (Visualisation) erzeugen wir, wenn wir uns z. B. als strahlendes Licht, als Felsen, als fließendes Wasser, oder als Vogel sehen, der hoch in den Lüften kreist.

Unsere Vorstellungsgabe ist eine geistige Kraft, die außerordentlich wirkungsvoll ist. Mit ihr können wir, je nachdem wie geübt wir sind, selbst feste Materie und natürlich auch unseren Körper und seine Funktionen beeinflussen. Bei Versuchen ist unser Körper ein dankbares Subjekt, weil wir sofort eine Erfolgskontrolle haben. Wenn wir uns etwa vorstellen, daß unsere Hand warm wird, und das noch zusätzlich mit dem Bild verbinden, daß diese Wärme viel Raum erhält, dann wird sich unsere Hand nach kurzer Zeit meist deutlich erwärmen.

Leider sind wir nicht immer erfolgreich und zwar besonders dann nicht, wenn wir unseren Willen einsetzen nach dem Motto: das muß doch gehen. Es ist also eine bestimmte Geisteshaltung beim Visualisieren notwendig. Zum einen nehmen wir davon Abstand, etwas erzwingen zu wollen, und zum anderen entspannen wir unser Bewußtsein, so gut es uns möglich ist.

Da Visualisationen nicht nur unseren Körper sondern auch unser Bewußtsein sehr tiefgreifend beeinflussen können, ist es gut, hinzuspüren, ob uns eine bestimmte Visualisation, in dem Moment wo wir sie ausführen wollen, auch gut tut.

Wir sensibilisieren uns in diese Richtung, wenn wir uns vor Beginn einer Visualisation selbst versichern, daß wir weder uns noch anderen damit Schaden zufügen wollen.

Phantasiereise

Hierbei begeben wir uns in unserer Vorstellung auf eine Reise, wobei wir unbegrenzte Möglichkeiten haben, denn in unserer Phantasie sind wir unabhängig von Zeit, Raum und der Behinderung durch feste

Materie. Wir können in unserer Vorstellung im Nu einen hohen Berg besteigen, wir können durch dicke Mauern gehen, schweben, fliegen, uns in jeden Gegenstand oder jedes Wesen verwandeln und sowohl in eine gedachte Zukunft als auch zurück in unsere bereits gelebte Vergangenheit gehen. Wir können Menschen treffen, die sich Hunderte oder Tausende von Kilometern von uns entfernt aufhalten, ja, wir können sogar Personen treffen, denen wir in unserem realen Leben noch nie begegnet sind, z. B. unserem zukünftigen Geliebten oder unserer zukünftigen Geliebten. Visualisation und Phantasiereise können so miteinander verschmelzen.

Meditation

Meditation ist keine Tätigkeit, sondern, wie die Meister sagen, ein Bewußtseinszustand, in dem wir uns der ›Natur des Geistes‹, d. h. der ständigen und ungetrübten Verbundenheit mit dem großen Geist, bewußt sind. Dieser Zustand kann nur unzulänglich beschrieben werden. Diejenigen, die ihn erreichen, kennzeichnen ihn als frei von Gedanken und frei vom Raum/Zeit-Kontinuum.

Das, was gewöhnlich als Meditation bezeichnet wird, sind Vorübungen, die dem Übenden helfen, sich dem oben skizzierten Zustand zu nähern. Und da gibt es Hunderte von Methoden.

Wesentliche Ziele bei diesen Vorübungen sind, daß, wir den Strom unserer Gedanken verlangsamen, und, daß wir unser umhervagabundierendes Bewußtsein, das ununterbrochen mit Gedanken über bereits Vergangenes beschäftigt ist oder in die Zukunft schweift, in die Gegenwart und an den Platz bringen, an dem wir uns mit unserem Körper auch tatsächlich befinden. Allein das Bemühen darum kann für uns sehr erholsam und entspannend sein und uns hellwach und klar machen. Wir sitzen, während wir meditieren, in aufrechter Haltung, unser Rückgrat (der Baum der Erkenntnis) ist gerade und, so gut es geht, entspannt, unsere Schultern hängen locker herab, unser Nakken ist gelöst und das Kinn dem Brustbein ein wenig näher als sonst. Dazu strömt unser Atem durch unsere Nasenflügel ruhig ein und aus.

Wir vermeiden, Meditation zu einer Anstrengung zu machen. Meditation darf Spaß machen. So achten wir darauf, daß wir uns wohl fühlen und uns auch nicht überfordern, was die Zeitspanne anbelangt, in der wir sitzen. Wir beginnen mit wenigen Minuten und steigern die Übungszeit langsam.

Im Zusammenhang mit den Chakra-Übungen biete ich dir drei einfache Methoden an.

a. Du sitzt wie oben beschrieben da und spürst in deinen Körper. Sinnesreize, z. B. Geräusche oder bestimmte Gerüche, Wahrnehmungen körperlicher Empfindungen, helfen dir in der Gegenwart und an dem Platz zu bleiben, wo du auch tatsächlich bist. Deine Augen hast du entweder geschlossen oder du richtest sie auf einen Punkt am Boden, der etwa zwei bis drei Meter von Dir entfernt ist. Auftauchende Gedanken läßt du ziehen, du gibst ihnen keinerlei Energie.

b. KONZENTRATIVE MEDITATION:
Du sitzt wie oben beschrieben und wählst dir einen Gegenstand, z. B. eine Blume, eine geometrische Form oder ein Symbol, und richtest darauf deine Aufmerksamkeit. Immer wenn deine Gedanken abschweifen wollen, bringst du sie zwanglos zurück zu deiner Blume, deiner geometrischen Form oder deinem Symbol.

c. ANALYTISCHE MEDITATION:
Du setzt dich ruhig atmend wie oben beschrieben hin, wählst einen Gegenstand, ein bestimmtes Thema oder auch ein Alltagsproblem, in das du dich versenken möchtest. Du läßt Gedanken gelassen kommen und gehen, die in Zusammenhang mit deinem Gegenstand oder Thema stehen. Je entspannter du dabei bist und je ruhiger und selbstverständlicher du atmest, desto eher trittst du in einen Zustand ein, den wir als betrachtendes Erkennen bezeichnen können.

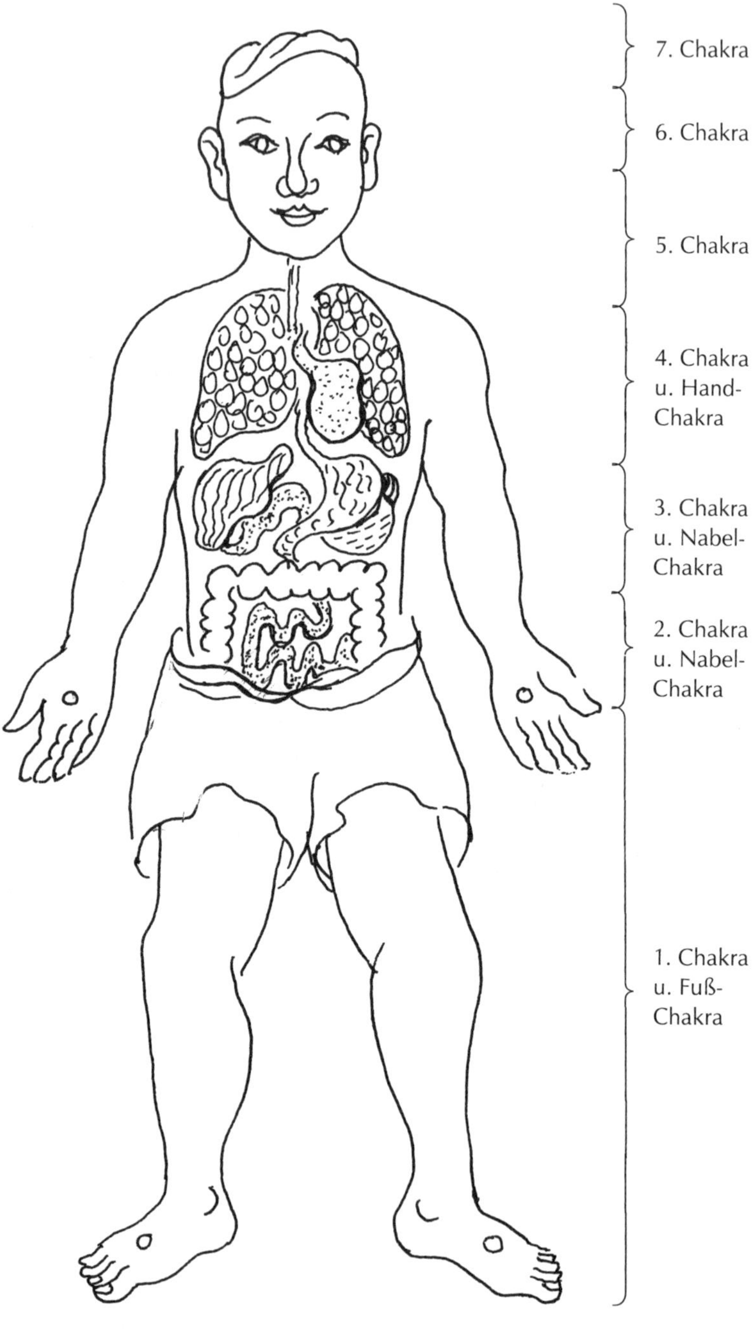
7. Chakra
6. Chakra
5. Chakra
4. Chakra u. Hand-Chakra
3. Chakra u. Nabel-Chakra
2. Chakra u. Nabel-Chakra
1. Chakra u. Fuß-Chakra

Bezüge der Chakras zu Körperorganen und ihren Funktionen

Eine Zuordnung der Chakras zu Körperorganen und ihren Funktionen kann naturgemäß nur mit Vorbehalten erfolgen, weil, wie wir ja wissen, die Energien aller Chakras im gesamten Körper wirksam sind und sich deshalb auch in einzelnen Organen überlagern.

Ich will ein Beispiel geben. Das Herz liegt im Ausstrahlungsbereich des vierten Chakras (Element Luft) und wird ihm vorrangig zugeordnet. Die wichtigste Funktion des Herzens, das Pumpen aber – das Zusammenziehen und Sich-wieder-Ausdehnen –, mit dem der Blutkreislauf in Gang gehalten wird, ist der dritten Chakra-Energie (Element Feuer) zuzurechnen.

Daß letzteres zutrifft, können wir leicht erfahren, wenn wir mit einer unserer Hände eine pulsierende Bewegung nachahmen. Wir machen eine Faust, öffnen dann die Hand, machen erneut eine Faust, öffnen die Hand wieder und so weiter. Recht bald werden wir ein deutliches Wärmegefühl haben, was bedeutet, daß wir mit der dritten Chakra-Energie in Kontakt gekommen sind.

Ich nenne als weiteres Beispiel den ›Lebenssaft‹ Blut. Als Körperflüssigkeit kann Blut dem zweiten Chakra (Element Wasser) zugeordnet werden, als Leben gebend mit seiner roten Farbe dem ersten Chakra (Element Erde) und in seiner Fähigkeit, über die roten Blutkörperchen Sauerstoff zu transportieren, dem vierten Chakra (Element Luft).

Die nachfolgende knappe Auflistung soll einer ungefähren Orientierung dienen und kann von daher nicht vollständig sein.

CHAKRA	KÖRPERORGANE, KÖRPERREGIONEN, KÖRPERFUNKTIONEN, NERVENPLEXEN UND DRÜSEN
ERSTES CHAKRA UND FUSS-CHAKRAS	Knochen bzw. Knochengerüst, Wirbelsäule, Nägel, Zähne, Muskeln, Sehnen, Zellwände und alles, was sonst noch fest ist im Körper, dann Steißbein, Beckenboden, Beine und Füße, Dickdarm, Anus und die Ausscheidungsfunktionen des Körpers. Nervenzentrum: Steißbein-Plexus Drüsen: Nebennieren

ZWEITES CHAKRA UND NABEL-CHAKRA	Körperflüssigkeiten: Lymphe, Blut, Schleim, Schweiß und alle sonstigen Körpersäfte; Becken, Sacrum, Blase, Nieren; vitale Körperfunktionen, wie Nerventätigkeit, Atemtätigkeit, Blutfluß etc. Nervenzentrum: Kreuzbein-Plexus Drüsen: Keimdrüsen (Ovarien bzw. Testes)
DRITTES CHAKRA UND NABEL-CHAKRA	Verdauungssystem: Magen, Dünndarm, Leber, Galle, Milz, alle Verdauungsfunktionen; ›Verbrennung‹ der Nährstoffe in den Zellen, Nervenreize, mittlerer Rücken, oberer Bauchraum. Nervenzentrum: Solarplexus Drüse: Bauchspeicheldrüse
VIERTES CHAKRA UND HAND-CHAKRAS	Gesamter Brustbereich, oberer Rücken, Herz, Lunge, Haut, Innenseite der Arme, Hände; Atmung als Luftaustausch in den Lungen und als Gasaustausch in den Lungenbläschen und in den Zellen. Nervenzentrum: Herz-Plexus Drüse: Thymusdrüse
FÜNFTES CHAKRA	Hals, Nacken, Kiefer, Mundhöhle, Stimmbänder, Ohren, Bronchien und Lungenspitzen, Schultern und Außenseiten der Arme. Nervenzentrum: Nervenverbindungen zwischen Rückenmark und Medulla Oblongata Drüse: Schilddrüse
SECHSTES CHAKRA	Gesamter Kopf, Großhirn und seine Steuerfunktionen, Stirn, Stirnhöhlen, Denkfunktionen. Nervenzentrum: Hypothalamus Drüse: Hypophyse
SIEBTES CHAKRA	Scheitel und Schädeldach; Qualitäten, die mit dem Soma-Chakra, einem Unterzentrum des siebten Chakras in Verbindung gebracht werden; wie z. B. Barmherzigkeit, Güte, Demut, Friedfertigkeit, Edelmut, Geistesruhe. Drüse: Epiphyse (Zirbeldrüse), sie spricht an auf rhythmischen Lichtwechsel

Übersicht Chakra-Energien

Wenn unsere Annahme richtig ist, daß alles, was geschaffen ist, aus den Urelementen Erde, Wasser, Feuer, Luft, Äther und Gedanken besteht, dann müssen wir auch in jedem Bereich Repräsentanten ihrer Energien finden können. Die CHAKRA-TABELLE versucht, das modellhaft zu zeigen.

Gleichzeitig will sie dich motivieren, in bestimmten Verwirklichungsbereichen, z. B. im Tierreich, im Pflanzenreich, im Reich der Naturerscheinungen, der Jahreszeiten, der Blumen, Sternzeichen, Minerale und Metalle, der Charaktereigenschaften, psychischen Befindlichkeiten, Geisteshaltungen etc. Zuordnungen zu versuchen.

Nicht damit wir ein schönes Schema haben und beruhigt alles zu den Akten legen können wie eine vollständige Briefmarkensammlung, sondern damit wir die Kräfte und ihre Vielfalt erforschen und auf den Weg gehen, ihre Essenz zu erfassen.

Daß es da durchaus Erscheinungen und Kräfte gibt, die wir nicht so ohne weiteres hier oder dort einordnen können, sehen wir z. B. am Nabel-Chakra und an der Vielfalt der Farbzuordnungen zu den einzelnen CHAKRAS. Ich denke, das ist gut so, das hält uns hoffentlich wach.

CHAKRA	NAME BEZEICHNUNG	LAGE	SANSKRIT-BEZEICHNUNG u. ihre Bedeutung	EIGENE NOTIZEN
7. CHAKRA	Scheitelzentrum, Kronen-Chakra	es wird oberhalb des Scheitels angenommen	SAHASRARA Nektar	
6. CHAKRA	Stirnzentrum (Drittes Auge)	auf Höhe der Augenbrauen etwa 2 bis 3 cm hinter der Stirn	AJNA Befehl von oben	
5. CHAKRA	Kehlzentrum	an der Wirbelsäule in Höhe des Kehlkopfes	VISUDDHA Gereinigt	
4. CHAKRA + HAND-CHAKRAS	Herzzentrum Handzentren	an der Wirbelsäule in Höhe der Brustbeinmitte Handmitte	ANAHATA ungeschlagener Klang	
3. CHAKRA + NABEL-CHAKRA	Sonnenzentrum, Solarplexus-Zentrum Nabelzentrum	an der Wirbelsäule in Höhe des Solarplexus an der Wirbelsäule in Höhe des Nabels	MANIPURA strahlende Gemme	
2. CHAKRA + NABEL-CHAKRA	Kreuzbein-zentrum, Sakralzentrum Nabelzentrum	am Kreuzbein etwa 5 cm unterhalb des Nabels an der Wirbelsäule in Höhe des Nabels	SVADHISTHANA Behausung des Selbst	
1. CHAKRA + FUSS-CHAKRAS	Basiszentrum Fußzentren	am Steißbein bzw. Damm Fußmitte	MULADHARA Wurzel-Stütze	

LOTOS UND SEINE FARBE	FORMSYMBOLE UND IHRE FARBEN	MANTRA (MANIFESTATIONS-KLANG)	ELEMENT	EIGENE NOTIZEN
tausendblättriger Lotos Blütenblätter weiß bzw. in allen Spektralfarben strahlend				
zweiblättriger Lotos, Blütenblätter weiß		OM		
sechzehnblättriger Lotos, Blütenblätter blaugrau	Kreis, weiß (oder Vollmond)	HAM	ÄTHER (Klang, Schwingung)	
zwölfblättriger Lotos, Blütenblätter zinnoberorange	Hexagramm rauchfarben mit goldfarbenem Rand	YAM	LUFT	
zehnblättriger Lotos, Blütenblätter preußischblau vierblättriger Lotos	Dreieck mit der Spitze nach unten, feuerrot gelbes Quadrat, weiße Scheibe, rotes Dreieck, grüner Halbkreis, blauer Tropfen	RAM TRAM	FEUER	
sechsblättriger Lotos, Blütenblätter zinnoberrot vierblättriger Lotos	liegende Mond-sichel (zunehmen-der Mond) weiß oder silbrig weiß gelbes Quadrat, weiße Scheibe, rotes Dreieck, grüner Halbkreis, blauer Tropfen	VAM TRAM	WASSER	
vierblättriger Lotos, Blütenblätter karminrot	Quadrat, gelb (lichter Ocker)	LAM	ERDE	

CHAKRA	SINNESFUNKTION	SINNESORGANE	HANDLUNGS-ORGANE	KÖRPER-POLE
7. CHAKRA				
6. CHAKRA	Denken (Gedankentätigkeit)		Gehirn	links/rechts
5. CHAKRA	Hören	Ohren	Stimmbänder	klein/groß
4. CHAKRA + HAND CHAKRAS	Tasten	Haut	Hände	innen/außen
3. CHAKRA + NABEL-CHAKRA	Sehen	Augen	Füße	Kern/ Peripherie
2. CHAKRA + NABEL-CHAKRAS	Schmecken	Zunge	Zeugungsorgane	vorne/hinten
1. CHAKRA + FUSS-CHAKRAS	Riechen	Nase	Ausscheidungs-organe	unten/oben

FARBEN DES SPEKTRUMS + WEITERE FARBEN	BEWEGUNG	EDELSTEINE	SCHWINGUNGEN, RHYTHMEN, MUSIK, NATURLAUTE	EIGENE NOTIZEN
LICHTES VIOLETT		Diamant, Amethyst, Fluorit, Bergkristall	Oberschwingungen, Tamburaklänge, sehr hohe Töne, lichte Glockenklänge, Zimbel, Triangel, Zirpen, Vogelstimmen	
INDIGO Gelb (tibetischer Buddhismus)	Pendelbewegung	Azurit, Lapislazuli, Sodalith, Saphir (dunkelblau), Falkenauge	Rasseln, Tablaklang, Überlagerung unterschiedlicher Rhythmen, Grillenzirpen	
LICHTES BLAU Türkis, Rot (tibetischer Buddhismus)	Gestik (Gestikulieren)	Türkis, Chalcedon, Aquamarin, Malachit-Azurit (im Verbund), Opal	Flötenmusik, Gesang, Vogelstimmen	
HELLES GRÜN honigfarben, warmer Goldton, dunkles Blau (tibetischer Buddhismus)	öffnende Bewegung	Malachit, Chrysokoll, Bernstein, Rosenquarz, Goldtopas, Turmalin (grün/rosa), Hände: Bergkristall, Rauchquarz	Harmonien, sanfte Musik mit Streichinstrumenten, Laute, Musik im Herzrhythmus, Säuseln des Windes	
GELB saftiges Grün, metalliger Goldton	Drehbewegung (Spirale)	Citrin, Pyrit, Tigerauge, Rutilquarz, Smaragd	musikalische Dynamik, anschwellende und abschwellende Töne, Waldhorn, Posaune, Sirene, Rockmusik, heulende Töne	
ORANGE silberfarben, Weiß	Fließende Bewegung	Mondstein, Carneol, Feueropal, Achat (orange)	fließende Klänge (Harfe), Dreiertakt, Walzer, Wasserrauschen, Wellenschlag	
ROT Braun, Schwarz, erdfarben	eckige Bewegung	Jaspis (rot), Heliotrop, Achate, Hämatit, rote Koralle Füße: schwarzer Onyx, Turmalinquarz, Schneeflocken-obsidian, Rauchquarz	sehr tiefe Schwingungen, tiefe Pauke (Viertertakt), Marschmusik, stampfende Geräusche	

Raum für Erfahrungen, Phantasien, Empfindungen

Das erste Chakra

Das erste Energiezentrum ist die Basis unseres Chakra-Modells. Es ist dem Fundament eines Hauses vergleichbar. Wird das solide gebaut, dann lassen sich alle weiteren Stockwerke sicher darauf errichten, und wir müssen um den Bestand des Hauses nicht bangen.

MULADHARA, die Sanskritbezeichnung für dieses Zentrum, drückt das aus. MULA bedeutet Wurzel und ADHARA Stütze. Das MULADHARA-CHAKRA ist Wurzel und Basis unseres Baumes der Erkenntnis. Seine Lage wird am Damm zwischen Anus und Genitalien angenommen. Es gilt als Ursprung aller feinstofflichen Energieleiter, denn dort treffen IDA, PINGALA und SUSHUMNA zusammen. Außerdem beherbergt es die KUNDALINI SHAKTI (Schlangenkraft), die Symbol für die kosmische Kraft ist, die auch die dichteste Form der Materie mit Geist erfüllt.

Seinsprinzip (TATTVA) dieses Zentrums ist das Element Erde, dessen vorherrschende Eigenschaften Dichte, Festigkeit und Beständigkeit sind. Doch erinnern wir uns, das Muladhara-Chakra ist, wie alle anderen Zentren auch, nicht auf der Ebene des grobstofflichen Körpers zu finden. Es ist ein ›Organ‹, das kosmische Energie aufnimmt, umwandelt und verteilt. Seine Kraftströme sind sowohl körperlich energetischer und psychischer als auch seelischer und geistiger Natur.

Das Muladhara-Chakra läßt sich, wie alle anderen Chakras, als Symbol dafür ansehen, daß der Geist den Stoff durchdringt. »Wir können daher sagen, daß jedes der Zentren, in dem wir uns dieser geistigen Durchdringung bewußt werden, zum Sitz der Seele wird, oder daß wir, indem wir die verschiedenen Zentren zur Aktivität aufrufen, unseren Körper beseelen, vergeistigen, verwandeln.« (Lama A. Govinda) Die Zentren können wir auf vielerlei Weise aktivieren und so ihre aufbauende und stärkende Kraft erfahren. Die Übungen geben da Anregungen. Was aber bei allen unseren Bemühungen wirklich zählt, ist unsere Bewußtheit, denn alles, was wir unbewußt tun, ist nutzlos.

Wie gehen wir konkret vor? Unser Körper mit seinen Sinnesorganen und die mit ihnen verbundenen elementaren Kräfte sind das Instrument unserer Erfahrung. Wenden wir uns deshalb dem Tattva des ersten Chakras, dem Element Erde, zu. Da Erde als Seinsprinzip alle Ebenen der Schöpfung durchdringt, können wir uns durch Beschäftigung mit den Erscheinungsformen des grobstofflichen Elementes, die uns natürlicherweise am leichtesten zugänglich sind, die Qualitäten und die Wirksamkeit dieses Tattvas veranschaulichen und seine Essenz erfassen.

Erde ist zunächst einmal Festigkeit, Härte, Dichte, Stabilität, Beständigkeit. Erde repräsentiert die Basis der materiellen Schöpfung und deren Gesetze, z. B. auch die physikalischen Grundgesetze, wie etwa das der Schwerkraft. Erde bedeutet von daher Ordnung, sie gibt der Schöpfung Dauer.

Ausgehend von diesen Grundqualitäten können wir uns weitere erschließen, z. B. wenn wir uns vergegenwärtigen, was die genannten Qualitäten uns geben und welche Befindlichkeiten sie etwa auf der psychischen Ebene hervorrufen. Festigkeit, Stabilität und Dauer geben uns Sicherheit, Ruhe und Kraft. Ihre Abwesenheit erzeugt bei uns Unsicherheit, Unruhe, Angst und eventuell sogar Panik, denn wir haben dann nichts, auf das wir uns verlassen könnten. Wir fühlen uns schwach und hilflos.

Erde gibt Stabilität, sie ist das Feste sowohl im Kosmos als auch in unserem gesamten Körper oben und unten. Die Knochen, die Sehnen, die Muskeln, die Zellwände stehen dafür. Die Festigkeit gibt unserem Körper Struktur und Form, ohne dies Element der Festigkeit würden wir in uns zusammenfallen.

Bestimmte Organe und ihre Funktionen werden in besonderem Maße mit dem Erd-Tattva in Verbindung gebracht, z. B. der Mastdarm und das Rektum und deren ausscheidende Funktionen, die Nebennieren (Drüsen) mit ihrer Produktion von Adrenalin und Noradrenalin, der Beckenplexus und seine Funktionen und die Nase, die den Geruchssinn beherbergt. Diese Organe arbeiten im Dienste des ganzen Organismus. Die Allgegenwart im gesamten Körper gilt für die anderen Tattvas ebenfalls. Unser Körper ist aus den fünf Elementen gewoben wie ein Stück Stoff, dessen Fäden unentwirrbar ineinandergreifen.

Fahren wir fort, uns in das Element Erde zu vertiefen und weitere Ebenen seiner Verwirklichung zu betrachten. Stellen wir uns nacheinander einen nackten Felsen vor, eine Sanddüne, Morast, in dem wir versinken könnten, eine Asphaltstraße, gefrorenen Boden und schließlich einen fruchtbaren Acker im Frühling, aus dem junges Getreide sprießt. Welche Gemütsregungen würden wir jeweils mit einer dieser Zustandsformen verbinden und welche Geisteshaltungen würden ihnen entsprechen?

Außerdem, Erde kann sich flach vor uns ausbreiten, sie kann sich als Gebirge unüberwindlich vor uns aufbauen oder sie kann uns in Form eines Edelsteines erfreuen und unser Besitzstreben ansprechen. Wie vielfältig die Erscheinungsformen auch sein mögen, in denen uns Erde entgegentritt, immer werden wir darin die Gesetze des Tattva wiederfinden.

Erde bedeutet auch Hier und Jetzt, Gegenwärtigkeit, Da-Sein und die Kraft, Klarheit und Eindeutigkeit, die daraus erwächst. Auch Unabdingbarkeit gehört zu Erde, was so viel heißt wie: »So ist es und nicht anders.« Das Seinsprinzip gibt uns seine Gesetzmäßigkeiten vor, die uns als polare Wirklichkeit entgegentreten. Es liegt dann allerdings an uns, welche konkreten Erfahrungen wir mit ihnen machen. So kann es für uns sehr schmerzvoll sein, wenn wir gegen das ›SO IST ES‹ anrennen oder es bekämpfen. Auf der anderen Seite werden wir es als heilsam, ja, als tiefe Geborgenheit erfahren, wenn wir uns seinen Gesetzmäßigkeiten überlassen und anvertrauen.

Der zuvor als feindselig erfahrene Platz Erde wandelt sich dann urplötzlich in ein sorgendes Wesen, das die Indianer liebevoll Mutter Erde nennen. Von ihr erhalten wir, darauf können wir vertrauen, wirklich alles, was wir brauchen.

Das Chakra-Symbol

Die überlieferten Chakra-Symbole gehen mit ihren Form-Symbolen, der Anzahl der Lotosblütenblätter und dem Keim-Klang auf jahrtausendealte Traditionen zurück. Sie verbildlichen die Manifestationsebenen, die den Chakras zugeschrieben werden. In den abgebildeten Zeichnungen, die sich auf Darstellungen in ›Die Schlangenkraft‹ von Sir John Woodroffe stützen, sind die Chakra-Symbole stark vereinfacht.

Das Symbol des ersten Chakras auf der Seite nebenan zeigt in der Mitte ein Quadrat, das von einem Kreis umschlossen wird, aus dem vier Blütenblätter erwachsen. Sie stehen für die Blätter der Lotosblüte, die im gesamten Osten als Symbol für die spirituelle Entfaltung des Menschen angesehen wird. Das Quadrat in der Mitte hat eine Tönung, die zwischen Gelb und lichtem Ocker liegt. Es symbolisiert das Tattva Erde und repräsentiert die geschaffene Erde und ihre Gesetze, den Garten Eden mit dem Baum der Erkenntnis in der Mitte, meint die Erde mit ihrer Ausdehnung in die vier Himmelsrichtungen, die vier Jahreszeiten und die vier Dimensionen (die drei des Raumes und die eine der Zeit) und gleichzeitig auch die vier Grundelemente der Schöpfung (Erde, Wasser, Feuer, Luft). Die vier Lotosblütenblätter mit ihrem Scharlachrot als Farbe des Blutes wiederholen das Motiv der Erdzahl Vier. Sie gelten u. a. als Ausgangspunkte wichtiger Energieleiter.

Das Schriftzeichen, das ich zur Verdeutlichung aus dem übrigen Symbol herausgelöst habe, steht für die Schwingung bzw. den Klang LAM. Nach den alten Schriften ist er der Schöpfungsklang dieses Chakras.

- Ich schlage dir vor, das Symbol und seine Bedeutungen auf dich wirken zu lassen oder darüber zu meditieren.
- Um es für dich anschaulicher zu machen, kannst du es auch ausmalen, wobei ich dir empfehle, zunächst die angegebenen Farben zu verwenden und in dir nachzuspüren, welche Wirkung die aus alter Tradition kommenden Farben auf dich haben.
- Wenn du möchtest, kannst du dir auch ein Poster des Chakra-Symboles anfertigen, das du in dein Zimmer hängst. Eine Anleitung dazu findest du im Anhang.

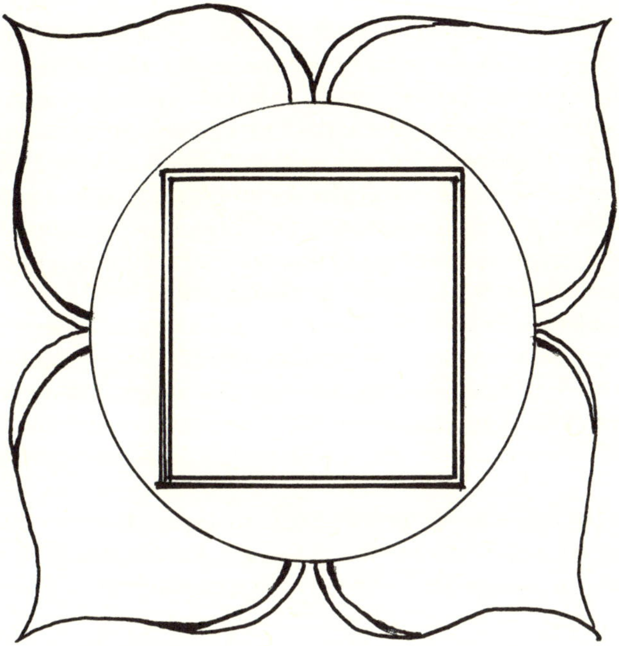

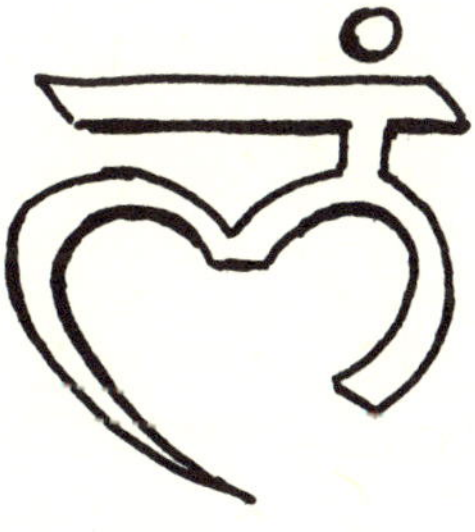

Das Formsymbol

Das Quadrat, das Formsymbol für das erste Chakra, habe ich auf der rechten Seite mit lockeren Strichen angedeutet. Die Farben der traditionellen Lehre für dieses Chakra wurden bereits genannt; es sind Chromgelb bis lichter Ocker für das Quadrat und Scharlachrot für die Lotosblätter. Daneben gibt es eine ganze Reihe anderer Farben, die mit dem ersten Energiezentrum in Verbindung gebracht werden, z. B. das volle Rot, das im Regenbogen enthalten ist, dann auch Schwarz oder die Kombination Rot und Schwarz als Farben des ›Teufels‹, des Herrschers über das Materielle. In tibetischen Schriften bin ich sogar auf die Farbe Grün als Leitfarbe für dieses Chakra gestoßen.

Alle diese Informationen wollen dich nicht festlegen. Ich hoffe ganz im Gegenteil, daß sie dich anregen, alle von außen kommenden Vorstellungen links liegen zu lassen und die Seite zu nutzen, um alle Farben und Schattierungen, die für dich Erde bedeuten, zu Papier zu bringen.

Wenn dir die Seite in diesem Buch zu klein ist, nimm ein großes Stück Papier und einen breiten Pinsel zur Hand, meditiere mit dem Pinsel oder schwelge ganz einfach in deinen Erdfarben.

Die Nase

Zum Seinsprinzip Erde gehören der Geruchssinn, die ›Gegenstände‹ des Geruchssinnes und das Organ, mit dem sie wahrgenommen werden können, die Nase. Das mag recht umständlich klingen, aber so drückt es die tantrische Schöpfungslehre aus. Die Schöpfung entsteht ihrer Theorie nach in mehreren Schüben der Verdichtung, an deren Ende dann die grobstofflichen, sinnlich wahrnehmbaren Elemente Äther, Luft, Feuer, Wasser und Erde stehen. Die nächst höhere Stufe, aus denen sie nach dieser Lehre entstanden sind, sind die Sinneswahrnehmungen des Gehörs, Gefühls, des Gesichtssinnes, des Geschmackssinnes und des Geruchs. Deren Aufnahmeorgane sind entsprechend der obigen Reihenfolge die Ohren, die Haut mit dem Tastsinn, die Augen, die Zunge und die Nase. Die Logik ist einleuchtend, das Kompakte entsteht aus dem Subtileren, und der Geruchssinn ist subtiler als das grobstoffliche Element Erde.

Auch die Hierarchie der Seinsprinzipien (Tattvas) basiert auf dieser Vorstellung. Das Subtilste in der Reihe ist das Element Äther, daraus entstehen nacheinander die Elemente Luft, Feuer, Wasser und schließlich Erde.

Aufschlußreich ist, daß alle Sinnesorgane im Kopfbereich liegen, außer dem Tastsinn, der über die ganze Körperoberfläche verteilt ist. Die Riechlappen in den Nasenhöhlen, die die Geruchswahrnehmungen aufnehmen, stehen in direkter Verbindung mit unserem Gehirn. IDA und PINGALA, die wichtigen Aufnahmeorgane für Lebenskraft, beginnen im linken bzw. rechten Nasenloch und treffen sich, nachdem sie sich um die SUSHUMNA nach unten gewunden haben, im MULADHARA-CHAKRA. Das Sinnesorgan Nase ist also direkt mit dem Zentrum des Erd-Tattva verbunden.

In allen Weisheitslehren und spirituellen Schulen spielen die Sinnesorgane eine wichtige Rolle. Bei der letzten Ölung, dem Ritual der katholischen Kirche, das der Seele die Lösung vom grobstofflichen Körper erleichtern soll, werden die Sinnesorgane mit Rosenöl benetzt.

- Benutze deine Nase wie ein Hund, schnüffle an Gegenständen, beschnüffle Erde, Pflanzen oder was immer du möchtest.

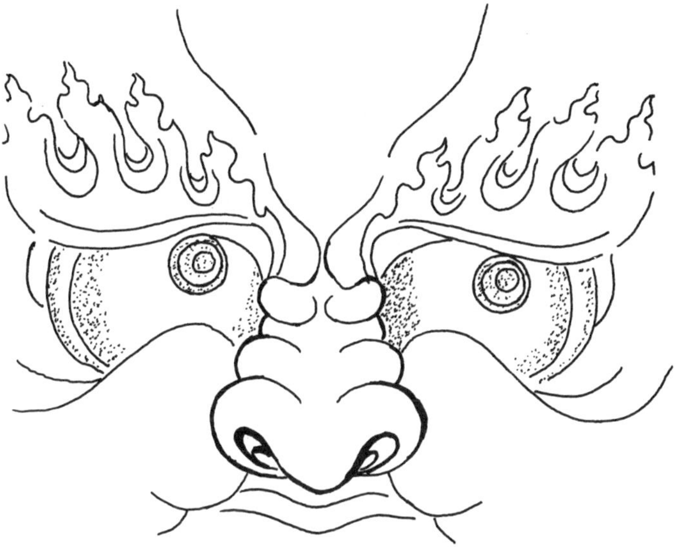

■ Wenn du das ausreichend getan hast und deine Nase sensibilisiert ist, atme einige Minuten lang bewußt und entspannt durch deine Nase ein und laß den Ausatem durch deinen Mund entweichen. Verfolge beim Einatmen den Atemstrom bewußt hinauf bis zu den Riechlappen.

Der Felsen

Auf der Seite nebenan siehst du einen Felsblock. Er steht für den starken, männlichen Aspekt des Elementes Erde. Während du den Felsen betrachtest, versuche dich in ihn hineinzuversetzen.

Identifiziere dich mehr und mehr mit ihm. Was ruft er in dir wach? Der Felsen spiegelt eine kosmische Kraft, die auch in dir ist, verbringe einige Zeit mit deinen Betrachtungen.

Dann tauche in die nachfolgende Visualisation ein: »Ich bin der Fels, ich bin Beständigkeit und Festigkeit, Stärke, Härte und Kraft. Ich ruhe in mir, ich bin unabhängig und stehe für mich selbst ein. Ich bin unverletzlich, ich fühle mich sicher.«

Laß Bilder in dir entstehen, während du diese Sätze aufnimmst. Wie sieht DEIN Felsen aus? Ist er riesig groß oder eher klein, ist er kahl und abweisend oder bewachsen. Wenn du möchtest, male deinen Felsen. Nimm wahr, welche Gefühle in dir aufsteigen. Vielleicht fühltest du dich zuvor elend und schwach. Wie ist das jetzt? Welche der angesprochenen Qualitäten sind dir angenehm, welche sind dir fremd, welche rufen Abneigung in dir hervor?

Laß weitere Bilder entstehen: »Ich habe unendlich viel Zeit. Ich ruhe seit Hunderten von Jahren hier an diesem Platz. Herbst, Winter, Frühling und Sommer ziehen an mir vorbei, Jahr um Jahr. Die Kühle der Nacht umgibt mich, der Tau befeuchtet mich, der Wind trocknet mich Tag für Tag. Ich liebe den Aufgang der Sonne und verfolge gelassen ihre Bewegung am Himmel Stunde um Stunde, bis sie mich abends in ihr dunkles Rot taucht. Vögel lassen sich auf mir nieder, Eidechsen und Insekten suchen bei mir Unterschlupf, Menschen finden Erholung in meinem Schatten.

Ich bin Geduld, ich bin Ruhe, ich bin Beständigkeit, ich bin ein Stück Ewigkeit.«

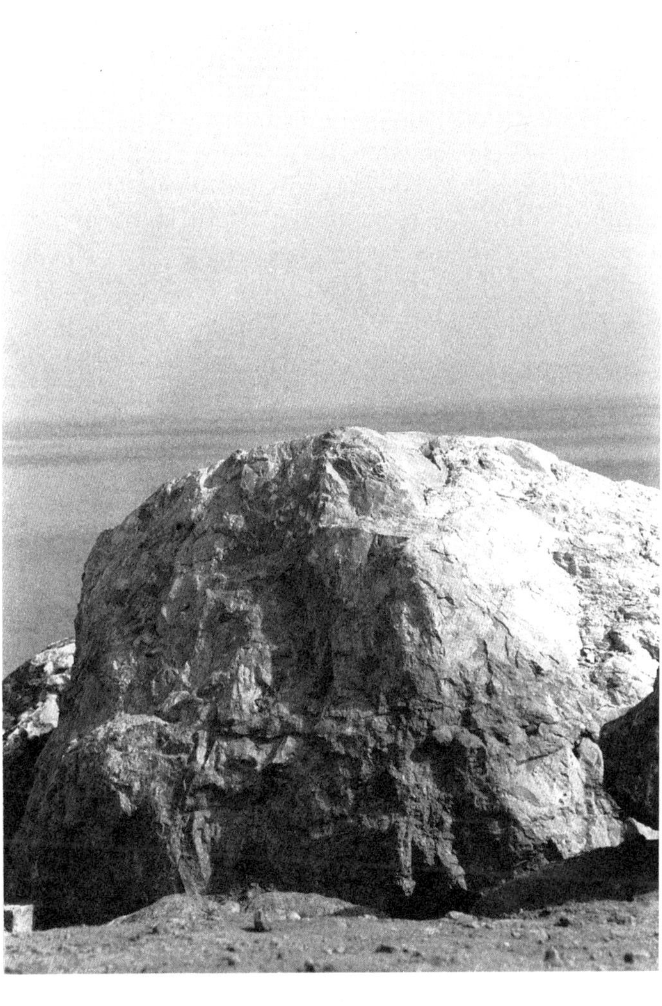

Stand der Kraft

Ich vermute, daß dir die vorangegangene Visualisation ein Gefühl der Stärke und Sicherheit gegeben hat.

Es wird sich bei dir eine ähnliche Befindlichkeit einstellen, wenn du den STAND DER KRAFT einnimmst. Dabei mag es für dich eine neue Erfahrung sein, daß eine bewußte Veränderung der Körperhaltung mit einer Veränderung von Gefühlen und Gedanken einhergeht. Natürlich ist uns vertraut, daß jemand, der bedrückt ist, anders daherkommt als jemand, der freudig und beschwingt ist. Wir nehmen das intuitiv wahr, weil wir bei einer Begegnung mit anderen eine schnelle Einschätzung brauchen, wie wir uns verhalten wollen. Auch sehen wir, daß Menschen, die ›sich zusammenreißen‹ oder ›sich aufraffen‹, unwillkürlich ihre Haltung verändern. Aber es ist etwas ganz anderes, ob wir automatisch oder ob wir ganz bewußt eine ganz bestimmte Körperhaltung einnehmen.

Stelle dich also hin, deine Fersen sind etwa fünfzig Zentimeter voneinander entfernt und die Fußspitzen ungefähr im Winkel von fünfundvierzig Grad nach außen gerichtet. Dein Rückgrat hältst du aufrecht, deine Knie sind stark gebeugt, so als würdest du auf einem etwas erhöhten Schemel sitzen. Deine Handflächen – die Finger weisen nach vorn, die Daumen nach hinten – liegen locker auf deinen Oberschenkeln. Dein Blick ruht entspannt auf einem Gegenstand in Augenhöhe.

Wenn du diese Haltung eingenommen hast, richtest du deine Aufmerksamkeit auf deine Füße und gehst in Gedanken von dort aus langsam und gelassen von unten nach oben durch deinen Körper und ›baust‹ deine Haltung von unten her nochmals auf. Dabei löst du, so gut es geht, alle Spannungen.

Bist du oben beim Scheitel angekommen, gehst du erneut mit deiner Aufmerksamkeit nach unten zu deinen Füßen und Beinen, du atmest ruhig und fließend und stellst dir vor, daß du zu einem Felsen geworden bist, der fest mit dem Grund verbunden ist, und mit dem Atem alle Kraft und Stärke der Erde aufnimmst.

Stehe so wenigstens drei Minuten oder so lange du möchtest, atme ruhig und entspannt. Du wirst überraschende Erfahrungen mit dieser Haltung machen, wenn du dich schwach und unsicher fühlst.

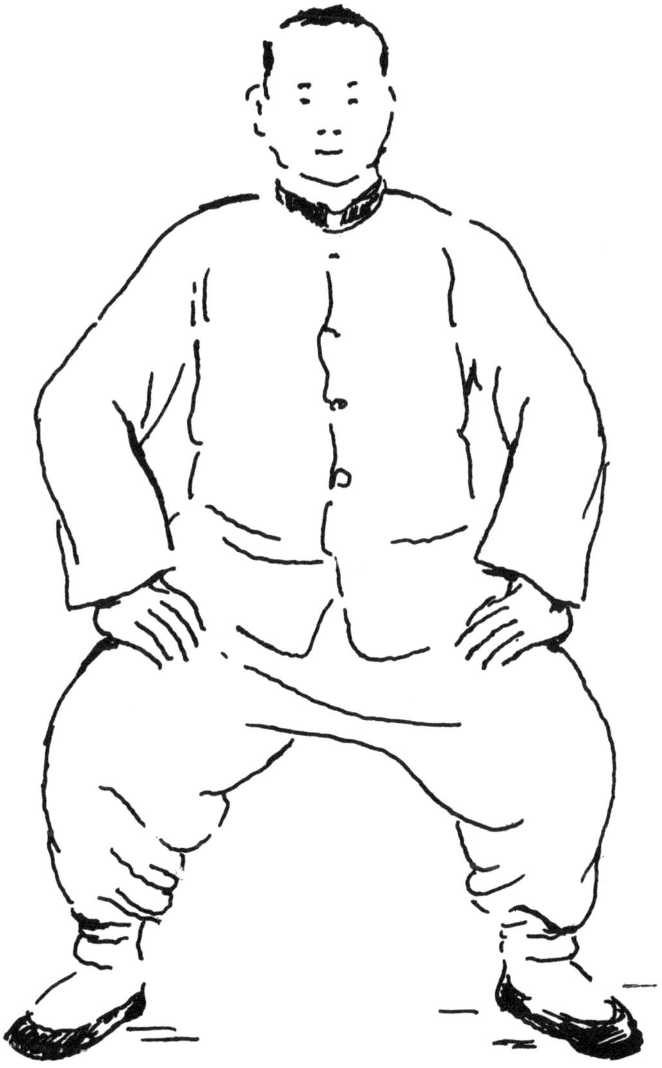

Basis-Atmen

Durch Atmen in die Basis wird unser Körper von Grund auf gekräftigt. Wir nutzen für diese Übung eine Fähigkeit, die jeder von Natur aus hat, nämlich daß er mit der Kraft seiner Vorstellung den Atemstrom und die mit ihm verbundene Lebenskraft (PRANA) in jeden Bereich seines Körpers lenken kann.

Du setzt dich aufrecht auf den Boden und legst deine Handflächen rechts und links neben dein Becken. Dann hebst du dein Becken ein wenig vom Untergrund (du stützt dich dabei auf deine Hände) und läßt es locker auf den Grund sacken. Das machst du etwa acht- bis zehnmal. Wenn du dein Becken anhebst, atmest du ein, wenn du es zurück auf den Boden sacken läßt, atmest du aus. Auf diese Weise stimulierst du zunächst den Bereich um dein Basis-Chakra.

Anschließend legst du beide Hände an das Ende deiner Wirbelsäule, läßt deinen Atem ruhig fließen und stellst dir vor, daß der Atemstrom durch den Beckenboden aus- und einströmt. Beim Einatem hast du das Bild, daß der Atem durch den Beckenboden in deinen Körper fließt, und beim Ausatem, daß er wieder zurück in die Erde strömt. Wenn du geübter bist, kannst du während des Atmens deine Hände auch locker auf deine Knie legen.

Stelle dir weiter vor, daß du mit dem Atem die Heilkraft der Erde in deinen Körper aufnimmst, und daß sie dich stärkt, dir Gelassenheit gibt und deinen Geist klar macht.

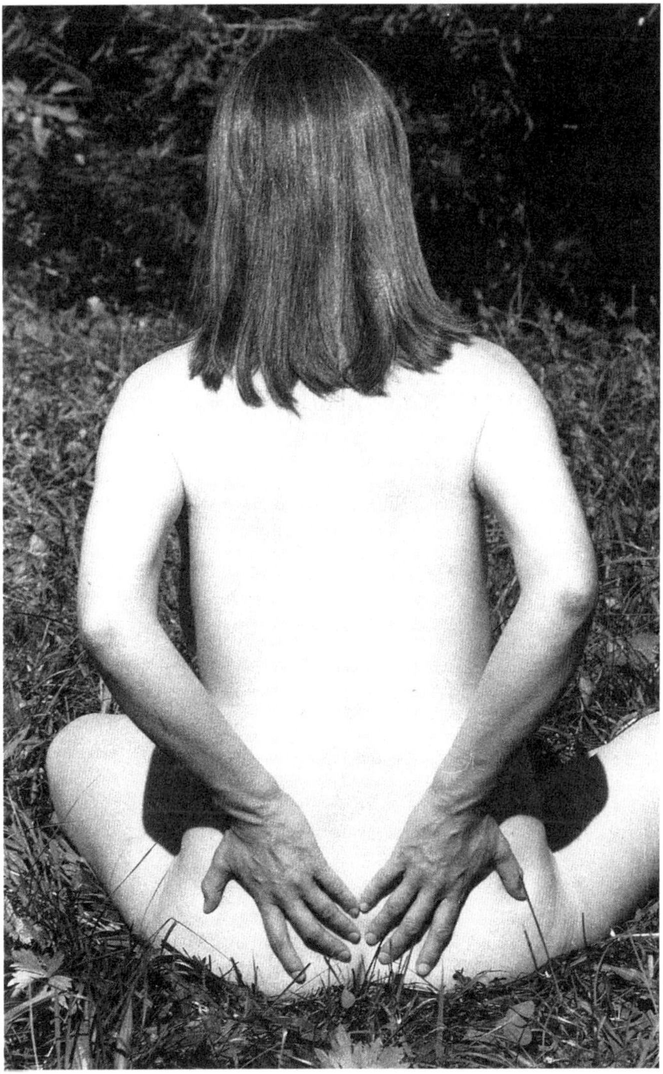

Die Wiese

Ein Garten, ein Acker oder eine Wiese mit ihrem fruchtbaren Boden zeigt uns den weiblichen Aspekt des Erdelementes, die Erdmutter. Sie hält und trägt ihre Geschöpfe, sie nährt sie und gibt ihnen Sicherheit, Geborgenheit und einen Platz, an dem sie sich entfalten können, und sie nimmt sie wieder zu sich, wenn ihre Zeit abgelaufen ist.

- Meditiere auf eine Wiese. Das Foto oder ein inneres Bild werden dich inspirieren. Sehr anregend ist es, wenn du hinaus in die Natur gehen und am Rand einer Wiese sitzen kannst. Du machst dabei Kontakt mit deinem Atem und läßt ihn ruhig und selbstverständlich fließen.

- Meditiere auf die nährende Kraft der Erde, auf das Wachsen der Gräser und Blumen, auf das Leben, das sie beherbergt. Laß dabei den Lauf eines Tages, vom Morgen bis zum Abend und durch die Nacht bis zum nächsten Sonnenaufgang vor deinem inneren Auge ablaufen.

- Identifiziere dich mit einer Pflanze, nimm in deiner Vorstellung wie sie Nahrung aus der Erde in dich auf. Du bist nicht allein, du bist geborgen und Teil einer großen (Pflanzen-)Familie. Laß die Kraft in dich ein, die davon ausgeht.

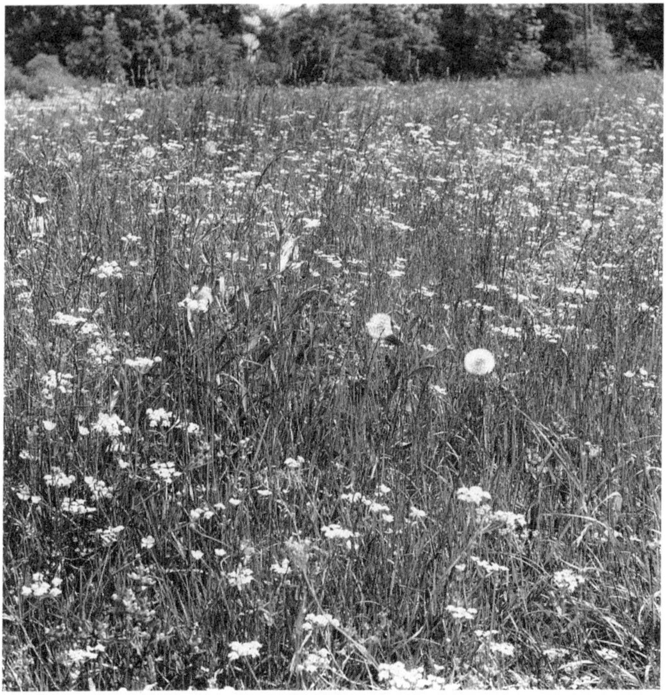

Sich der Erde überlassen

Für viele Menschen ist es schwer, auf der Erde zu sein und einen materiellen Körper zu haben. Auf alle mögliche Weise versuchen sie, sich der ERDE, den ›Realitäten‹, mit ihren ›harten Fakten‹ zu entziehen. Denn ERDE legt fest. Mit ihr kommen wir nur gut aus, wenn wir ja zu dem sagen, was ist, einmal zu uns selbst, dann zu den Menschen um uns, und natürlich auch zu allen sonstigen Gegebenheiten und Umständen, in denen sich unser Leben abspielt.

Was uns daran hindert, ja zu sagen, sind – meist frühe – Erfahrungen von körperlichen und psychischen Schmerzen, aus denen wir auf Dauer die Schlußfolgerung gezogen haben, daß die Erde ein gefährlicher, unwirtlicher Platz ist. So fehlt uns die Basissicherheit. Die Folge ist ein tiefes Mißtrauen und Angst. Wir sind nicht in der Lage wahrzunehmen, daß wir alles mitbekommen haben, was uns not tut, und daß wir auch weiterhin täglich, stündlich, ja in jedem Augenblick alles erhalten, was wir brauchen, und noch sehr viel mehr als das.

- Hilfreich ist, wenn wir uns bewußt machen, was uns angst macht. Wenn wir das tun, dann verlieren die Ängste ihre diffuse Übergröße, die sie in unserer Vorstellung leicht annehmen können. So schlage ich dir vor, dir eine Liste aller deiner Ängste anzulegen, hinzusehen, wie real sie sind, und dir zu vergegenwärtigen, welche ›Tricks‹ und Methoden du hast, mit ihnen im Alltag umzugehen. Die sind ja eventuell sehr weise.
- Weiterhin mache dir bewußt, was dir an der ERDE wirkliche Last und außerdem, was dir Lust ist. Was erhältst du in jedem Augenblick von ihr, und bist du auch bereit es anzunehmen?
- Wenn du das getan hast, lege dich auf den Boden oder irgendwo draußen auf die Erde. Laß dich innerlich wirklich fallen, überlasse dich auf deine besondere Weise der Erde. Lenke zunächst deine Aufmerksamkeit auf die Punkte, wo dein Körper die Erde berührt. Während du das, bei den Füßen beginnend, tust, laß deinen Atem ruhig fließen. Dabei stellst du dir vor, daß es deinem Körper mit jedem Ausatem leichter fällt, sich der Erde zu überlassen. Wenn du möchtest, sprich in Gedanken diesen (oder einen ähnlichen) Satz: »Jetzt in diesem Moment fühle ich mich sicher und geborgen, hier

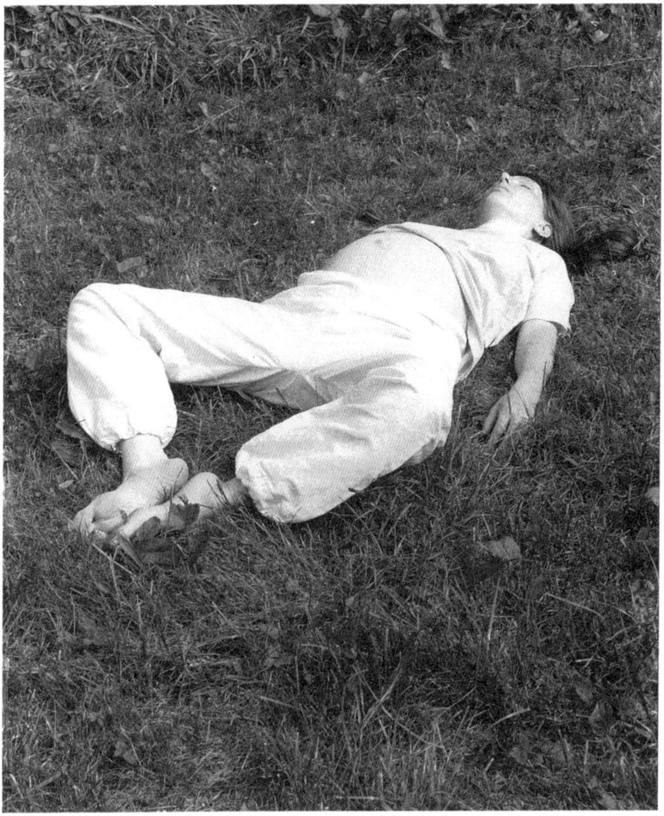

auf diesem Platz und auf dieser Erde. Ich bin gewahr, daß ich in diesem Augenblick alles bekomme, was ich brauche.« Während du den Satz mehrmals zwanglos wiederholst, atmest du ruhig und entspannt und übergibst dich in Gedanken ganz der Erde. Laß dir anschließend viel Zeit.

Anfügen will ich noch, daß sich der ERDE überlassen auch beinhaltet, daß wir Vertrauen in die gesamte Schöpfung entwickeln und ihre Gesetze annehmen, u. a. auch, daß unser Körper vergeht. Gedanken daran lösen bei vielen Menschen Panik aus. Sie wissen nicht oder können nicht glauben, daß nicht sie, sondern nur ihr materieller Körper betroffen ist.

Erd-Reinigung

Mit fester Nahrung verleiben wir uns das Element Erde ein. Mit ihr bauen wir unseren Körper auf oder erhalten ihn. Im positiven Fall ist Nahrung LEBENSMITTEL, also etwas, das uns Leben gibt.

Wir bitten: »Unser täglich Brot gib uns heute...« Aus Brotteig wird eine Brezel geformt. Sie ist Glückssymbol und stellt – stark vereinfacht – den unendlich verschlungenen Lebensknoten dar.

Essen – Aufnahme von Nahrung – hat mit Lust zu tun, mit Genießen, aber auch mit Frust. Im letzteren Fall kann Essen zur Völlerei werden, zum Betäubungsmittel und Ausfüllen von Leere, weil in einem anderen Bereich, z. B. in der Beziehung zu unserem Partner, die echte Nahrung, die Zuneigung, fehlt.

Durch Fasten reinigen wir unseren Körper. Er erhält eine Ruhepause, in der er keine neue Nahrung verarbeiten muß, und bekommt dadurch Gelegenheit, Gifte und Schlackestoffe loszuwerden. Mit den stofflichen Giften werden auch psychische Gifte ausgeschieden.

Fasten kann zu einer Zeit der Besinnung werden, zur Besinnung darauf, was wir denn im Moment wirklich brauchen. Das kann uns dann dazu veranlassen, auch auf anderen Ebenen zu fasten, z. B. sich zu enthalten von negativen Gedanken, vom Reden über andere, vom Konsumieren von Menschen und Waren, von der Verschwendung von Energie und vielem mehr.

Eine einfache Fastenanregung gibt der Lama Sogyal Rinpoche: »Vereinfache dein Leben, miste deine Gedanken aus, öffne dein Herz.«

- Meditiere darüber, was bewußte Ernährung für dich ist.
- Finde heraus, wo du saubere vollwertige und möglichst naturbelassene Nahrung erhältst, denn das, was du zu dir nimmst, beeinflußt deinen Körper, deine Psyche und deinen Geist.
- Sieh auch sonst genauer hin, was du zu dir nimmst. Ist es für dich nötig, jeden Tag Fleisch zu essen?
- Unterbreche einen Tag in der Woche deine normalen Eßgewohnheiten, z. B. indem du einen Obsttag einlegst.
- Wenn du mehrere Tage oder auch länger fasten möchtest, hole dir Rat von Fachleuten oder besorge dir ein einschlägiges Buch (siehe Literaturliste).

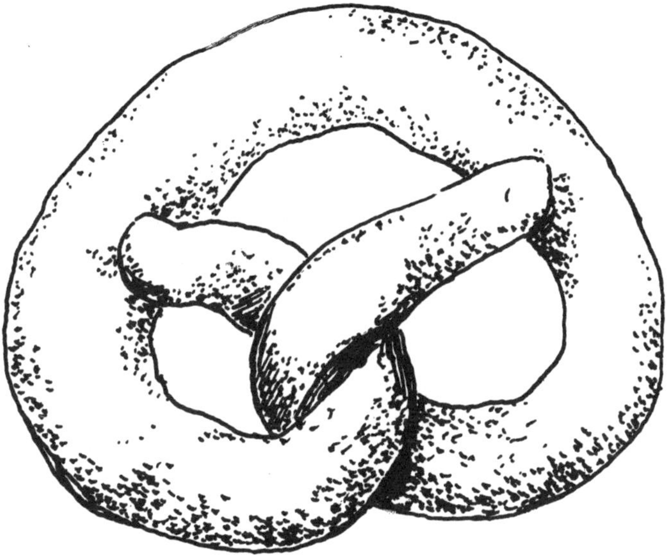

- Die Indianer nutzen die reinigende Kraft des Erdelementes auf besondere Weise. Wollen sie frei von negativen Gefühlen werden, dann graben sie mit ihren Händen eine Vertiefung in die Erde. Dort hinein sprechen, flüstern und schreien sie alles, was sie emotional belastet.
- Weitere Formen der Erdreinigung: Arbeite mit der Erde. Wenn du die Möglichkeit hast, lege einen Garten an, arbeite mit Steinen, arbeite mit Ton.

Lotossitz

Die Haltung der jungen Frau auf dem Foto drückt ihre Verbundenheit mit der Erde aus und zugleich ihr Streben nach oben. Stärker als im Lotossitz (hier im halben Lotossitz) können wir nicht mit der Erde verbunden sein. Wie eine Pyramide ruhen wir solide und unverrückbar auf dem Grund. Und wunderbar, wenn wir so dasitzen, ist unsere Wirbelsäule natürlich und in einer Vollkommenheit aufgerichtet, wie das auf keine andere Weise erreicht werden kann. Unser Baum der Erkenntnis ist völlig gerade, unserem Streben nach oben zum Geist ist eine Richtung gegeben, und es sind alle Voraussetzungen da, daß wir auch aufsteigen können.

Dieser Sitz scheint uns besonders; das ist er jedoch nicht, es ist ein Sitz, vor allem, was die Beinhaltung anbelangt, den wir eigentlich gar nicht lernen müssen, er ist uns von der Natur mitgegeben, denn in dieser Haltung verbringen wir einen großen Teil unserer Zeit vor der Geburt im Mutterleib, die letzten Wochen allerdings mit dem Kopf nach unten.

- Die Meditationshaltung führt allein schon dadurch, daß du sie einnimmst, zu einer Art von Beruhigung der Gefühle, die eine Voraussetzung dafür ist, daß auch dein Geist zur Ruhe kommt.
- Mit den verschränkten Beinen bringst du die polaren Kräfte in dir zum Ausgleich. Sie sind Sinnbild für Nichtdualität, ebenso wie deine ineinanderliegenden Hände.
- Ein Kissen wird dir helfen, dein Becken in die geeignete Position zu bringen, und was dann die Aufrichtung deiner Wirbelsäule anbelangt, brauchst du eigentlich nur den inneren Gesetzen der Haltung zu folgen. Du entspannst außerdem deinen Nacken und deine Schultern, lockerst deinen Unterkiefer und legst die Lippen wie beim Summen leicht aufeinander.
- Um zwangloser zu dir selbst zu kommen, schließt du zunächst die Augen, und wenn sich deine Gedanken etwas beruhigt haben, öffnest du sie langsam und schaust in den Raum vor dir. Dein Blick hat dabei – so die inspirierenden Worte tibetischer Meister – die Weite des Ozeans, alles umfassend und grenzenlos, und er ist durchdrungen von einem starken, aber sanften Mitgefühl.

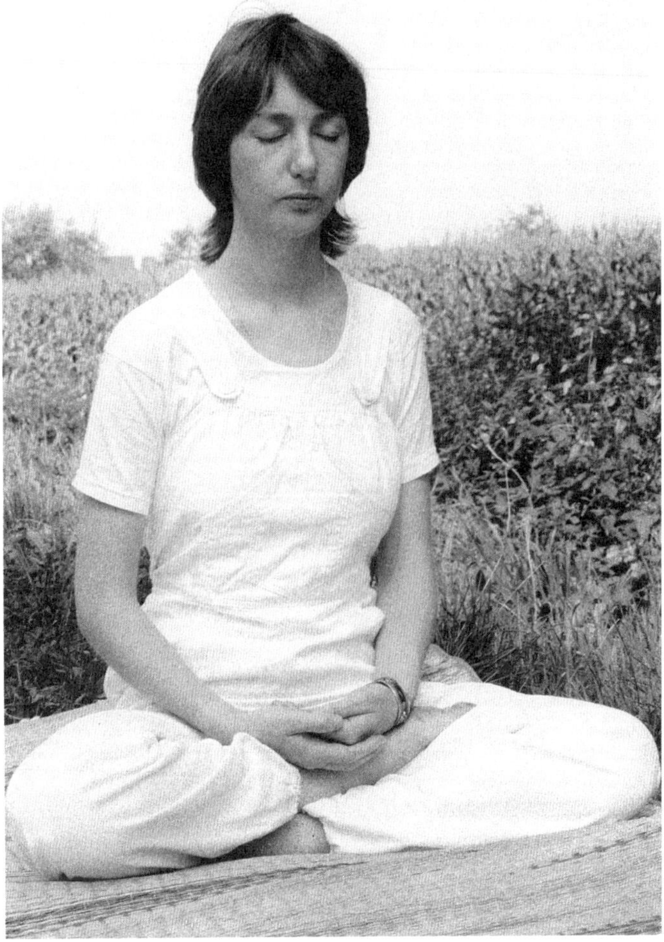

- Mit deinem Bewußtsein kommst du vollständig an den Platz, wo auch dein Körper ist. Und wenn deine Gedanken abschweifen, hilft dir jede Sinneswahrnehmung, z. B. das Tropfen eines Wasserhahnes, dich in die Gegenwart und an den Ort zurückzuholen, an dem du dich gerade befindest. Dein Atem geht ruhig und selbstverständlich durch deine Nasenflügel aus und ein.

Raum für Erfahrungen, Phantasien, Empfindungen

Die Fuß-Chakras

Herakles, halb Mensch, halb Gott, konnte den Riesen Antaios trotz eigener überlegener Stärke nicht besiegen. Sooft der geschwächte Antaios während des stundenlangen Ringens die Erde berührte, flossen ihm neue gewaltige Kräfte zu. Als Herakles das erkannte, bezwang er Antaios dadurch, daß er ihn so lange hoch in die Luft hielt, bis seine Kraftreserven erschöpft waren.

Es war, wenn auch in dem Text von Schwab ›Sagen des klassischen Altertums‹ nicht ausdrücklich erwähnt, die Berührung der Füße mit der Erde, die dem Antaios neue Energie gab. Wir wissen, daß Ringer, die ihren festen Stand verlieren, leicht zu besiegen sind.

Die Fuß-Chakras sind die wichtigsten Nebenzentren des MULADHARA, durch sie fließt über die Beine und den Beckenboden und weiter aufwärts steigend durch die Wirbelsäule Erdkraft in unseren Körper. Wichtig ist allerdings, daß wir den Energiefluß aus der Erde auch zulassen und die Kanäle, die ihn transportieren, von Blockaden freihalten. Emotionen, die wir nicht ausdrücken, können blockierend wirken, und zwar in den Fuß- und Kniegelenken. Emotionen, die aus unseren Handlungen erwachsen, stehen mit dem dritten Energiezentrum (MANIPURA) in Verbindung. Die Füße sind Handlungsorgane des MANIPURA. Sie setzen das Streben nach aktiver Gestaltung der Welt und des eigenen Lebens um.

Verlieren wir uns zu sehr in Handlungen, dann laufen wir Gefahr zu stolpern und den Kontakt mit unseren Wurzeln im weitesten Sinne zu verlieren. Wir geben dann z. B. Überzeugungen und Grundsätze auf, liefern uns dem HABEN WOLLEN, der Gier, aus und verlieren unser SEIN.

Jesus wurde an Händen und Füßen ans Kreuz genagelt, so wird es überliefert. Die Nägel durchstoßen die Hand- und die Fuß-Chakras, so wird es oft dargestellt. Das liegende Kreuz ist Symbol für Materie. Wollten wir unser Gebundensein an die Materie darstellen, ein an ein liegendes Kreuz fixierter Mensch würde das überzeugend verbildlichen. Das Kreuz des Jesus von Nazareth steht jedoch aufrecht. Es zeigt eine neue Qualität, zur Waagerechten tritt die Senkrechte. Sie symbolisiert den Weg nach oben, heraus aus der Gebundenheit an die Materie.

Fuß-Reflexzonen

Vor gut zwei Jahrzehnten, als ich mit sanften Heilweisen noch nicht in Berührung gekommen war, hatten Fußsohlen für mich so etwa die Funktion von Schuhsohlen, sie waren nur eine ganze Menge empfindlicher.

Darauf zu laufen, das war jedenfalls ihr Hauptzweck, und letzteres gilt wohl für die Mehrzahl der Menschen. Es war dann für mich eine richtige Entdeckung, daß die Fußsohlen in jedem einzelnen Abschnitt mit Organen, Gliedern und Körperteilen in Verbindung stehen und vor allem, daß man durch gezielte Massage an einer bestimmten Stelle die Funktionen der Organe, die mit dieser Region in Verbindung steht, anregen kann.

Die Kenntnis über diese Bezüge ist im übrigen sehr alt. Ich selbst habe eine Darstellung aus Nepal, wo die Reflexzonen und der Bezug zu bestimmten Körperorganen durch Symbole dargestellt wird, z. B. die Herzreflexzonen durch ein Hexagramm, wie du sie als Formsymbol beim vierten Chakra finden kannst.

Ich habe mich in der Darstellung auf der Seite nebenan bemüht, die Zonen mit vereinfachten anatomischen Darstellungen zu kennzeichnen, damit du einen ungefähren Überblick hast. Auch wenn die nicht vollständig sind, ein Grundschema wird deutlich, nämlich daß Reflexzonen für Organe, die im oberen Bereich unseres Körpers liegen, bei oder in der Nähe unserer Zehen angesiedelt sind und daß die Reflexzonen für die Organe, die im unteren Bereich unseres Körpers liegen, in der Nähe der Fersen zu finden sind.

Die Reflexpunkte für den Solarplexus, einem wichtigen Nervenzentrum in unserem Körper, habe ich zeichnerisch besonders hervorgehoben. Es ist etwa der Bereich, wo wir die Fuß-Chakras annehmen können. Diese Doppelseite will dich im übrigen anregen, dich intensiver mit den Fußreflexzonen zu befassen und sie für Krankheitsvorbeugung und Gesunderhaltung zu nutzen (Bücherhinweise findest du in der Literaturliste). Für die allgemeine Stimulierung der Reflexzonen und damit der Belebung deiner inneren Organe und deines ganzen Körpers empfehle ich dir diese Übung:

- Besorge dir ein etwa fünfzig Zentimeter langes Tauende von drei bis vier Zentimetern Durchmesser.

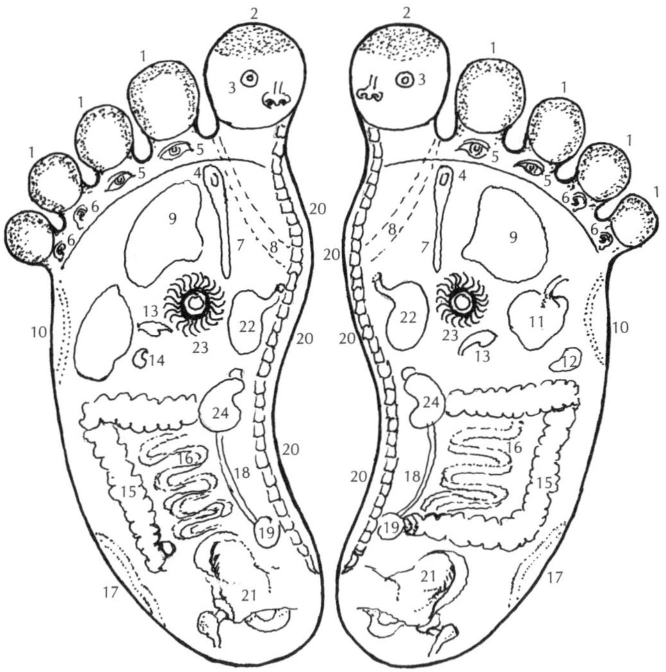

1 Stirn- und Kieferhöhlen
2 Schädeldach
3 Hypophyse
4 Kehle
5 Augen
6 Ohr
7 Luftröhre Bronchien Speiseröhre
8 Schilddrüse
9 Lunge
10 Schulter
11 Herz
12 Milz
13 Bauchspeicheldrüse
14 Gallenblase
15 Dickdarm
16 Dünndarm
17 Hüftbereich
18 Harnleiter
19 Blase
20 Wirbelsäule
21 Becken- und Bauchraum
22 Magen
23 Solarplexus
24 Nieren

- Lege es auf den Boden und stimuliere deine nackten Fußsohlen.
- Beginne mit dem linken Fuß und bei den Zehen. Du stehst auf deinem rechten Bein und setzt deinen entlasteten linken Fuß im Bereich der Zehen auf das Tau. Während du ruhig und entspannt atmest, belastest du allmählich den linken Fuß immer mehr.
- Nach etwa einer Minute gehst du weiter und setzt den Fußballen deines linken Fußes auf das Tau auf, belastest ihn wieder ruhig atmend eine Minute.
- So arbeitest du dich langsam vor bis zur Ferse. Du wechselst danach zum rechten Fuß. Vermeide dabei eine Überstimulierung.

Fußspuren

Weißt du eigentlich, wie deine Füße genau aussehen? Hast du sie irgendwann einmal eingehend betrachtet? Ob ja oder nein, nimm dir jetzt die Zeit dazu. Ihre Oberseite, ihre Unterseite, die Knöchel, Fersen und Zehen, die Adern, Sehnen und Zehennägel, wie sehen sie aus? Achte auf die Farbunterschiede, die Poren der Haut und was du sonst noch alles entdecken kannst. Findest du auffällige Unterschiede, wenn du beide Füße vergleichend betrachtest? Wenn du deine Hände neben sie hältst, was stellst du an charakteristischen Gemeinsamkeiten fest? Würdest du als außenstehender Betrachter vermuten, daß dies Füße und Hände der gleichen Person sind?

Wir Menschen hinterlassen Spuren auf der Erde durch das, was wir tun, was wir denken, was wir schaffen oder auch zerstören, so wie unsere Füße beim Laufen, Rennen, Schlendern oder Stehen Spuren hinterlassen, je prägsamer der Untergrund ist, um so deutlichere.

Hier auf der Seite nebenan siehst du solche Spuren, es sind Spuren, die mit Farbe bestrichene Füße auf Papier hinterlassen haben.

Wie sehen die Spuren aus, die deine Füße auf Lehm, Gips, Sand oder Papier hinterlassen? Kinder und sicher auch Erwachsene werden bei deiner ›Aktion‹ begeistert mitmachen.

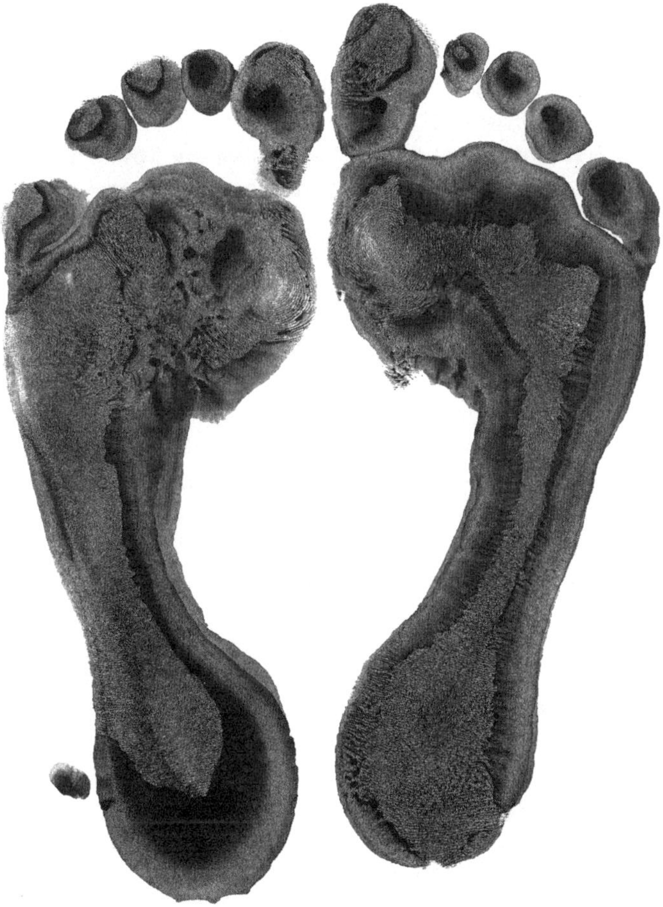

Die Füße

Direkter Kontakt mit der Erde gibt uns Sicherheit. Unsere Füße stellen die Verbindung zur Erde her, meist jedoch nicht sehr wirkungsvoll, weil wir, wie der Hans Guckindieluft mit unseren Gedanken an einem anderen Ort sind als unsere Füße.

Auch Schuhwerk, besonders das mit hohen Absätzen, kann den Kontakt zwischen Füßen und Erde empfindlich stören.

Ich schlage dir deshalb folgendes Experiment vor: Entledige dich deiner Schuhe und Strümpfe und stelle dich aufrecht hin. Nun stampfe wechselweise mit deinen Füßen kräftig auf dem Boden auf, wie wenn du laufen würdest, und verbinde dein Ein- und Ausatmen mit diesem Stampfen. Sobald du deine Füße gut spürst, stoppe die Bewegung und gehe mit deiner Aufmerksamkeit zu deinen Füßen, während du weiter ruhig und fließend atmest.

Stelle dir nun vor, daß der Atemstrom durch deine Füße ein- und ausgeht. Zwei oder drei Minuten lang nimmst du Erdkraft beim Einatmen durch die Fußsohlen in deinen Körper, und beim Ausatmen gibst du sie auf dem gleichen Weg wieder zurück in die Erde. Deine Knie hast du währenddessen leicht gebeugt.

Wie war deine Erfahrung?

Auf dem Foto nebenan siehst du die Füße eines Babys, das gerade eine Woche alt ist. Es hat noch einen langen Weg, bis es laufen und dadurch Erdkraft direkt über die Füße aufnehmen wird. Seine Füße sind aber dennoch der Ort, wo diese Kraft geweckt werden kann.

Wenn du das tun möchtest, berühre ganz einfach seine Füße oder halte deine Handflächen unter seine Fußsohlen, knete seine Füße leicht oder massiere die Fußsohlen. Die Berührung gibt ihm Sicherheit und durch die kommt Ruhe und Heiterkeit. Wenn es sehr verängstigt ist, nimm es in den Arm und knete gleichzeitig seine Füße.

Selbstverständlich kannst du auch bei kranken, geschwächten oder verängstigten Erwachsenen auf diese Weise die stärkende Erdkraft wecken.

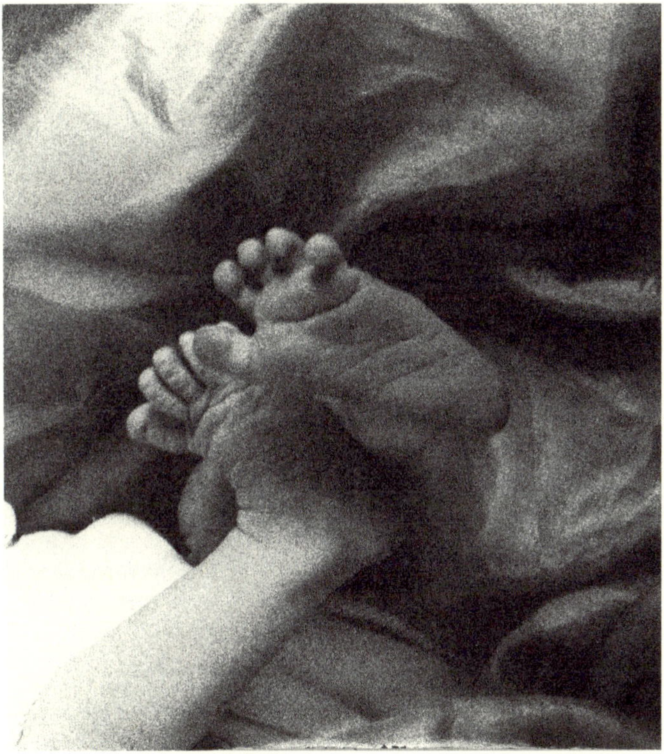

Die Wurzeln

Wenn wir hoch hinaus wollen, dann brauchen wir einen sicheren Stand. Bäume zeigen uns diese Gesetzmäßigkeit.

Die Wurzeln, die du auf dem Foto siehst, gehören zu einer mächtigen Buche. Schon der untere Teil des Stammes gleicht dem Fuß einer Säule, die in der Lage ist, ein gewaltiges Gewicht zu tragen. Von da aus greifen die Wurzeln tief in die Erde.

Versenke dich eine Weile in dies Bild, laß seine Kraft auf dich wirken.

Stelle dich dann aufrecht hin, Schuhe und Strümpfe hast du zuvor abgelegt. Falls du die Möglichkeit hast, die Übung in freier Natur auszuführen, nutze sie.

Deine Füße stehen flach auf dem Grund, sie sind schulterbreit voneinander entfernt, deine Knie sind leicht gebeugt. Dein Rückgrat hältst du locker aufrecht, auch deine Schultern und Arme und dein Nacken sind so weit wie möglich entspannt.

Stell dir dann vor, daß deine Füße leicht in den Grund sinken und daß sich aus ihnen Wurzeln entwickeln, die tief in die Erde reichen. Stehe so einige Minuten, während du deinen Atem ruhig fließen läßt.

Wo möchtest du verwurzelt sein? An welchem Ort, wo mit deinen Gefühlen, wo mit deinem Bewußtsein?

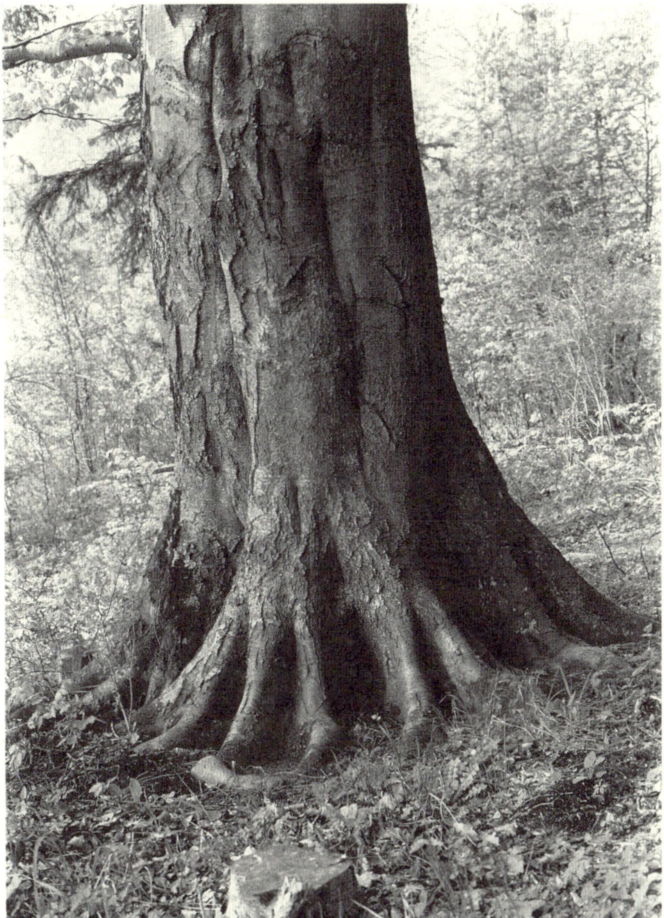

Den Himmel stützen

Die bildhafte Benennung dieser taoistischen Position führt uns wie von selbst in die notwendige Körperhaltung.

Wollen wir den Himmel stützen, dann müssen wir als erstes festlegen, wo wir stehen möchten und unsere Haltung muß sicher und stark sein. Dazu nehmen wir einen schulterbreiten Stand ein, unsere Fußsohlen sind flach auf der Erde und gleichmäßig belastet. Die Knie sind leicht gebeugt, so daß wir das ›Gewicht des Himmels‹ abfedern können. Unser Becken ist im Lot, also weder nach hinten noch nach vorn, weder nach rechts noch nach links gekippt. Haben wir unser Becken in Balance gebracht, dann richten wir unsere Wirbelsäule vom Becken aus beginnend Wirbel um Wirbel gerade. Anschließend pendeln wir auch unseren Kopf so ein, daß er spannungsfrei und aufrecht auf unseren Halswirbeln ruht. Anschließend richten wir unsere Aufmerksamkeit auf unsere Arme. Die Handflächen weisen nach oben, und die Ellbogen sind leicht gebeugt.

Wir haben uns nun völlig aufgerichtet und stützen den Himmel, unser Atem fließt ruhig. Wir spüren die Erde und ihre Festigkeit. Wir spüren unsere Füße, die Beine und unseren gesamten Rumpf, unsere Wirbelsäule, unseren Nacken, die Schultern und Arme. Wir stehen so einige Minuten oder so lange, wie wir uns gut dabei fühlen.

Auf unseren Handflächen ruht der Himmel – unser Atem geht sanft –, und wir spüren sein Gewicht. Er drückt uns nicht nieder, nein, er hilft uns, die Elastizität und Stärke unseres Körpers zu spüren und den Energiefluß, der von oben nach unten und von unten nach oben strömt.

Wenn wir uns ganz mit dieser Haltung verbinden, spüren wir eventuell auch die Würde und den Ansporn, die in ihr liegen. Uns, den schwachen Kreaturen, wird zugetraut, den Himmel zu stützen, d. h. mit anderen Worten, die Verbindung zwischen Geist und Stoff herzustellen.

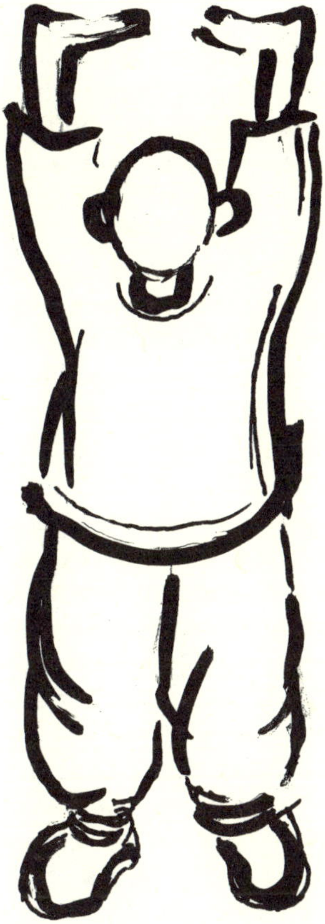

Bewußt gehen

Unsere Füße und Beine geben uns Beweglichkeit. Mit ihnen erkunden wir die vier ›Erd-Richtungen‹. Beim Gehen müssen wir allerdings die Stabilität aufgeben, die wir beim Stehen gewonnen haben. Wir lösen uns aus der Verwurzelung einer bestimmten Haltung und lassen uns von unseren Füßen, den Handlungsorganen des dritten Chakras, an einen anderen Platz tragen. Unsere Fähigkeit, den Ort zu wechseln, führt dazu, daß wir Pläne machen, wohin wir uns bewegen wollen. Wir nehmen in Gedanken den Weg vorweg, den wir gehen werden, ebenso das Ziel, das wir zu erreichen wünschen. Das ist eine wunderbare Fähigkeit, sie hat jedoch den Nachteil, daß wir mit unseren Gedanken bzw. mit unserem Geist selten an dem Platz sind, wo sich unser Körper befindet. Das schwächt uns und kann uns auf dem Weg zu unserem Ziel ins Stolpern bringen.

Bewußt gehen, wie machen wir das?

Nimm zunächst einen schulterbreiten Stand ein, stehe leicht in den Knien, richte deine Wirbelsäule gerade, lockere deinen Hals und deine Schultern. Deine Aufmerksamkeit richtest du auf deine Fußsohlen und läßt deinen Atem ruhig fließen. Wenn du dann das Gefühl hast, daß du in gutem Kontakt mit der Erde bist und wirklich kraftvoll stehst, dann verlagerst du ganz langsam dein Gewicht auf dein linkes Bein, löst anschließend dein rechtes Bein ruhig vom Grund, läßt es nach vorn pendeln und setzt die Ferse auf die Erde, und während du ganz allmählich dein Gewicht auf deinen rechten Fuß und dein rechtes Bein verlagerst, löst du, sobald du sicher stehst, deinen linken Fuß vom Grund, läßt ihn wie zuvor den rechten nach vorn schwingen, setzt ihn wieder auf die Erde usw. Deine Bewegungen sind fließend, und deine Arme bewegen sich selbstverständlich und natürlich. Dein Bewußtsein ist auf deine Füße und auf die Haltung deines Körpers gerichtet, dein Atem geht ruhig und entspannt.

Gehe so wenigstens fünf Minuten. Wie ist deine Erfahrung?

Wenn du möchtest, nimm beim Laufen die Haltung der ›Geherin‹ auf dem Foto nebenan ein. Sie hat ihre linke Hand auf den Bereich unterhalb ihres Nabels gelegt, die rechte mit dem Handrücken auf das Sakrum. Sie achtet darauf, daß sie in jeder Phase ihrer Bewegung gut geerdet und im Gleichgewicht ist.

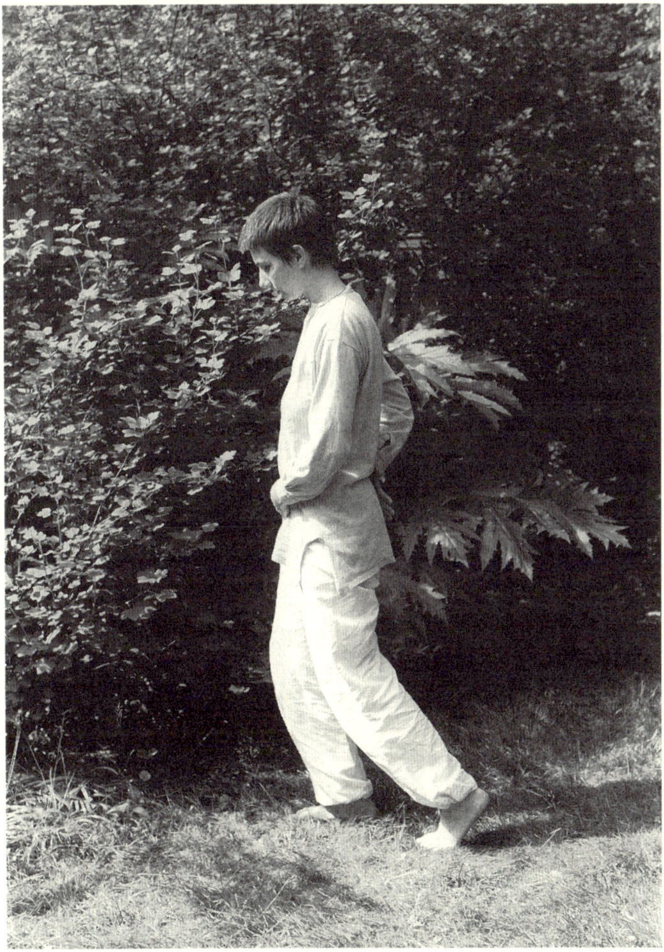

Geh-fühl

Die Fußsohlen sind sehr feinfühlig. Uns ist das allerdings kaum mehr bewußt, weil wir unsere Füße meist in Strümpfen vermummt in Schuhen einsperren.

Das Foto nebenan will dich anregen, mit deinen Füßen wieder fühlen zu lernen.

- Geh hinaus in die Natur, entledige dich deiner Schuhe und Strümpfe. Laufe bewußt über Gras, altes Laub, Tannennadeln, Sand, Steine, Moos, Zweige oder was immer du vorfindest.
- Gehe eine Strecke mit geschlossenen Augen, taste dich mit deinen Füßen vorsichtig voran. Versuche, ohne deine Augen zu öffnen, zu erraten, was deine Fußsohlen berühren.
- Wenn du die Grenzen der Tastfähigkeit deiner Fußsohlen herausfinden willst, verabrede dich mit einem Partner oder einer Partnerin. Stelle einen Geh-Fühl-Weg aus verschiedenen Materialien zusammen. Führe deinen Partner, während er mit geschlossenen Augen den Weg mit seinen Fußsohlen erkundet. Laß ihn die verschiedenen Materialien erraten.
- Laß dich dann anschließend selbst über einen Fühl-Weg führen, den dein Partner zusammengestellt hat. Kinder sind bei diesem Spiel sehr einfallsreiche Partner.

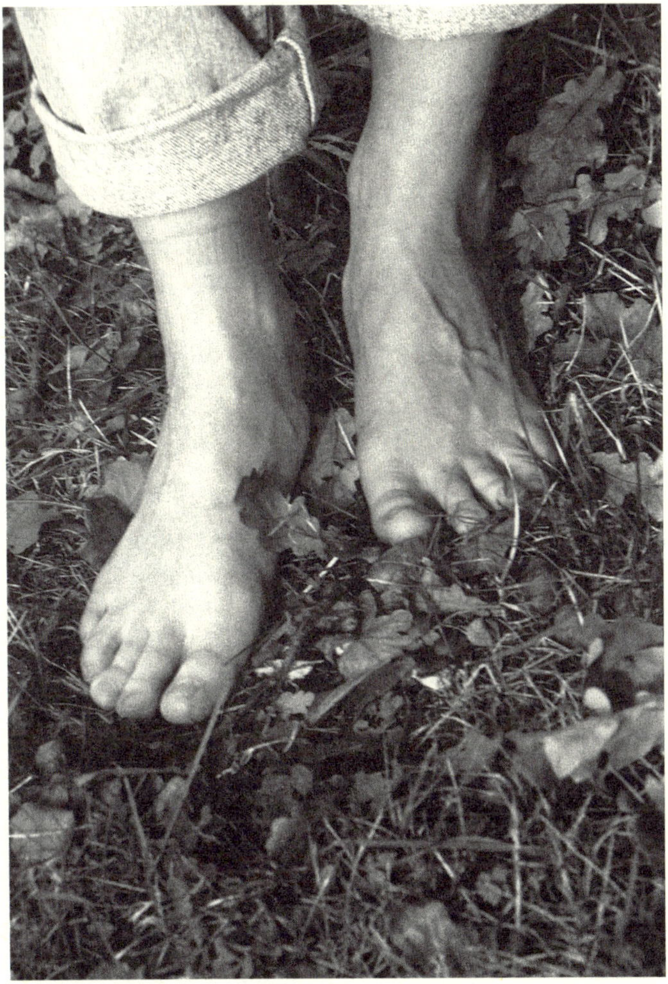

Füße des Meisters

»Als aber das Volk voll Erwartung war und alle dachten in ihren Herzen von Johannes, ob er vielleicht der Christus wäre, antwortete Johannes und sprach zu allen: Ich taufe euch mit Wasser; es kommt aber ein Stärkerer als ich, und ich bin nicht genug, daß ich ihm die Riemen seiner Schuhe auflöse; der wird euch mit dem heiligen Geist und mit Feuer taufen.« (Lukas 3, 15 und 16)

In den Texten des Tantra Shastra wird beschrieben, daß dort, wo das siebte das höchste Chakra ist, sich der Altar befindet, wo die Füße des Guru, des Meisters verehrt werden. Die Symbolik ist: Die Schöpfung beginnt dort, wo die Füße des Meisters sind, d. h. wir sind den Gesetzen der Schöpfung unterworfen – wir sind nicht genug, wir können die Riemen seiner Schuhe nicht lösen.

Sich neigen vor den Füßen des Meisters meint, sich vor dem Schöpfer zu verneigen, das Gesetz der Schöpfung anzuerkennen.

Die Fußwaschung und das Salben der Füße sind Rituale der geistlichen Reinigung unserer ERDE und der ERDE anderer durch Dienen.

»Mit den Füßen schreitet der Mensch zu Taten. Sie sind Ausfluß seines Willens. Damit werden uns ›Füße‹ zu einem konkreten Symbolum des Willens. Die sakrale Handlung der ›Fußwaschung‹ durch Christus kündet uns von der Notwendigkeit der Reinigung und Heiligung des Willens ›von Grund auf‹«. (Werner Bohm).

ॐ नमः शिवाय

OM NAMAHA SHIVAY

– Herr, dein Wille geschehe –

So lautet das Mantra, das Gebet, das BABAJI, der sich Bhole Baba, der einfache Vater, nannte, seine Schüler lehrte. Es enthält als erste Silbe den Urklang OM, den wir im christlichen Abendland als Amen kennen. Und wir beten: Du bist das A und O, das Alpha und das Omega, der Anfang und das Ende.

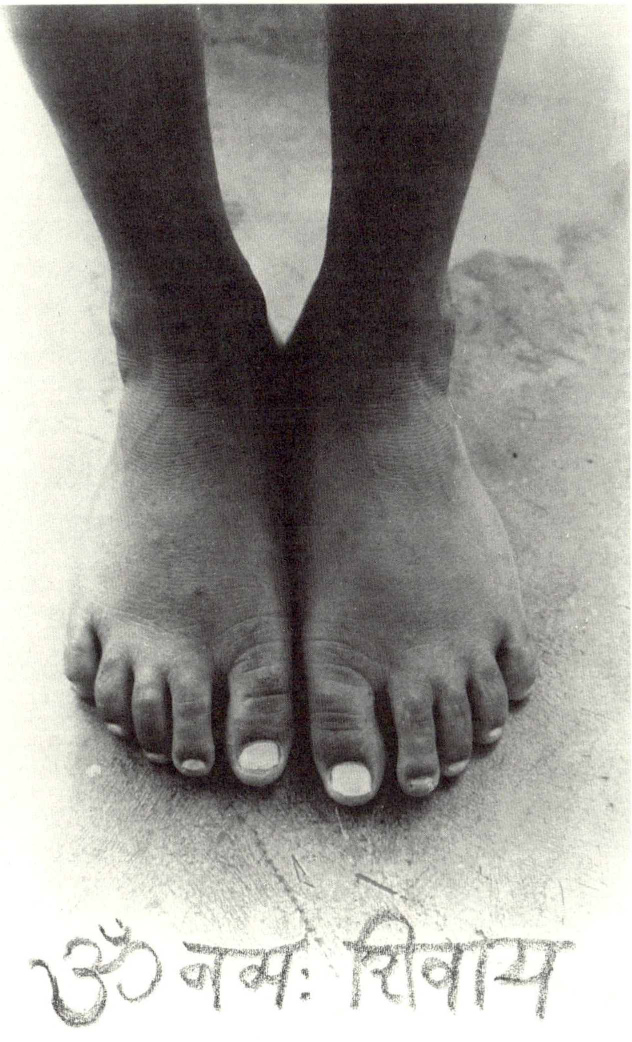
ॐ नमः शिवाय

Raum für Erfahrungen, Phantasien, Empfindungen

Das zweite Chakra

Das zweite Energiezentrum (SVADHISTHANA) ist nach dem Muladhara die nächste Station, die wir am Baum der Erkenntnis aufsteigend erreichen. Das SVADHISTHANA liegt an der Wirbelsäule in Höhe des Sakrum und, wenn wir auf unseren Bauch schauen, etwa handbreit unterhalb des Nabels. Es repräsentiert unsere vitale Lebenskraft und alle vitalen Funktionen, die unser unmittelbares Überleben sichern, wie Nerventätigkeit, Blutumlauf, Atmung, Hirntätigkeit.

Es ist das Ungebändigte an der Kraft, die vom zweiten Chakra ausgeht, das den Menschen auf seinem Weg vom Naturwesen zum Kulturwesen seit Urzeiten verunsichert hat. Das läßt sich gut an seinem Verhältnis zur Sexualität, einer der Ausdrucksformen dieser Kraft, zeigen. Unvoreingenommen besehen verkörpert Sexualität die von Gott an den Menschen gegebene Kraft, auf der kreatürlichen Ebene schöpferisch tätig zu sein.

Im Zusammenhang mit Sexualität sprechen wir allerdings schnell abschätzig von Trieb oder Triebhaftigkeit und vergessen, daß dieser ›Trieb‹ unsere Art erhält und im weitesten Sinne die Schöpfung. Ungebändigte Kräfte entziehen sich und seine Träger weitgehend der Kontrolle. Zu allen Zeiten hatten und haben es deshalb Herrscher und Institutionen, die Menschen von Grund auf zu beherrschen trachteten, darauf abgesehen, deren Vitalität zu schwächen.

Ihre Bemühungen in diese Richtung ließen sich am Beispiel Sexualität hundertfach aufzeigen. Ein von oben verordnetes Zölibat z. B. oder Moralregeln, wie sie viele Religionsgemeinschaften bis zum heutigen Tage ihren Anhängern auferlegen, bewirken eine solche Schwächung. Es muß nur ein Konflikt geschaffen werden zwischen Gedanken, Gefühlen, körperlichen Bedürfnissen und der vitalen Energie, schon ist sie in Fesseln gelegt. Daß dies viel Leiden erzeugt und zu Verformungen der Energie führt, ist bekannt.

Beim Bemühen, die Vitalkraft von Individuen, die in Abhängigkeit gehalten werden sollen, zu schwächen, kommt es bisweilen zu widersinnigen Botschaften. So verursacht im biblischen Schöpfungsbericht ausgerechnet die Schlange, die u. a. Symbol für Vitalität ist, daß Adam und Eva, die von ihr Verführten, sich ihrer Sexualität schämen (»und sie wurden gewahr, daß sie nackt waren, und flochten Feigenblätter zusammen und machten sich Schurze«). Dieses sich Schämen bezeichnet aber nichts anderes als den oben genannten, die Lebenskraft schwächenden Konflikt.

Natürlich ist da nicht zuletzt das Erfahren von Lust das Ziel der Unterdrückung, nicht nur von sexueller Lust, sondern auch von Lebenslust und Lebensfreude. Beides soll offenbar nicht genossen werden. Wie lauten die Drohungen nach dem Sündenfall? »Im Schweiße deines Angesichtes sollst du dein Brot essen« und »ich will dir viel Mühsal schaffen, wenn du schwanger wirst« (1. Mose 3). Spaß am Leben darf offenbar nicht aufkommen.

Wie erfolgreich die alten Bemühungen, diese Kraft zu schwächen, noch bis in unsere scheinbar aufgeklärte Zeit reichen, darüber können Therapeuten viel berichten. Die Zunahme von Depressionen, über die sie ebenfalls berichten, mögen vielfältige Ursachen haben, im Kern gehen sie jedoch immer auf einen Mangel an wirklicher Lust am Leben zurück. Depressionen sind Ausdruck einer tiefgreifenden Schwächung der Energie des zweiten Chakras. Der Lebensstrom in uns verlangsamt sich, er gerät ins Stocken.

Die Energie des SVADHISTHANA stärken wir und bringen sie in Harmonie, wenn wir sein Tattva, das Element Wasser, und dessen Qualitäten in uns wirksam werden lassen. Das Wasser-Tattva repräsentiert das Fließen und Strömen. Die Starre des Erdelementes geht über in Bewegung, das Feste beginnt zu fließen.

Einen guten Eindruck von der Wirksamkeit des Wasser-Tattvas bekommen wir, wenn wir seine Manifestation, das grobstoffliche Element Wasser und dessen Eigenschaften, beobachten. »Wichtige Merkmale des flüssigen Elementes sind seine rhythmischen, wellenförmigen Bewegungen, die ihm innewohnende Tendenz, jede beliebige Form anzunehmen und ursprünglich voneinander getrennte Bereiche miteinander zu verbinden. Hinzu kommt noch sein Vermögen, Substanzen, etwa Minerale, in sich aufzunehmen und Schwebestoffe zu transportieren. So können – denken wir nur an den Blutkreislauf – bestimmte Stoffe zu ihren jeweiligen Zielorganen befördert oder von dort fortgebracht und ausgetauscht werden, was reinigend wirkt.« (Johannes Walter, ›Die heilende Kraft des Atmens‹)

Wasser ist der Lebenssaft aller Wesen auf dieser Erde. Der Mensch besteht zu drei Vierteln aus Wasser. Der menschliche Embryo wächst im Fruchtwasser heran. Forschungen haben gezeigt, daß sich organisches Leben zuerst im wäßrigen Element entwickelt hat. Wasser gilt vermutlich deshalb in vielen spirituellen Schulen als das Urelement der Schöpfung. Im Taoismus hat der Sitz dieses Chakras, das untere Becken, die Bezeichnung Tantien, was soviel bedeutet wie ›das große Wasser‹.

Alle Körperflüssigkeiten, wie Blut, Lymphe und Zellflüssigkeit, und Organe wie die Nieren und alle Drüsen stehen unter dem Einfluß des Wasser-Tattva. Als Drüsen werden ihm speziell die Keimdrüsen zugeordnet.

Das Wasser-Element repräsentiert das Weibliche und das Mütterliche. Wasserholen lag von alters her in der Hand der Frauen. Der Brunnen und die Wasserquelle werden in vielen Märchen und Mythen zum Symbol für den Lebensquell.

Das zweite Chakra repräsentiert die Urbeziehung zwischen Mutter und Kind und das Ur-Vertrauen des Kindes ins Sein auf dieser Erde. Gleichermaßen steht es auch für das Basisvertrauen zum Partner, zu den Mitmenschen und zum Leben überhaupt, gegründet auf der Erwartung, daß es alles bereit hält, was wirklich notwendig ist.

Das zweite Chakra gilt von daher als Zentrum tiefer, ursprünglicher Gefühle, z. B. von Angst und Trauer. Sie werden ausgelöst, wenn Urvertrauen erschüttert oder durch Trennung oder Tod die Verbindung zu vertrauten Menschen abgeschnitten wird.

Im SVADHISTHANA entfaltet SHAKTI, weiblicher Aspekt der Schöpfergottheit, als bewegende Kraft ihre Wirksamkeit. Gleichzeitig ist dort aber auch der Ort der GÖTTLICHEN MUTTER, die Trost spendet und die Angst vertreibt. Dargestellt wird sie in der christlichen Bilderwelt als Maria mit dem Jesuskind auf dem Arm, die Mondsichel zu ihren Füßen.

Das Chakra-Symbol

Das Symbol des zweiten Chakras hat sechs Lotosblütenblätter von zinnoberroter Farbe. Jedes Blatt repräsentiert, wie auch bei den anderen Chakras, einen Klang, der gleichzeitig Buchstabe des Sanskritalphabetes ist. Sanskrit ist die Sprache, in der vor mehr als tausend Jahren die Lehren der Brahmanen aufgeschrieben wurden. Es gibt 50 solcher Klänge. Die Summe der Blütenblätter aller sechs unteren Chakras des klassischen Chakra-Modells ist ebenfalls fünfzig.

Wir sehen erneut, daß die Chakras Manifestationen auf vielen Ebenen (hier spezieller Klänge) darstellen, worüber alte Schriften umfangreich Aufschluß geben (siehe Literaturverzeichnis).

Wir wollen an das Mandala des zweiten Chakras so herangehen, daß wir uns von unseren Beobachtungen oder unseren Assoziationen inspirieren lassen. Hier sind einige Beispiele dafür:

- Der Lotos hat sechs Blütenblätter, viele Blumen, die wir draußen in der Natur finden, haben ebenfalls sechs Blütenblätter, z. B. auch die Madonnenlilie. Sie ist Symbol für die göttliche Mutter.
- Zählen wir den sechs Blütenblättern das Zentrum des Mandala hinzu, dann erhalten wir die heilige Zahl Sieben. Das könnte auf einen engen Bezug zwischen dem zweiten und dem siebten Chakra hindeuten. Diesen Bezug finden wir, wenn wir in der Entwicklung des Embryos (im Bereich des zweiten Chakras) das Entstehen eines Gefäßes für den Geist (siebtes Zentrum) sehen.
- Die Zahl Vier des ersten Chakras steht für Fläche. Die Zahl Sechs des zweiten könnte den begrenzten Raum meinen. Ein kubischer Raum wird von sechs Flächen eingeschlossen.

Ein wesentlicher Teil des Chakra-Symbols ist die liegende Mondsichel, die für das Element Wasser steht. Sie ist von silbrig weißer Farbe und stellt den zunehmenden Mond dar.

Das Schriftzeichen unter dem Chakra-Symbol bezeichnet den Keim-Klang VAM. Durch ihn wird dieses Zentrum manifestiert.

- Laß das Chakra-Symbol auf dich wirken und meditiere darauf.
- Male es aus, wenn dir danach ist. Fertige dir ein Poster, das du frei oder mit Hilfe der Vergrößerungstechnik im Anhang zeichnest.

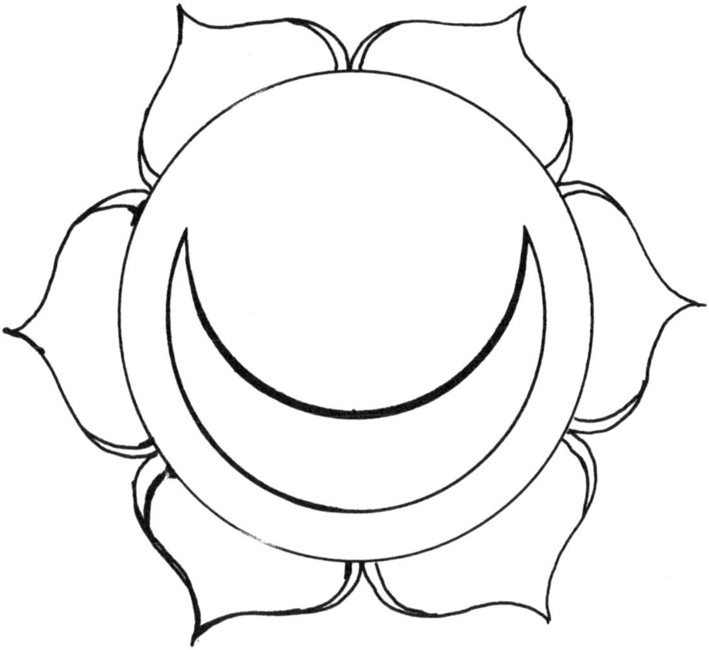

वं

Der Mond

Kein Zentrum repräsentiert den weiblichen Anteil in unserem Wesen ausgeprägter als das Wasser-Zentrum. Der Mond, die Mondin, la Luna, ist mit ihm verbunden. Sie hat etwas Geheimnisvolles. Sie wendet uns immer nur eine Seite zu, verbirgt die andere vor uns. Sie leuchtet nicht selbst, sie reflektiert das Licht der Sonne. Mal ist sie sichtbar, wächst und blüht langsam auf zu einem vollen Rund, schwindet dann allmählich wieder und wird schließlich für uns unsichtbar.

Sie hat gewaltigen Einfluß auf alle Wasser der Erde. Auf die Meere, Flüsse und Seen und auf das Wasser in allen Wesen. Sie wirkt auf das Wachstum der Pflanzen und das Verhalten von Tieren und Menschen. Sie beeinflußt den Zyklus der Frauen, eine tiefe physische und emotionale Reinigung an dreizehn Monden im Jahr. Sie steht für die Gefühlsebene, das Unbewußte und vieles, vieles mehr.

Was bedeutet der Mond, die Mondin, für dich?

- Nimm Papier, Pinsel und Farben zur Hand und male deinen Mond, oder die Stimmung, die er in dir anklingen läßt. Wie berührt er dich am meisten? Als wachsender Mond, als Vollmond oder abnehmender Mond? Oder ist er dir am liebsten, wenn er nicht sichtbar ist?
- Wenn du dich inspiriert fühlst, besinge ihn mit einem Gedicht oder schreibe nieder, was du an ihm magst, was dir angst macht oder was dich beglückt.
- Male deine Mondstimmung.
- Falls du, wie manche Menschen, bei Vollmond nicht schlafen kannst, greif nicht gleich zur Schlaftablette, sondern gönne dir die Zeit, still, nachdenklich, dösig, wach, verträumt oder was immer zu sein. Es ist eine Zeit hoher Energie, in der die Kanäle unserer Intuition weit geöffnet sind.

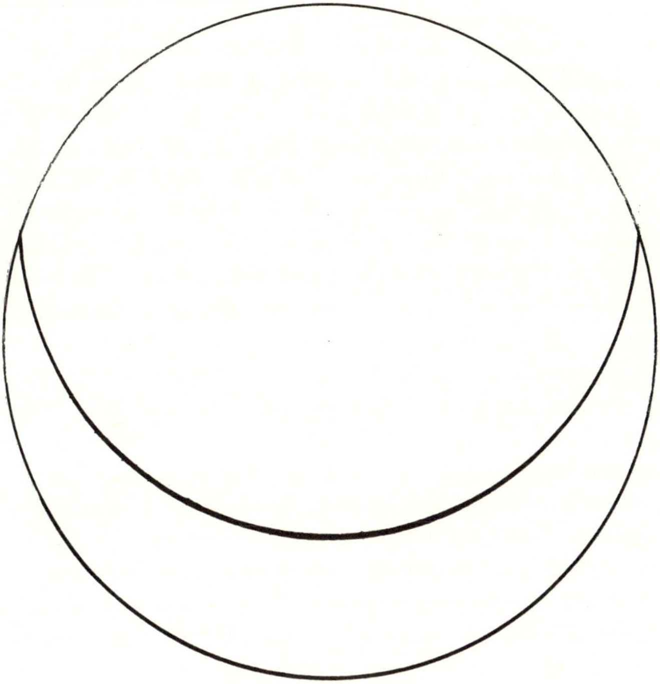

Element Wasser

Wir können, so oft wir wollen, ein und denselben Felsen besteigen, es ist uns aber unmöglich, zweimal im gleichen Fluß zu baden.

Fließen und Strömen und die Veränderungen, die damit einhergehen, gehören zum flüssigen Element.

Vertiefe dich für einige Minuten in das Foto nebenan.

Dann lade ich dich zu einer Phantasiereise ein. Sie beginnt an einem schattigen kühlen Ort hoch in den Bergen. Aus einer mit Moos bewachsenen Felswand sprudelt eine Quelle, deren Wasser sich in einem Becken sammelt, das die Natur gebildet hat. Stelle zwischen dir und dem Wasser einen Bezug her, der dir angenehm ist. Du kannst dich z. B. mit ihm identifizieren und in deiner Phantasie selbst zum Wasser werden, oder du kannst es auch wie ein Wanderer begleiten. Als Rinnsal beginnt das Quellwasser seinen Weg hinunter ins Tal. Es bekommt Nahrung von allen Seiten und wächst nach und nach zu einem Gebirgsbach, dessen Wasser ihren Weg rasch durch Geröllhalden finden und von Zeit zu Zeit über Felskanten nach unten stürzen. Sein schneller Lauf wird allmählich gebremst, er verläßt die kargen Bergweiden und gelangt weiter anschwellend zu satten Wiesen, die er mit Naß versorgt. Büsche und saftige Stauden säumen seine Ufer. Viele Tagesreisen weiter wird er von einem See aufgenommen, wo er einige Zeit Ruhe findet. Den See verläßt er als ansehnlicher Fluß, der, belebt von Fischen und vielen anderen Wesen, seinen Weg durch ein weites fruchtbares Tal nimmt, von allen Seiten immer mehr Wasser sammelnd. Viel Zeit vergeht. Schließlich wird er zum Strom, der sich träge durch ein üppig bewachsenes Land mit endlosem Horizont windet. Nach langen Wochen ist er am Ziel. Er hat das Meer, das große Wasser erreicht und wird aufgenommen im grenzenlosen Ozean.

Laß dein Erleben in dir nachklingen, gib dir viel Zeit dafür.

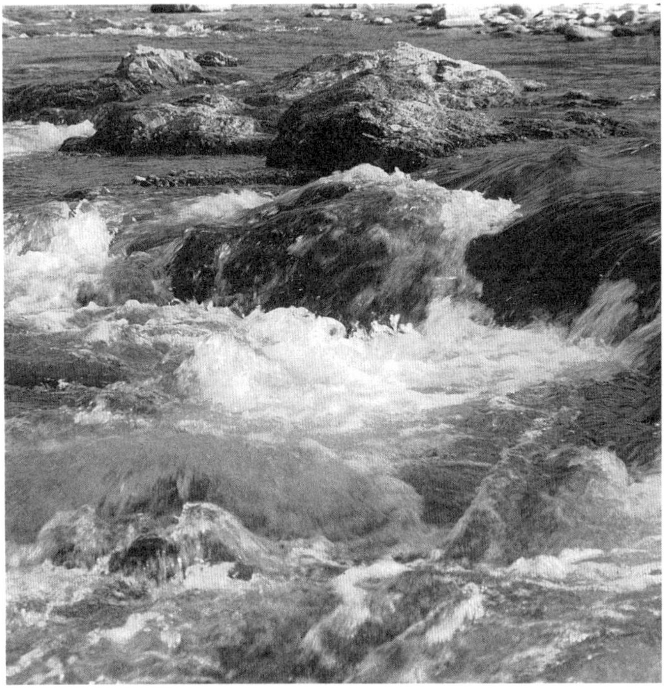

Die Welle

Die Pole der Schöpfung sind in jedem Element. Die glatte See zeigt die ausgleichende Seite des Wasser-Tattvas, aufspritzende Wellen, seine vitale Kraft und Urgewalt.

Laß dich durch die Skizze auf der rechten Seite zum Malen anregen. Wenn dir die begrenzte Seite im Buch nicht ausreicht, nimm ein großes Blatt Papier zur Hand und fülle es mit allen Farben, die du mit Wasser verbindest. Benutze den Pinselschwung, um die Dynamik hoher Wellen wiederzugeben. Vielleicht bist du aber eher in der Stimmung, sanfter schwingende Wellen darzustellen oder eine glatte Wasserfläche.

Wasser reflektiert ja alle Farben, spiegelt und mischt sie. Ich habe bei Sonnenuntergängen am Meer schon märchenhafte Farbspiele beobachtet.

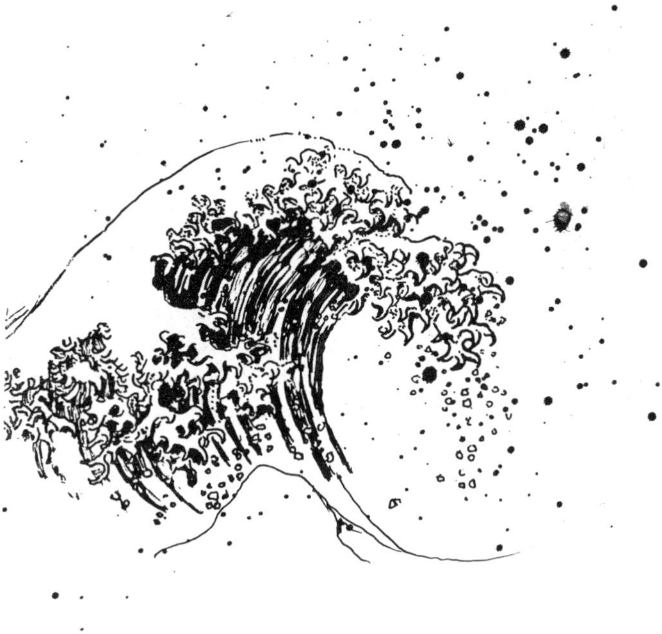

Die Zunge

Der Geschmackssinn ist die Sinnesfunktion, die dem zweiten Chakra zugeordnet wird. Das Organ der Sinneswahrnehmung ist die Zunge. Wir haben gelernt, daß die Zunge vier Geschmacksrichtungen unterscheiden kann, nämlich süß, sauer, salzig und bitter. Die tibetische Medizin kennt noch zwei weitere, scharf und adstringierend (zusammenziehend).

Schmecken können wir nur etwas, das angefeuchtet ist, die dazu nötige Flüssigkeit liefert der Speichel. Die Zunge hat zwei wichtige Funktionen; zuallererst kontrolliert sie das, was wir als feste oder flüssige Nahrung aufnehmen wollen, darauf, ob es genießbar ist, und dann, wenn das abgeklärt ist, hilft sie uns die Nahrung zu genießen und unseren Körper für sie zu öffnen.

Doch beim Essen, bei der Aufnahme von Nahrung, spielen auch andere Sinne eine wichtige Rolle. So der Tastsinn. Wir spüren mit unserer Zunge, ob etwas weich, pastig, fasrig, körnig etc. ist, und wir wissen, daß diese Tasterfahrungen der Zunge unseren Genuß beim Essen stark beeinflussen können.

Der wichtigste Partner unseres Geschmackssinnes ist der Geruchssinn. Durch ihn haben wir die beinahe unendliche Palette unserer subjektiven Geschmacksempfindungen. Und nicht zuletzt, undenkbar wäre ein vollkommener Genuß ohne unsere Augen, also die optischen Reize, die zum Beispiel von einer Frucht ausgehen, von ihrer Farbe und ihrer Form. Wenn wir einen prächtigen reifen, makellos rot-gelben Pfirsich sehen, dann läuft uns das Wasser im Mund zusammen. Eine Art Vorverdauung wird dadurch bereits eingeleitet, ohne daß ein einziger Bissen über unsere Lippen gekommen wäre.

Ich schlage dir nun vor, einmal wieder ganz bewußt zu essen und zu genießen und dir dabei viel Zeit zu lassen. Versuch es mit dem oben erwähnten Pfirsich. Nimm ihn zunächst in deine Hände und sieh ihn dir genau an, seine Farbnuancen, die Farbübergänge, den Flaum, der ihn bedeckt, seine Form und alles, was du sonst noch mit deinen Augen erkunden kannst. Dann schließe deine Augen und verweile einen Moment ruhig, bevor du ihn, ohne die Augen zu öffnen, mit deinen Fingerspitzen abtastest, in deinen Handflächen wiegst und vieles mehr. Dann führe ihn (deine Augen bleiben geschlossen) an

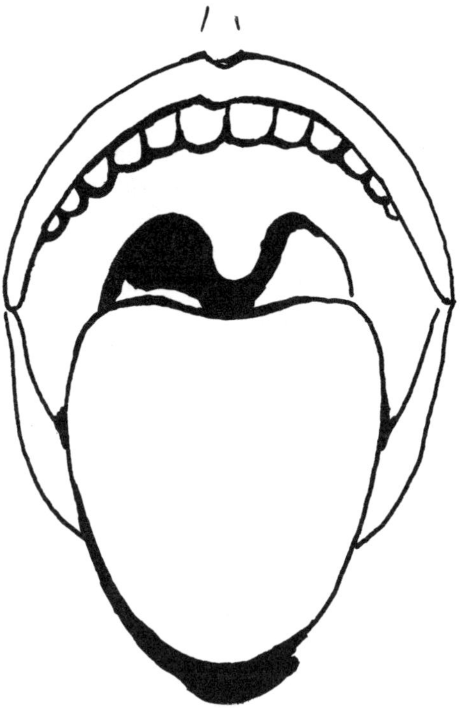

deine Nase, nimm den Duft in dich auf, berausche dich an ihm. Ja, und schließlich beginne ihn zu schmecken und mit der Zunge zu tasten, zu essen. Laß dir bei allem sehr viel Zeit.

Ich kann dir vorhersagen, daß du, wenn du so alle deine Nahrung zu dir nimmst, nur etwa ein Drittel von dem essen wirst, was du jetzt verzehrst, und daß du satt und zufrieden bald mit deinem Idealgewicht herumlaufen wirst. Durch bewußtes Essen nimmst du die Lebensenergie (PRANA) in dich auf, die in sauberer, liebevoll zubereiteter Nahrung ist. Sie sättigt dich und macht dich zufrieden.

Vitale Kraft

Das zweite Chakra steht für Vitalität. Wie wecken wir die vitale Kraft in uns? Am einfachsten, wenn wir mit unserem Bewußtsein an den Ort des zweiten Chakras gehen.

- Die Körperhaltung auf der Abbildung nebenan wird dir dabei helfen. Du stellst dich so hin, daß deine Fersen etwa fünfzig Zentimeter voneinander entfernt sind, die Fußspitzen weisen in einem Winkel von etwa fünfundvierzig Grad nach außen. Du stehst tief in den Knien, dein Becken im Lot, dein Rückgrat aufgerichtet, Schultern und Nacken sind gelöst.
- Deine Augen sind geöffnet und auf einen Punkt in Augenhöhe gerichtet. Dein Blick ist weit und entspannt.
- Deine Arme hältst du so, als würdest du ein Faß halten, dein Körperschwerpunkt ist etwa fünf Finger unterhalb deines Nabels und gleichzeitig Zentrum deiner entspannten Aufmerksamkeit.
- Dein Atem fließt ruhig. Du läßt ihn mit jedem Ausatem weiter nach unten sinken, bis er dein unteres Becken erreicht hat.
- Du stehst so etwa fünf Minuten, während dein Atem sich immer mehr entspannt.
- Löse dich dann aus deiner Haltung, lockere deine Glieder, deine Füße, dein Becken, dein Rückgrat, Nacken und Schultern, und nimm anschließend erneut die Haltung ein, wiederhole die Übung.
- Wenn es dir, aus welchen Gründen auch immer, schwerfällt zu stehen, setze dich auf die vordere Kante eines Stuhles und passe deine Haltung, so gut es geht, der zuvor beschriebenen an. Achte darauf, daß dein Becken höher ist als deine Knie. Wenn nötig, lege dir ein Kissen unter.
- Während du übst, stelle dir vor, daß mit jedem Atemzug vitale Kraft in dein Becken strömt, die dich belebt und erfrischt. Fülle in deiner Vorstellung vom Becken aus deinen gesamten Körper mit Lebenskraft.

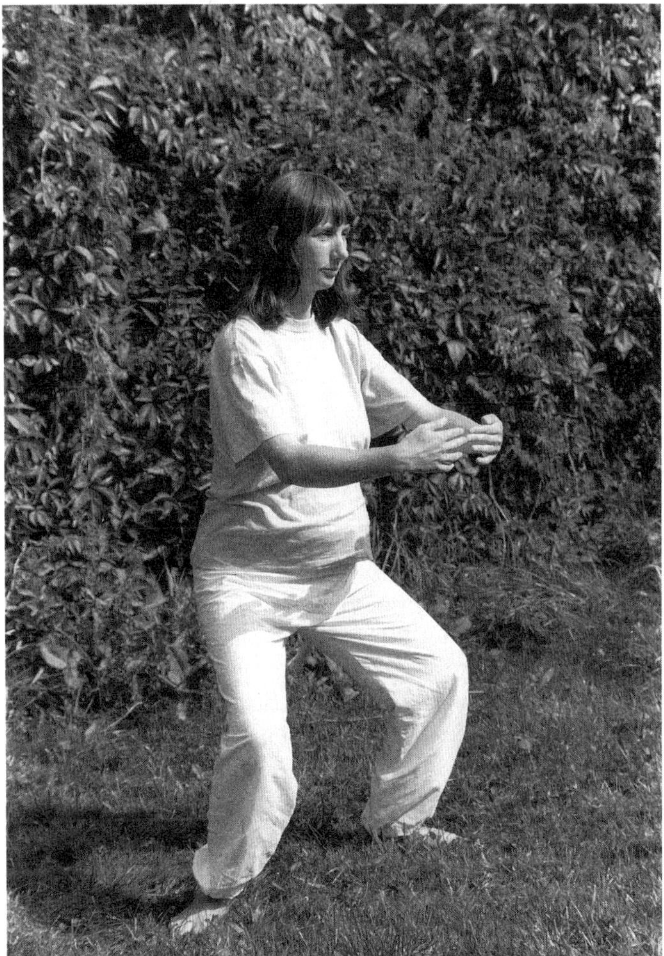

Energieball

Energie muß fließen, stockt der Energiestrom, dann bricht das Kraftfeld, das von ihm ausgeht, zusammen.

Das gilt auch für die Form der Energie, die wir Lebensenergie nennen. Leben ist Austausch, ein Nehmen und Geben, Empfangen und wieder Loslassen. Wir können Lebensenergie nicht festhalten, wir können nur dafür sorgen, daß sie ungehindert durch uns strömt.

- Du stehst aufrecht, deine Füße schulterbreit voneinander entfernt und parallel zueinander. Rückgrat, Nacken und Schultern sind entspannt, deine Handflächen berühren den Bereich unterhalb deines Nabels.
- Du gehst mit deinem Bewußtsein an den Ort, wo deine Hände den Bauch berühren, und atmest ruhig und entspannt in diesen Bereich. In deiner Vorstellung läßt du dort einen Ball aus weißem Licht entstehen, und du stellst dir weiter vor, wie dieser Energieball langsam in deine nun geöffneten Hände rollt. Er ist deine Lebenskraft.
- Während dein Atem ruhig fließt, führst du den Energieball an der Körpervorderseite nach oben, an Nabel, Magenbereich, Brust, Hals, Gesicht vorbei bis über deinen Scheitel. Dort gibst du ihn frei und er vereinigt sich mit PRANA, der universellen Lebenskraft, die dich umgibt.
- Die Arme führst du anschließend rechts und links von deinem Körper wie Schwingen nach unten, deine Handflächen weisen zur Erde.
- In Höhe deines Beckens nähern sich beide Handflächen wieder einander. Du ›sammelst‹ deine Lebensenergie wieder, formst den Energieball.
- Sobald du in deiner Vorstellung den Energieball wieder in den Händen hältst, führst du ihn erneut nach oben. Über deinem Scheitel angelangt, läßt du ihn, wie zuvor, frei und führst deine Arme in ruhigem Rhythmus wieder nach unten, sammelst die Lebensenergie, formst den Ball abermals und so weiter.
- Während du diese Übung, so lange sie dir angenehm ist, ausführst, atmest du ruhig, fließend und entspannt. Nimm dir anschließend ausreichend Zeit für dich.

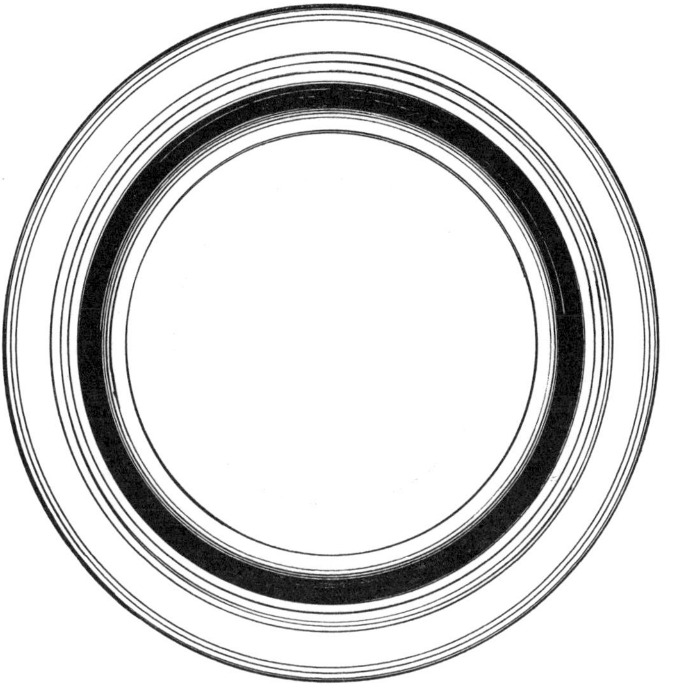

Belebung

Wenn wir den Lymphfluß anregen, beleben und stärken wir unseren Körper auf sanfte Weise und unterstützen seine Reinigung und Heilung. Die nachfolgende Übung, die du mit einem Partner ausführst, ist einfach und wirkungsvoll und besonders für Kranke, Geschwächte und Erschöpfte sehr hilfreich. Das einzige, was du dazu brauchst, ist ein ruhiger Platz, eine angenehme Atmosphäre, Zeit und die Bereitschaft, entspannt gegenwärtig zu sein.

- Dein Partner beginnt in Rückenlage ruhig zu atmen, du selbst sitzt zu seinen Füßen und bist entspannt atmend bei dir. Während der gesamten Übung richtest du deine Aufmerksamkeit auf den Bereich unterhalb deines Nabels und vermeidest es, im gleichen Rhythmus wie dein Partner zu atmen.
- Sobald du und dein Partner sich bereit fühlen, nimmst du den linken Fuß deines Partners locker in deine Hände. Eine Hand berührt die Fußsohle. Dein Partner lenkt seinen Atem etwa fünf Minuten lang dorthin.
- Du nimmst seinen rechten Fuß in die Hände, und er atmet fünf Minuten lang in die rechte Fußsohle.
- Dann kniest du neben deinem Partner und legst eine Hand locker unter seine linke Kniekehle, die andere auf sein linkes Knie. Dein Partner atmet fünf Minuten entspannt in den Bereich, wo du ihn berührst. Danach wechselst du zum rechten Knie.
- Als nächstes legst du eine Hand auf den linken Leistenbereich deines Partners, und er lenkt seinen Atem fünf Minuten dorthin, wo er deine Hand spürt. Anschließend wechselt ihr zum rechten Leistenbereich.
- Jetzt legst du deine Hand locker unter die linke Achsel deines Partners, und er lenkt seinen entspannten Atem zu deiner Hand. Ihr wechselt zur rechten Achsel.
- Abschließend legst du deine Hand in die linke Halsbeuge deines Partners, und er atmet dorthin. Ihr wechselt zu rechten Halsbeuge.

Die Abbildung veranschaulicht recht gut, wie entspannt dein Partner am Ende vermutlich sein wird. Decke ihn am Schluß mit einer bereit-

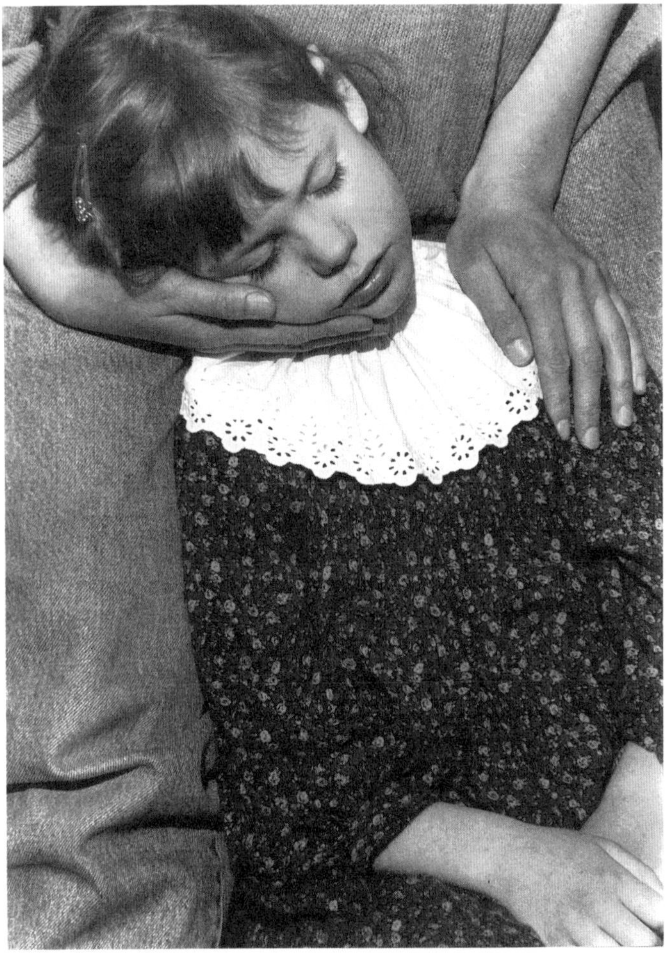

gehaltenen Decke zu und laß ihn ruhen, so lange er möchte. Es ist möglich, daß er in einen tiefen Schlaf fällt.

Wenn das möglich und passend ist, wechselt dann die Rollen, d. h. du legst dich bequem hin, und dein Partner berührt deine Lymphzentren, während du entspannt atmest. Ich empfehle ein Duschbad am Ende einer jeden Sitzung.

Wasser-Reinigung

Die junge Frau aus dem Westen nimmt ein rituelles Bad im Ganges, genauer am Oberlauf des Gautama Ganga. Das tut sie zweimal am Tag vor den Zeremonien im nahen Ashram, an denen sie teilnimmt.

Weit ab von neugierigen Blicken steht sie im Wasser und taucht ab und zu unter. Wären Fremde in der Nähe, dann müßte sie sich mit einem Shari, einer sechs Meter langen buntbedruckten Stoffbahn, verhüllen. Und damit bekleidet den in tropischer Hitze verschwitzten Körper auch nur einigermaßen zu reinigen ist ein kleines Kunststück.

Doch wichtiger als die körperliche ist die geistige Reinigung. Wer sich schon einmal an einer klaren Quelle, einem sauberen Fluß, im Meer oder auch nur unter der Dusche dem Wasser mit der Absicht anvertraut hat, daß er auch psychisch und geistig gereinigt werden möchte, wird einen Unterschied zum bloßen Waschen und Säubern und der allgemeinen Belebung, die von der Berührung mit Wasser ausgeht, spüren.

Aus der Einführung wissen wir, daß dem Wasser unter den Elementen von alters her ein besonderer Stellenwert zugewiesen wurde.

Wasser, ›der Urstoff allen Lebens‹, befreit uns als reines Element, geheiligt durch ein Ritual, symbolisch von der ›Unreinheit‹ der Materie, löst uns von ihrer Schwere und Dunkelheit und entbindet uns aus der Anhaftung an die Welt der Sinne. So werden wir offen – oder würdig –, dem Schöpfer zu begegnen. Das ist der Sinn der Taufe.

Anregungen, wie du die reinigende Wirkung von Wasser für dich erfahren kannst:

- Dusche dich nach einem anstrengenden Tag, bevor du etwas anderes unternimmst. Tue das in dem Bewußtsein, daß du all das, was während des Tages an dir ›kleben geblieben‹ ist, den Ärger mit anderen, deine unklaren Handlungen etc. abwäschst.
- Manche Indianerstämme haben ein Ritual, bei dem sie negative Gedanken, z. B. Gedanken des Hasses oder der Trauer, über fließendes Wasser sprechen, verbunden mit der Bitte, das Element Wasser möge ihren Geist reinigen und die negativen Gedanken aufnehmen, wegtragen und verwandeln.

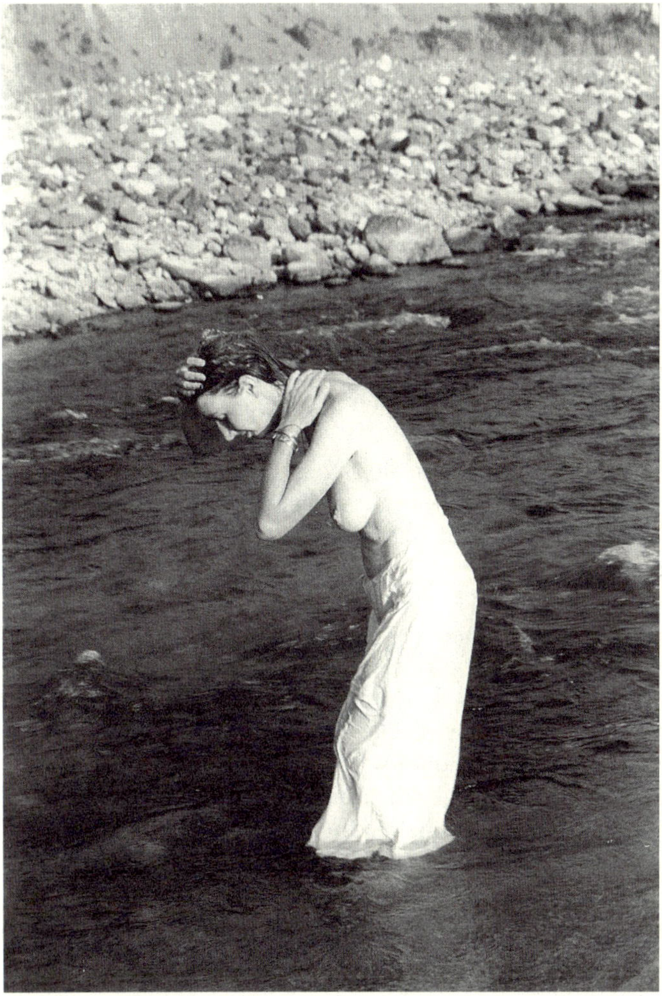

- Setze dich meditierend an ein fließendes Wasser, einen See oder ans Meer.
- Atemübungen sind sehr wirkungsvoll am Wasser. Das hängt u. a. damit zusammen, daß Atmen als vitale Körperfunktion mit dem Element Wasser verbunden ist.

Die göttliche Mutter

Sie ist hier dargestellt als Mutter Maria, auf einer Mondsichel stehend, das Jesuskind im Arm.

Dies ist eines der vielen Bilder, die sich die Menschen rund um den Erdball von der Urmutter gemacht haben, die als MAHA MAYA, als Große Mutter und als bewegende Kraft des Universums alle Erscheinungen hervorgebracht hat, wie Sanskrit-Schriften sagen.

Alte Kulte, die bis in unsere Tage geübt werden, sehen sie aber auch als grausame Erdmutter, die sich alles, was sie geschaffen hat, gewaltsam wieder zurückholt.

Das ist eine Art, wie wir die Schöpfung ansehen können. Sie liegt nahe, wenn wir das Leben ausschließlich als Kampf verstehen und nur den einen Abschnitt der Existenz sehen, in dem wir uns gerade befinden.

Wir können unsere Existenz aber auch als Kreislauf sehen. Phasen von Sein in einem materiellen Körper wechseln mit Phasen in körperlosem Zustand, wie immer der auch aussehen mag. Geburt und Tod wären dann nur die Tore, durch die wir von einem in den anderen Zustand hinüberwechseln. Das würde für unser jetziges Leben bedeuten: Die göttliche Mutter schenkt uns diese Lebensphase in einem physischen Körper, und sie nimmt diesen Körper nach einer bestimmten Zeit wieder zurück in ihren Schoß.

Für uns im christlichen Kulturkreis ist die göttliche Mutter Mitfühlende und Vertraute, die mit dem Tod Jesu selber durch Leiden gegangen ist und deshalb unsere Leiden und Sorgen versteht, Sünde vergibt und Gnade schenkt.

Ein Loskommen von Leiden und die Entwicklung von Mitgefühl erhoffen sich Menschen in Nordindien, die dies Loblied auf die göttliche Mutter singen:

»Heil dir, Mutter des Universums, du nimmst die Seelen des ganzen Universums gefangen, große Göttin voller Gnade.
Vertreiberin der Dunkelheit, Vermittlerin von Wissen, du strahlst in göttlichem Licht.
Du zerstörst Schmerzen, Illusion und Angst in der Welt.
Du beseitigst Hindernisse auf dem Weg zu Vollkommenheit.

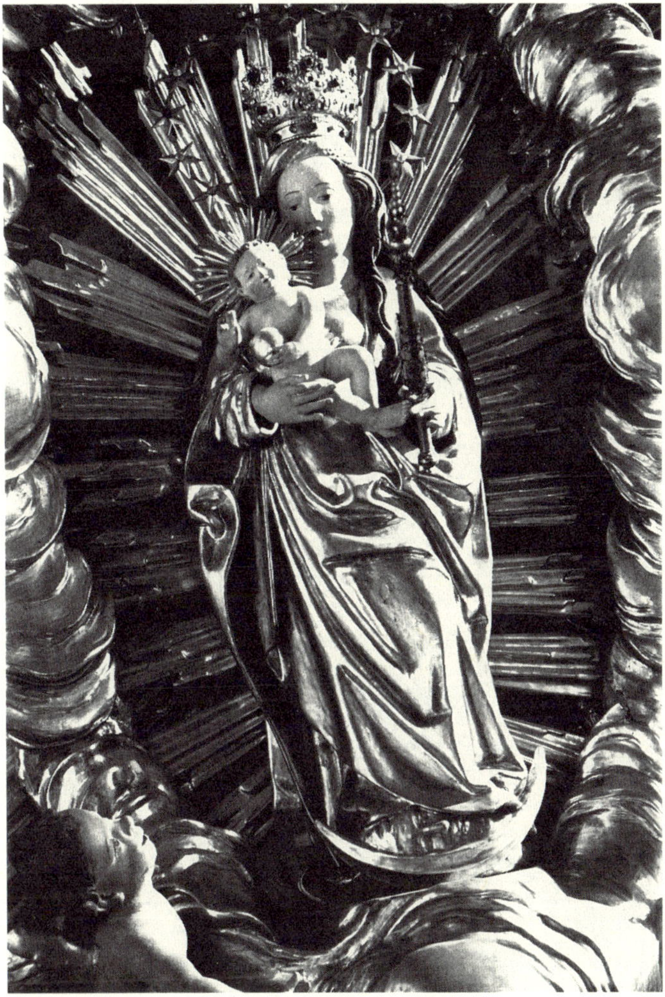

Dein Herz zerfließt in Mitgefühl, allumfassende Göttin.
Du beseitigst Anhaftung, Neid und Stolz, Täuschung und Müdigkeit.
Du gewährst Freude, Glück und Vollkommenheit.
Du bist die Befreierin des ganzen Universums.
Du bist die unsichtbare Kraft Gottes.«

Raum für Erfahrungen, Phantasien, Empfindungen

Das Nabel-Chakra

Der Nabel ist das auffälligste Zentrum unseres Körpers und vermutlich deshalb wohl das Kraftzentrum, das in der Frühgeschichte der Menschheit die meiste Aufmerksamkeit auf sich zog. Der Grund ist offensichtlich. Über die Nabelschnur und die Nabelregion wird der Embryo von der Mutter versorgt. Der Nabel wurde, wie wir aus Überlieferungen wissen, als Tor gesehen, durch das dem Menschen sowohl vor wie auch nach der Geburt physische und geistige Kraft zufloß.

Da die Menschen der Urzeit auch die Erde als ein lebendiges, fühlendes Wesen ansahen – eine Sichtweise, die heute wieder von einer zunehmenden Zahl von Menschen, darunter anerkannte Wissenschaftler, geteilt wird –, war es nur folgerichtig, daß sie ihr ebenfalls einen Nabel zuerkannten. Bisweilen galt er gleichzeitig auch als Mittelpunkt des gesamten Kosmos.

In dem Bedürfnis, einen so bedeutenden Ort wie den Nabel der Erde sinnlich zu erfahren und verehren zu können, suchten und fanden sie ihn ebenso folgerichtig im Bereich ihres eigenen Territoriums.

Das ist der Grund, weshalb es rund um den Erdball ungezählte Plätze gibt, die zum Nabel der Welt erhoben wurden. Cuzco, die Hauptstadt des Inkareiches, hoch oben in den Anden gelegen, war ein solcher Platz (Cuzco, ein Ketschua-Wort, heißt Nabel), die antike Mysterien- und Orakelstätte Delphi ebenfalls. In der Mitte eines Rundtempels, der dem Lichtgott Apollo geweiht war, befand sich dort der Omphalos, ein Stein, der den Nabel und damit den Mittelpunkt der Welt symbolisierte.

Doch auch Machtzentren wie Rom oder Peking beanspruchten für sich, Nabel der Welt zu sein. Diese wohl einst spirituellen Kraftplätze mußten später dafür herhalten, weltliche Machtansprüche von Potentaten zu rechtfertigen.

Das Nabel-Chakra müssen wir ebenfalls in diesem Spannungsfeld sehen. Mal gilt es als Zentrum, von dem Machtstreben nach außen drängt, mal als mystische Wohnstatt der Urmutter.

Demgemäß wird es in spirituellen Schulen unterschiedlich gesehen.

In manchen wird dem Nabel-Chakra das Wasser-Tattva zugeordnet, wobei Wasser für das Mütterliche, Sorgende, Ernährende, Beständige,

Dienende und Ausgleichende steht. In anderen wird ihm das Feuerelement zugerechnet, das mit Durchsetzungskraft, Wachstum, Umwandlung, männlicher Energie, Dynamik in Verbindung gebracht wird.

Das werdende Individuum, das durch die Nabelschnur ernährt wird, trägt sicher alle diese Kräfte in sich. In den Übungen hier betone ich jedoch den Wasseraspekt des Zentrums.

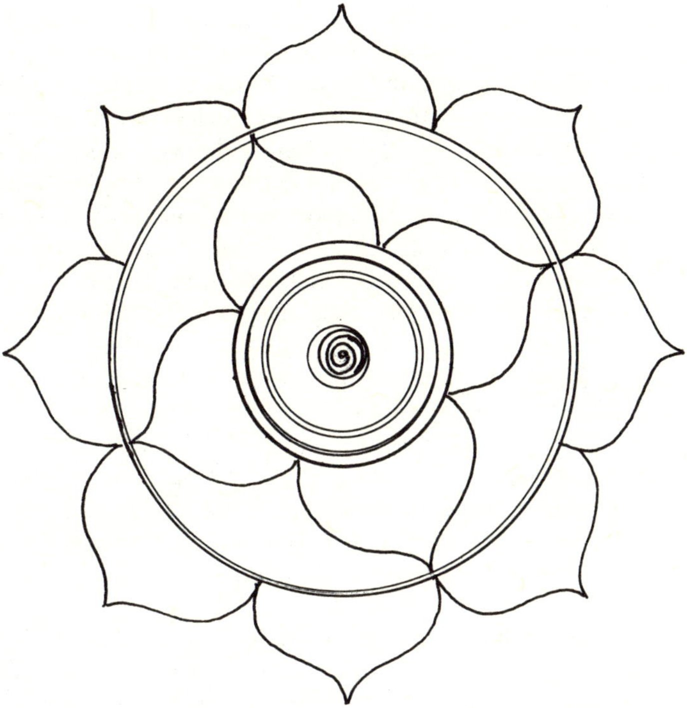

Das Chakra-Symbol

Das abgebildete Symbol für das Nabel-Chakra entstammt einer spirituellen Schule des tibetanischen Buddhismus, die fünf Chakras kennt.

Das Nabel-Chakra untersteht hier dem Wasser-Tattva. Es hat jedoch im Gegensatz zum Svadhisthana-Chakra des klassischen Systems nur vier Lotosblütenblätter. Sie symbolisieren die vier Elemente Erde, Wasser, Feuer und Luft. Ihre tibetanischen Formsymbole sind ein gelbes Quadrat für das Element Erde, eine weiße Scheibe für Wasser, ein rotes Dreieck für Feuer und ein zum Halbkreis gespannter Bogen mit der Farbe Grün für das Element Luft. Das fünfte Element Äther befindet sich in der Mitte des Lotos und hat die Form eines flammenden Tropfens von blauer Farbe. Alle fünf Elemente, das könnte die Botschaft dieser Symbolik sein, sind in dem Zentrum gegenwärtig, über das das Embryo, der werdende Mensch, Nahrung erhält.

Auch das dritte Chakra unseres klassischen Systems, dem das Element Feuer zugeordnet ist, wird gelegentlich als Nabel-Chakra bezeichnet, obwohl es darüber auf der Höhe des Solarplexus liegt. Das mag daher rühren, daß in manchen Schulen im Nabelzentrum alle drei unteren Zentren zusammengefaßt werden.

- Vertiefe dich in das Symbol oder meditiere darauf. Laß die Formen und ihre Farben, die die fünf Elemente symbolisieren, vor deinem inneren Auge erstehen. Welches Symbol wirkt am stärksten auf dich?
- Male das Symbol aus und fertige dir, falls du möchtest, ein Poster von diesem Lotos auf einem großen Blatt Papier. Du kannst es entweder frei übertragen und dabei vergrößern oder die Anleitung auf Seite 324 benutzen.

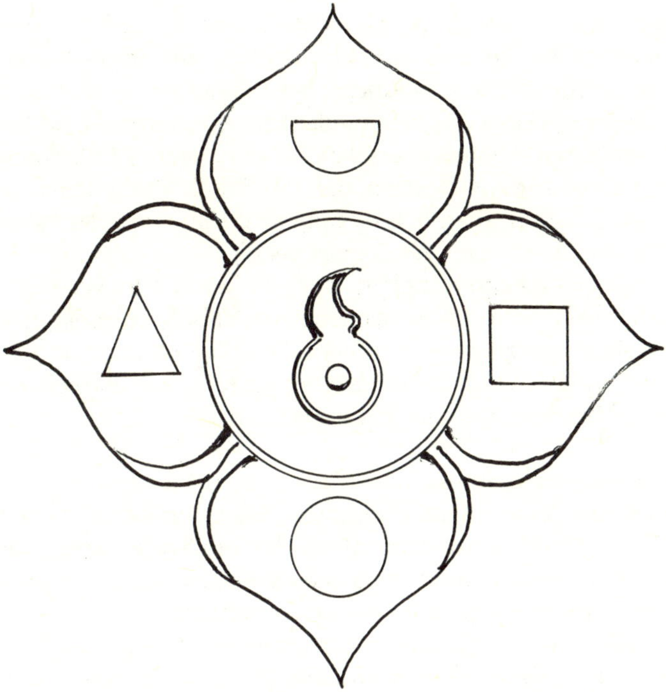

Der Nabel

Wenn du das Foto nebenan betrachtest, was für Gefühle werden in dir wach? Ich denke, daß es Frauen anders berührt als Männer und beide wiederum anders als Kinder. Ich könnte mir vorstellen, daß es wohl Abwehr auslöst und den Gedanken: Um Himmels willen nicht schon wieder eine Schwangerschaft, oder einfaches Erstaunen in der Form etwa: ist es denn möglich, daß der Bauch, mein Bauch, so groß werden kann, oder aber, daß es ganz tiefe Ruhe und das Gefühl von Geborgenheit verbreitet. Wie ist das bei dir?

Sieh deinen eigenen Nabel an. Ist er dir fremd oder vertraut?

Lege deine Hände im Bereich deines Nabels auf deinen Bauch. Lenke deinen ruhig fließenden Atem für einige Minuten dorthin. Was wird jetzt anders? Wenn dir die Übung gut tut, dann empfehle ich dir, sie einige Wochen lang täglich auszuführen.

Während nun dein entspannter Atem in den Nabelbereich fließt und deine Hände deinen Bauch berühren, laß in dir ein Bild entstehen. Stell dir vor, in dir würde ganz allmählich ein Wesen heranwachsen. Stell dir weiter vor, daß du selbst dieses Wesen bist, und daß du ihm alles gibst, was es für seine Entwicklung braucht, Schutz, Liebe, Nahrung, Geborgenheit, Verständnis, Harmonie, Zeit, Sicherheit, Langmut, Verbundenheit, Trost, Vertrauen, Zärtlichkeit, Nähe, Mitgefühl und noch viel mehr, nämlich all das, was du dir für dich selbst von anderen wünschst. Du läßt dir viel Zeit dafür, wenigstens aber zehn Minuten.

Wenn du wirklich alles von dir erhalten hast und du dich satt und zufrieden fühlst, stell dir eine andere Person vor, der du dies alles, was du gerade erhalten hast, auch geben möchtest, teile mit ihr.

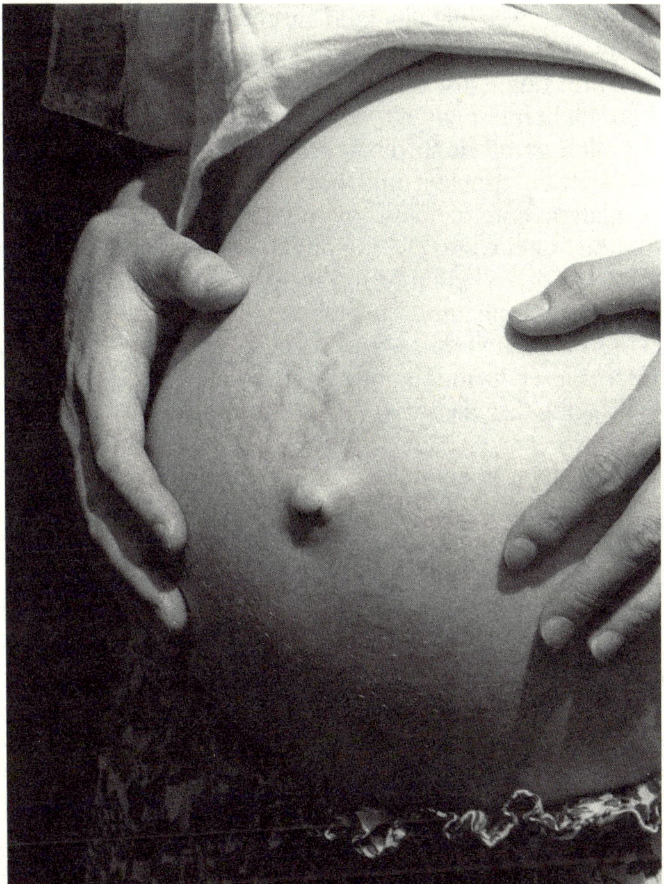

Schlaraffenland

Das Märchen vom Schlaraffenland ist eine wunderbare Geschichte. Ein richtiges Labsal für alle, die sich mühen und quälen müssen, um ihr täglich Brot heranzuschaffen. Zumal heutzutage, wo das allein ja bei weitem nicht mehr genügt, um das ›äußere‹ Leben zu bewältigen.

Wie herrlich ist da doch die Vorstellung, einfach dazuliegen, alle viere von sich zu strecken und rundum versorgt zu werden, ohne denken, planen und handeln zu müssen, während uns gebratene Tauben, süße Früchte und alle nur denkbaren Leckereien auf wundersame Weise in den offenen Mund fliegen, fallen oder fließen. Während wir so richtig in unseren märchenhaften Träumen schwelgen, können uns Gedanken daran regelrecht schockieren, daß wir ja zum Zerkleinern dieser Wundernahrung unsere Kiefer bewegen müßten und ebenso die anschließende Verdauung selbst zu bewältigen hätten.

Machen wir hier einen Schnitt und besinnen uns. Dieses Märchen war Wirklichkeit, es gab eine Zeit, wo wir uns um nichts sorgen mußten. Es gab eine Zeit, in der wir es rund um die Uhr warm und angenehm hatten, mit Nahrung versorgt wurden und weder kauen noch verdauen mußten. Kein Wunder, daß wir uns draußen in der kalten Welt mit all ihren Mühen nach diesem kleinen Paradies im Mutterleib zurücksehnen.

- Bringe deine Träume vom Schlaraffenland auf einem großen Bogen in üppigen Farben zu Papier. Wie sähe dein eigenes Schlaraffenland aus? Was soll alles vorhanden sein oder dir zufliegen, ohne daß du etwas dafür tun mußt?
- Das Leben außerhalb des Paradieses hat ja auch seinen Reiz. Was würdest du nach wie vor selber in der Hand behalten und aktiv gestalten wollen? Bringe auch das zu Papier.

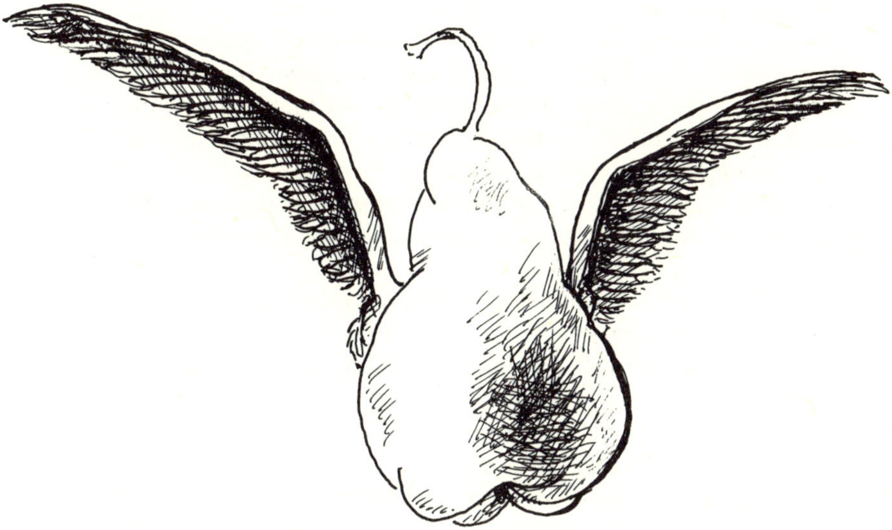

Verbundenheit

Geschützt und geborgen sind wir im Mutterleib herangewachsen. Wir waren so eng mit unserer Mutter verbunden, daß es für uns – vermutlich – keinen Unterschied gab zwischen ihr und uns. Wir waren eins mit ihr. Daß das von der Seite der Mutter anders aussieht und daß ihre Gefühle zu ihrem Baby zwischen großer Nähe und Distanz schwanken können, wissen wir.

In ihrem Bauch heranwachsend, konnten wir darauf vertrauen, daß wir alles bekamen, was wir brauchten, wir waren behütet und geborgen.

Wenn wir sanft atmend unsere Aufmerksamkeit auf unseren Bauchbereich richten, können wir all das, was wir damals erfahren haben, neu in uns beleben: Geborgenheit, Hingabe, Verbundenheit.

- Betrachte eine Weile das Foto und laß es auf dich wirken. Stimmt es dich heiter, traurig, sehnsuchtsvoll? Verbundenheit mit anderen ist unsere Natur. Kein Wesen auf dieser Erde lebt allein.
- Der Atem verbindet uns mit allen Wesen. Atmen hilft dir, Verbundenheit zu erfahren. Lege deine Hände auf deinen Bauch und lenke deinen entspannten Atem dorthin, wo du die Berührung deiner Hände auf deinem Bauch spürst. Nimm wahr, wie sich Bauch und Becken bei jedem Einatem weiten. Wenn du möchtest, laß deine Handflächen während des Atmens etwas wandern, z. B. an die Seiten. Atme eine Weile dorthin, und wenn du meinst, es sei Zeit zu einer erneuten Veränderung, lege die Hände an einem anderen Bereich deines Bauches auf.
- Wenn du die Möglichkeit hast, laß dich beim Atmen von einem Partner oder einer Partnerin unterstützen, etwa so, wie du es auf dem Foto siehst. Atme ruhig und entspannt, gibt dich deinem Atem völlig hin, genieße ihn. Riskiere ein wenig mehr als sonst, laß dich fallen.
- Diese Übung ist für Männer und Frauen jeden Alters und natürlich auch für Kinder. Solltest du als Frau in der Lebensphase stehen, wo du schwanger bist, nimm, während du atmest, in Gedanken Kontakt mit deinem Baby auf. In der Regel wird es bei solchen Atemübungen sehr lebhaft.

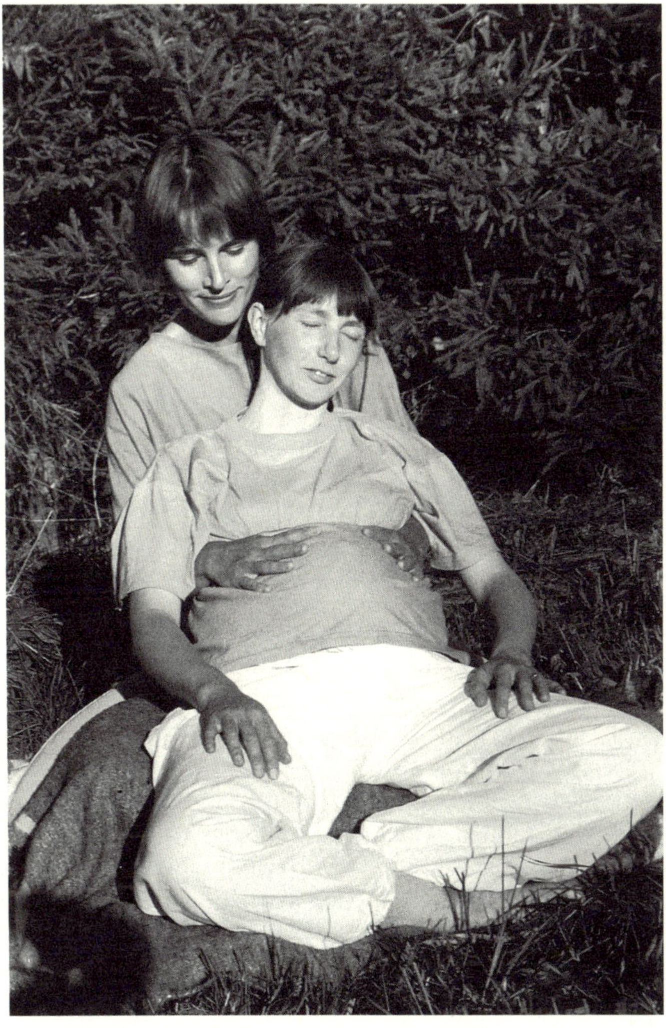

Die Höhle

Die Höhle nebenan auf dem Foto hat ein neunjähriges Mädchen im vergangenen Sommer gebaut. Sie hat eine Woche damit zugebracht, Zweige übereinander geschichtet, trockenes Gras, Laub und Moos zusammengetragen. Die Höhle wird inzwischen längst verfallen sein. Sie hatte etwas Märchenhaftes, wirkte wie ein Teil der übrigen Natur.

Ich bin selbst in der Höhle gewesen, Rose, das neunjährige Mädchen, hatte mich eingeladen, darin Platz zu nehmen. Ich mußte mich ducken, um einzutreten, und auch innen konnte ich nicht aufrecht stehen. Doch sie war so geräumig, daß eine ganze Familie mit fünf oder sechs Personen darin Platz finden konnte. Nach und nach füllte sich dann auch die Höhle. Das war ein eigenes Gefühl, so viele Individuen eng in einem ›Mutterbauch‹ zusammen.

Später war ich allein, die anderen und Rose hatten sich aufgemacht zu einem Spaziergang im ausgedehnten Waldstück. Es wurde ganz still, nur Grillenzirpen und das Zwitschern von Vögeln, der erdige Geruch von Laub und Moos stieg mir in die Nase, das Plätschern des vorbeifließenden Baches schläferte mich ein.

Ich fühlte mich ausgeglichen, geborgen. Erinnerungen tauchten auf, jene Höhle damals irgendwo am Waldrand, wärmende Sonnenstrahlen, der Duft von frisch gemähtem Heu, endlos viel Zeit, dösen, träumen, mit der Umgebung verschwimmen.

Mir tut es gut, ab und zu in die ›Höhle‹ zurückzugehen, mir einen ›Höhlenplatz‹ zu Hause oder irgendwo draußen zu suchen. Wer weiß, wie oft wir uns, wenn wir einen oder mehrere Tage krank im Bett verbringen, unbewußt nur eine Rechtfertigung dafür gesucht haben, endlich einmal wieder in Ruhe die Geborgenheit unserer Höhle zu genießen. Wenn uns das bewußt geworden ist, brauchen wir den Umweg über eine Krankheit in Zukunft nicht mehr zu gehen.

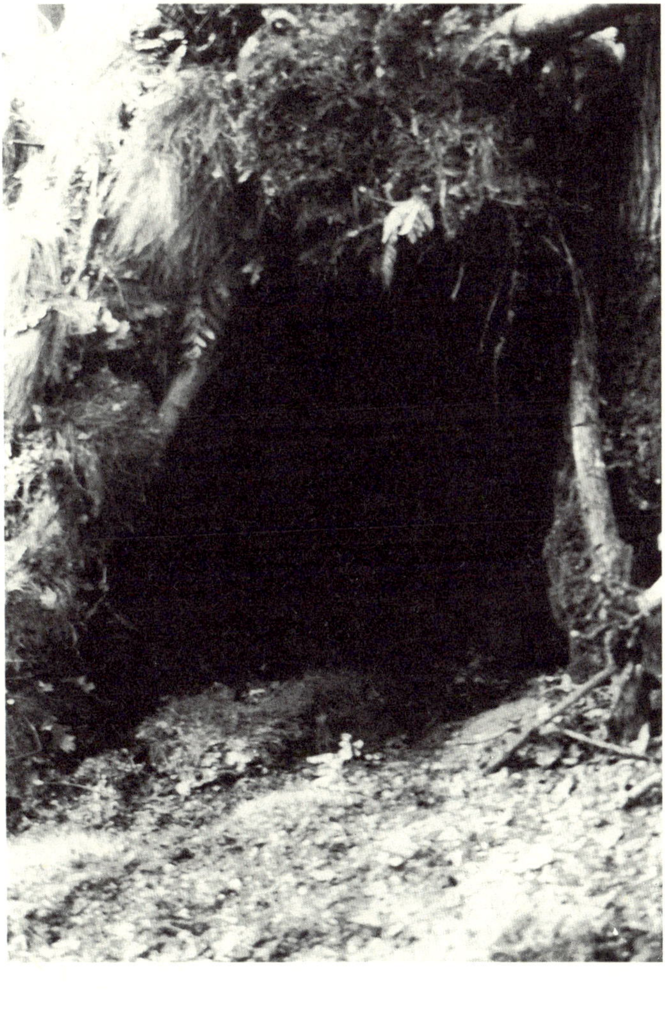

Labyrinth

In einigen Regionen Indiens zeichnet bis in unsere Tage ein Priester für die werdende Mutter ein individuelles Labyrinth, dessen genaue Form er nach ihrem Horoskop bestimmt hat.

Es wird CHAKRA-VYUHA genannt und soll der werdenden Mutter helfen, ihre Aufmerksamkeit während der Geburt auf einen Punkt zu richten. Das Labyrinth zeigt in symbolischer Form das, was sich bei einer Geburt abspielt. Es spiegelt das Chaos der Gedanken und Gefühle, die Begegnung mit dem Unbekannten, bisher nicht Erlebten, die Verwirrung, die Angst, da nicht herauszufinden, die Umwege, die Irrungen und auch das Ziel.

Die Logik hilft hier nicht, zuvor gefaßte Pläne werden nichtig, gewohnte Handlungsweisen gehen ins Leere. Es gibt kein Zurück, es gibt nur die aussichtslose Gegenwehr gegen das, was sowieso geschieht, oder das Loslassen und natürlich die vielen Stufen dazwischen.

Das Labyrinth ist ursprünglich eine ›Anweisung zur Erleuchtung‹. Es symbolisiert die Verwirrung und den Gang durchs Chaos, durchs ›dunkle Tal‹, zur Klarheit, den offenbar jeder Suchende hinter sich bringen muß, denn er geht in eine neue Dimension, und da gibt es nichts, was ihm vertraut wäre, nichts Bekanntes, woran er sich festhalten könnte, und da gibt es kein Mogeln oder Schummeln und niemanden, den er täuschen könnte außer sich selbst.

- Meditiere über dieses Labyrinth, das nach einer keltischen Vorlage entstanden ist, und achte dabei auf deine Gedanken und Gefühle.
- Versuche allein mit deinem Blick den Weg hinein und wieder heraus zu finden.
- Nimm einen Stift und folge dem Weg des Labyrinths.
- Entwickle deine eigene Labyrinthform.

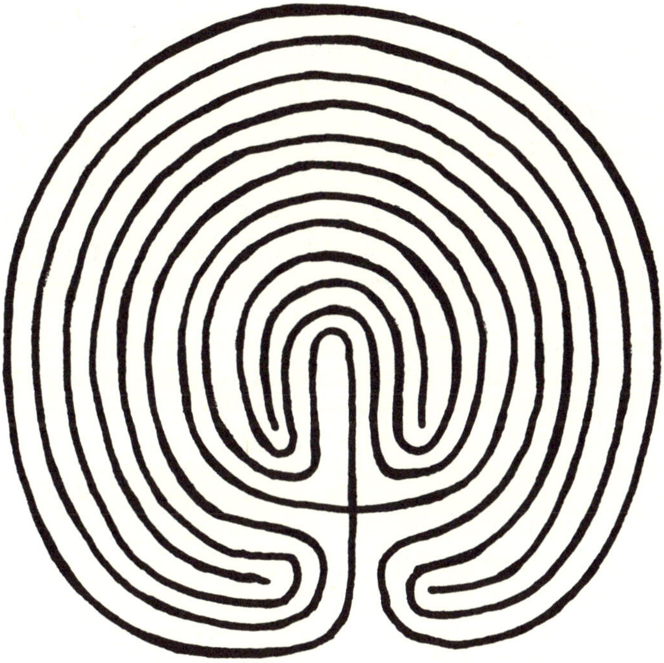

Die Geburt

Das Chaos ist überwunden, die Mutter hat losgelassen. Das Kind hat den Geburtskanal gefunden und ist bereit, die Höhle zu verlassen.

Die alte indische Darstellung zeigt den Moment des Eintritts in die Welt. Es weckt schon Staunen, wie nah sich hier Körperlage des Kindes und Symbolvorstellung berühren. Der Geist taucht in den Stoff ein. Das Kind taucht mit dem Scheitel nach unten durch den Geburtskanal. Das ist bei einer Geburt meist die Regel. Aber schon Wochen zuvor hat es seinen Scheitel, den ›Ort des Geistes‹ in sich, der Erde zugewandt, es hat sich vorbereitet, zur Erde zu kommen und das Gesetz der Manifestation zu erfüllen.

Hier auf unserer Abbildung ist dieses Eintauchen in die Materie noch zusätzlich dadurch betont, daß es die Hände über dem Scheitel zusammengelegt hat.

Die Haltung ist wie ein Gebet an die Erde.

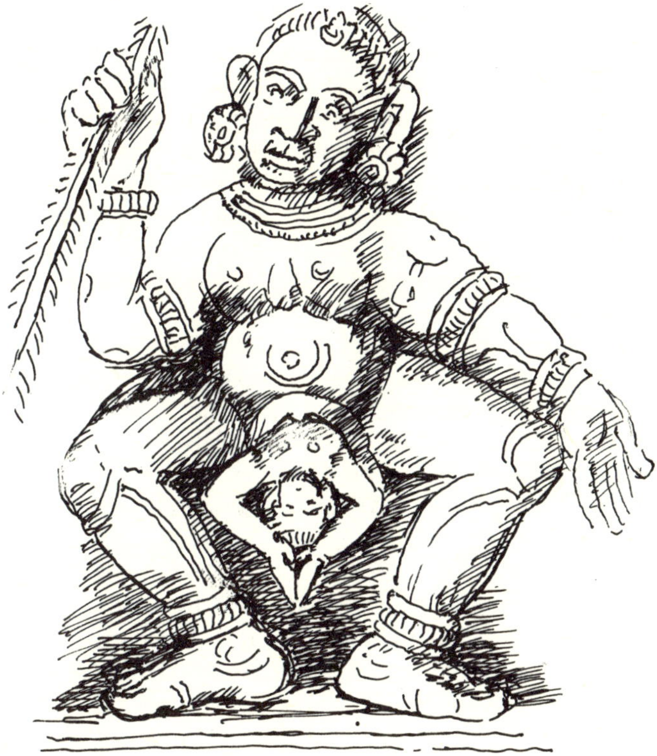

Eine Seele

Eine Seele ist angekommen. Mir scheint, eine alte Seele. Ich habe die Phantasie, sie war schon einmal hier, vielleicht viele Male, sehr viele Male. Ich weiß es nicht. Die Kenntnis darüber ist uns verlorengegangen. Wir wollen es nicht wissen. Wir hätten ja mehr Verantwortung, nicht nur für alle Seelen, die nach uns wieder auf die Erde kommen, nein, auch für uns selbst, die wir wiederkommen.

Ich schaue in die Augen von Jochem Marijn. Sie sind wie Brunnen, tief, unergründlich, unberührt.

Ich schaue in eine andere Wirklichkeit fern von meiner. Ich werde still, ich werde ruhig, es ist wie Meditation.

Das Foto rührt viel in mir an. Welche Gedanken, welche Phantasien und Bilder ruft es in dir wach? Wir sind alle in diesem Stand der Unschuld, der Offenheit, der Wachheit ins Leben getreten so wie Jochem Marijn. Für mich ist es ein Trost, das zu wissen.

Als ich dies Foto das erste Mal sah, habe ich ein Album mit Baby-Fotos von mir herausgesucht – eventuell hast du ebenfalls das Bedürfnis, frühe Fotos von dir hervorzuholen – und bin in Gedanken in meine Kinderzeit zurückgegangen. Viele Bruchstücke von Erinnerungen tauchten plötzlich auf, freudige und auch beängstigende.

Ich habe das kleine Wesen, das ich einmal war, schließlich in Gedanken ganz einfach in den Arm genommen und hatte nach einer Weile das Gefühl, irgend etwas in mir ist in Harmonie gekommen.

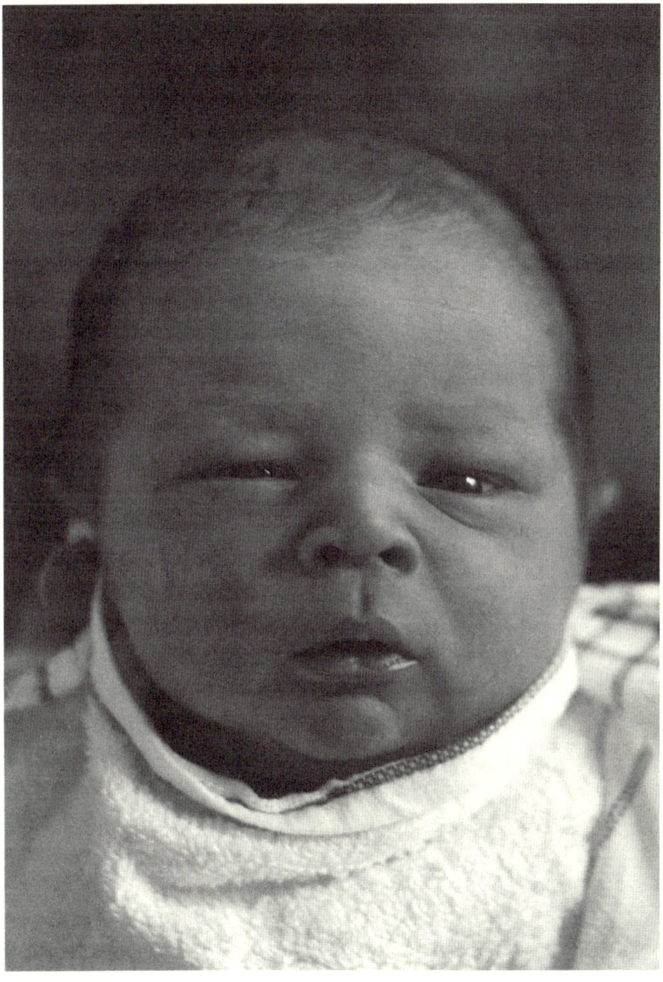

Nabel-Atmen

Du legst dich mit dem Bauch nach unten flach auf die Erde. Während du ruhig zu atmen beginnst, machst du es dir ganz bequem und schmiegst dich an den Grund. Du spürst die Berührung der Erde und überläßt dich ihr voll Vertrauen. Mit jedem Ausatem läßt du mehr los, und während dein Atem entspannt fließt, spürst du den Kontakt, den dein Nabel mit dem Grund hat. Weiter sanft und ruhig atmend, stellst du dir vor, daß dich eine Nabelschnur mit dem Mittelpunkt der Erde verbindet, und du stellst dir weiter vor, daß du durch diese Nabelschnur aus- und einatmest. Mit deinem Einatem strömt strahlendes goldenes reinigendes Licht in deinen Körper, und dein Ausatem übergibt alles, was dunkel und grau in dir ist, der Erde, die fähig ist, es in goldenes Licht umzuwandeln.

Du atmest mit diesem Vorstellungsbild, wenigstens drei Minuten oder so lange, wie du dich gut dabei fühlst.

Wenn du möchtest, ruhe anschließend eine Weile in Fötushaltung.

Falls dir diese Übung gut tut, dann praktiziere sie längere Zeit täglich.

Sie wirkt bei den meisten Menschen heilend und sehr beruhigend. Wie wirkt sie bei dir?

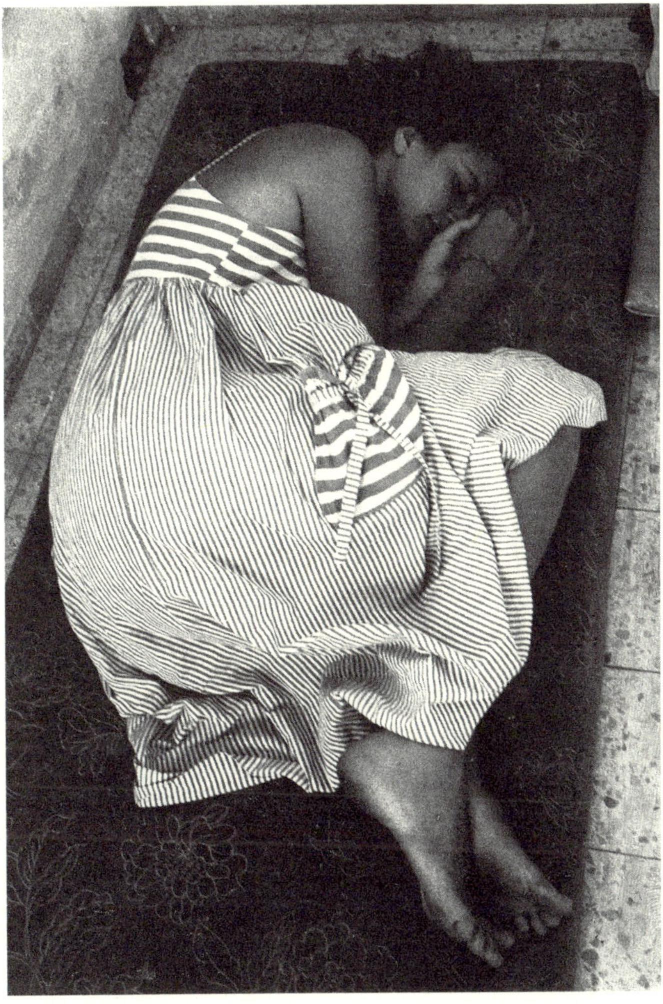

Vertrauen

Ich denke, es ist unmöglich, sich dem Schlaf so zu überlassen wie Chandra auf dem Foto, ohne zu vertrauen. Zum Beispiel zu vertrauen auf Wärme, auf Schutz, auf Ruhe und Ungestörtheit, auf Nahrung zur rechten Zeit, auf Zärtlichkeit und Zuwendung.

Ich denke, daß ein Urvertrauen nötig ist, daß wir überhaupt leben können. Ich kenne allerdings niemanden, dessen Urvertrauen nicht irgendwann einmal tief erschüttert wurde.

Vertrauen läßt sich wieder gewinnen. Zu vertrauen, das war unsere erste Lektion, sie bleibt unvergessen, auch wenn wir tief innen verhängnisvolle Schlußfolgerungen gezogen haben oder Gedanken in uns bewegen, die etwa so lauten können:

- Die Erde ist ein feindlicher Platz.
- Ich kann niemandem wirklich trauen.
- Ich muß immer auf der Hut sein.
- Wärme und Nähe zu einem anderen tun weh.
- Ich muß um alles kämpfen, was ich brauche.
- Ich mache alles falsch, ...und so weiter und so weiter.

Wie lauten deine negativen Schlußfolgerungen? Ich habe erfahren, daß es aufschlußreich ist, sie aufzulisten und genauer anzusehen. Wie gesagt, Vertrauen läßt sich wieder gewinnen. Zu lernen, dir selbst zu vertrauen, ist wohl der erste Schritt dabei. Eventuell aber ist der allererste Schritt, dich und deine Schlußfolgerungen zu überlisten, indem du sie ein wenig umformulierst.

Hier ein Beispiel, bei dem ich nur ein Wort verändert habe. Statt »Wärme und Nähe zu einem anderen tun weh«, schreibst du oder sagst du – falls denn dieser Satz für dich irgendwie Bedeutung hat – »Wärme und Nähe zu einem anderen tun gut«.

Wenn du bei einer solchen Umformulierung Schmetterlinge im Bauch fühlst, dann weißt du, da geht's lang.

Einen solchen ermutigenden Satz, der ein Kribbeln in dir erzeugt, kannst du auch auf ein großes Stück Papier schreiben und an die Wand hängen, damit du ihn täglich siehst. Wenn du Spaß daran hast, fertige dir ein Poster in der Art wie das nebenan. Suche ein Kinderbild von dir heraus und schreibe einen lebensbejahenden Satz dazu.

Ich bin froh

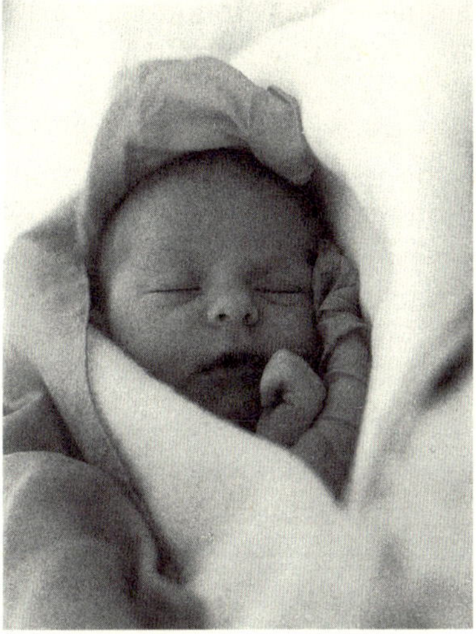

daß ich geboren bin

Der Berg

Diese Position stellt die Verbindung zwischen Unten und Oben her. Sie ist die Umkehrung der Haltung aus der Geburtsdarstellung.

Der BERG heißt diese Stellung im Yoga. Wobei wohl der Weltenberg MERU Vorbild ist, der wie der Baum des Lebens und der Erkenntnis mit unserer Wirbelsäule in Verbindung gebracht wird.

Ein Berg ist fest mit der Erde verbunden, majestätisch steigt er auf und strebt nach oben. Er ruht in sich, ist stark, unerschütterlich und gelöst zugleich.

Die gärenden Kräfte seiner Entstehung sind zur Ruhe gekommen, er ist im Gleichgewicht, kein Sturm und kein Unwetter erreicht ihn innerlich. Unten mit dem Kern der Erde verwurzelt, berührt er doch gleichzeitig oben den Himmel.

Wie der Berg, der nach oben strebt, läßt du – unten voll Vertrauen auf der Erde ruhend – deinen Geist aufsteigen.

- Nimm, wenn du dich inspiriert fühlst, diese Haltung ein. Richte dein Rückgrat gerade. Deine Hände hast du ganz locker und selbstverständlich zusammengelegt. Entspannt und ohne die geringste Anstrengung ruhst du in dieser Haltung.
- Du nimmst bewußten Kontakt mit deinem Atem auf und gehst gleichzeitig mit deiner Aufmerksamkeit dorthin, wo dein Körper die Erde berührt. Falls es dir Mühe macht, auf dem Boden zu sitzen, kannst du auch mit gekreuzten Beinen auf dem vorderen Drittel der Sitzfläche eines Stuhles Platz nehmen.
- Du machst einen tiefen Seufzer und gehst, während du ruhig und fließend atmest, in Gedanken ganz allmählich von unten nach oben durch deinen Körper und belebst ihn so.
- Oben in den Händen angekommen, richtest du einen Teil deiner Aufmerksamkeit auf den Nabelbereich und lenkst dort deinen entspannten Atem hin.
- Den anderen Teil deiner Aufmerksamkeit richtest du auf den Bereich um deinen Scheitel.
- Atme so wenigstens drei Minuten, lege dann eine Pause ein, lockere deine Glieder und wiederhole die Übung.

  Welche Erfahrung machst du?

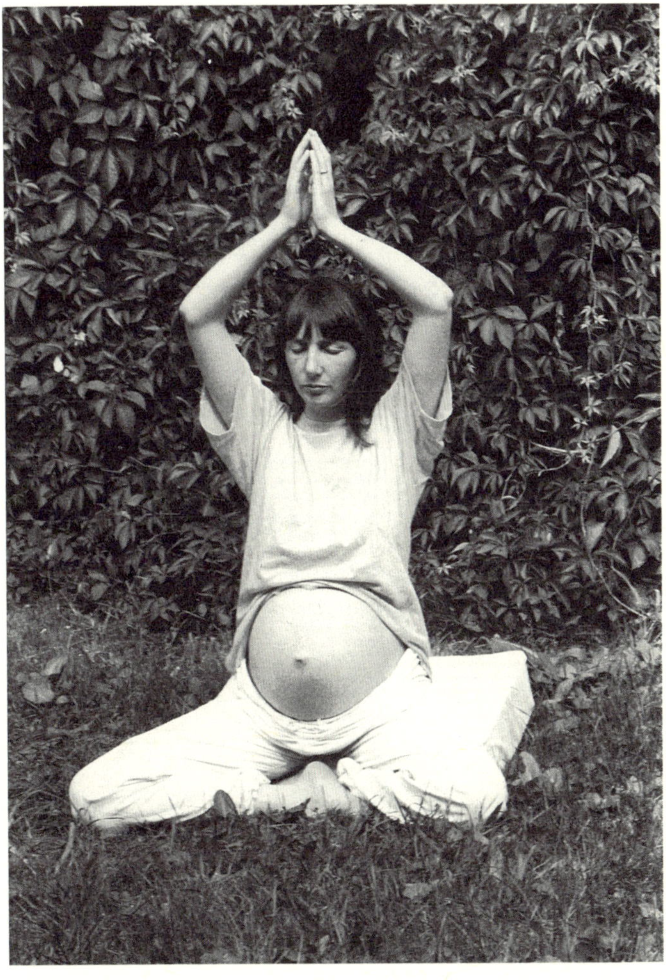

Raum für Erfahrungen, Phantasien, Empfindungen

Das dritte Chakra

Dies Energiezentrum, das in unserer Reihe bereits das vierte ist, trägt in den Schritten der Tantra Shastras die Bezeichnung MANIPURA, das Strahlende. Es wird dort im Bereich des Nabels lokalisiert, in anderen Schulen dagegen in der Gegend des Solarplexus und in manchen Richtungen des tibetanischen Buddhismus in der Nähe des Magens. Für uns ist wichtig, daß es mit dem Feuer-Tattva verbunden ist. Unsere feurige Natur tritt z. B. in Erscheinung, wenn wir uns ärgern und dabei aufbrausen (echauffieren), uns also emotional erhitzen. Geschieht das, dann können wir relativ leicht den ungefähren Ort des Feuer-Zentrums in unserem Körper feststellen. Er liegt bei den meisten Menschen deutlich über dem Nabel. Aus der psychosomatischen Medizin wissen wir, daß jemand, der über lange Zeit Ärger schluckt, ein Magengeschwür bekommen kann.

Der Ort, wo es sich entwickelt, ist aufschlußreich, aber auch die Art des Krankheitssymptoms, denn es stellt ein entzündliches Geschehen dar.

Ärger, der nicht geäußert wird, hat etwas Verzehrendes. Auch Feuer, das wir entfachen, verzehrt, nämlich Brennstoffe. Dabei zerstört es ihre ursprüngliche Form und Beschaffenheit und führt sie auf ihre Grundbestandteile zurück. Holz verbrennt zu Asche, sie enthält die Minerale, aus denen es aufgebaut wurde.

Die Energie des Feuer-Tattva ist eine umwandelnde, transformierende. Sie steht sowohl für das Aufbauende, das Wachstum und die Fülle, als auch für den Verfall, die Zerstörung, den Untergang, und einen dann daraus wieder erwachsenden Neuanfang. Es steht für einen Kreislauf, vergleichbar dem der Jahreszeiten.

Der gesamte Verdauungsvorgang steht unter der Herrschaft des Feuer-Tattva. Sehen wir uns an, was geschieht, wenn wir einen Apfel verzehren möchten. Was tun wir als erstes? Wir zerkleinern ihn mit unseren Zähnen. Wir zerstören seine ursprüngliche Form, um ihn uns einverleiben zu können. Die Verdauung beginnt also bereits im Mund. Die Zähne leisten dabei die Hauptarbeit, und das, was sie tun, ist ein aggressiver Akt. Angereichert mit Speichel, gelangt der zerkleinerte Apfel in den Magen, wo durch die Säfte der Bauchspeicheldrüse eine erste Aufspaltung in die Nahrungsbestandteile eingeleitet wird. Die entscheidende Aufgabe leistet der Darm, der den Nahrungsbrei so umwandelt, daß dessen Bestandteile auch verwertet, das heißt vom Blut aufgenommen und im ganzen Körper verteilt werden können. In den Zellen erfolgt schließlich in einer Art Verbrennung die letzte Phase des Umwandlungsprozesses.

Durch die Nährstoffe in unserer Nahrung bauen wir unseren Körper auf und erhalten ihn. Auch das Lebensfeuer, die Lebenswärme ziehen wir aus unserer Nahrung.

Die zerstörende Kraft wandelt sich in eine aufbauende. Etwas Neues entsteht also durch Kampf, durch Zerstörung des alten. Das mag mit Blick auf Vorgänge bei politischen oder sozialen Veränderungen vor allem die Friedfertigen zutiefst verwirren. Doch das sind die Gesetzmäßigkeiten des Feuer-Tattva. Sie zeigen sich auf allen nur denkbaren Ebenen, so, wie gerade skizziert, bei der Verwertung von Nahrung durch unseren Körper und natürlich auch auf der Ebene äußerer Handlungen.

Es muß allerdings dabei nicht zwangsläufig zu ›Explosionen‹ kommen. Daß dies oft genug geschieht, hat mit dem Willen zur Macht und dem Willen zum (Be-)Herrschen zu tun, der auch von diesem Zentrum ausgeht. Das kleine ICH, das Ego, das seinen Sitz hier ebenfalls hat, kann dadurch groß erscheinen.

Die Droge Macht entfacht kleine Feuer zu gewaltigen Flächenbränden. Macht hat zu tun mit Gier, Begierde, mit Habenwollen und fußt letztendlich in der Angst, das wirklich Lebensnotwendige nicht zu bekommen, z. B. zu verhungern oder anderen schutzlos ausgeliefert zu sein. So hat das Feuerzentrum auch viel mit Selbstbewußtsein zu tun, mit dem Bewußtsein von sich selbst und dem Bewußtsein des eigenen Wertes, und zwar auf einer sehr fundamentalen Stufe, die Nahrung erhält von den positiven Grundenergien des ersten und zweiten Chakras, die wir als Basissicherheit und Urvertrauen benannt haben. Sind die bei einem Menschen geschwächt, dann glaubt er – irrigerweise –, den Mangel durch Kämpfen ausgleichen zu können.

Das Feuerelement repräsentiert unsere nach außen gerichteten Handlungen, unseren Gestaltungsdrang, Durchsetzungskraft, Leistungswillen und die Fähigkeit, an unsere Grenzen und im Extremfall auch darüber hinaus zu gehen. So hat es auch mit Überforderung zu tun. Es steht auch für Selbstbehauptung und unser Vermögen und unseren Willen, für uns selbst einzustehen und uns und andere zu schützen, dazu für Abgrenzung gegenüber dem NICHT ICH, d. h. anderen Personen oder Ansprüchen von außen. »Bis hierher und nicht weiter« wäre ein Kernsatz, der die Tendenz zur Abgrenzung veranschaulicht.

Das MANIPURA ist Ort der Emotionen, vor allem des Ärgers. Sind unsere Abgrenzungsbemühungen mit Angst besetzt oder werden wir über eine bestimmte Grenze hinaus bedrängt, fliehen oder kämpfen wir. Die hinter dem Kämpfen stehende Emotion ist Ärger, Wut oder Zorn. Als kosmische Kraft tritt uns diese Energie in Gestalt des Donnergottes Donar oder des Blitze schleudernden Zeus entgegen. Emotionen oder Gefühle wie Angst, Trauer oder Sehnsucht stehen mit anderen Zentren in Verbindung. Angst z. B. mit dem ersten und zweiten, tiefe Trauer mit dem zweiten und Sehnsucht mit dem Herzzentrum.

Dem Feuerzentrum ist unser Streben nach Anerkennung zuzuordnen, auch unser Vermögen zu genießen, inneren und äußeren Reichtum und Fülle zu erfahren und zufrieden zu sein, was soviel bedeutet wie in einem umfassenden Sinn ›satt‹ zu sein und zu werden. Unsere Wünsche und Begierden sind demgemäß hier ›zu Hause‹, und die führen uns meist eher in die Unersättlichkeit, ins Nicht-genug-kriegen-Können oder, umschlagend in den Gegenpol, uns zu kasteien, uns nichts zu gönnen und uns von der Fülle abzuschneiden. Im Ausbalancieren dieser Pole liegt hier eine Aufgabe für uns. Alte Weisheitslehren raten, uns überhaupt aus ihrem Kraftfeld zu lösen, aus der Anhaftung an sie, denn Wünsche, selbst wenn sie erfüllt werden, führen nicht zur angestrebten Zufriedenheit, sondern erzeugen in aller Regel Leiden, wie wir aus Erfahrung wissen.

Das Feuer-Tattva repräsentiert das Licht, die Sinnesorgane, mit dem es wahrgenommen werden kann, sind die Augen. Es repräsentiert aber vor allem die Sonne, von der die Lebenswärme und das Licht ausgeht.

Die Sonne ist Quelle des Lebens auf unserem Planeten, das ist so offensichtlich und unstrittig, daß die wichtigsten Gottheiten als Repräsentanten der Urkräfte der Schöpfung in allen Kulturen mit Sonne und mit Licht in Verbindung gebracht werden. Das gilt für Apollo, den strahlenden Lichtgott der Griechen, der aus einem Land jenseits des Nordwindes zu ihnen kam, ebenso für Shiva, den Gott der Hindus, der zugleich Schöpfer und Zerstörer ist, und das gilt für Christus, der als unsere Sonne und als unser Licht in der Finsternis bezeichnet wird. Er stößt die Transformation, die Umwandlung zum Geistigen hin in uns an.

Das Chakra-Symbol

Der Lotos des MANIPURA-CHAKRA hat zehn Blütenblätter von mittelblauer Farbe, vergleichbar dem Blau, das wir im Kern einer Flamme erkennen können. Der Lotos ist im Bereich des Solarplexus angesiedelt, deshalb werden die Blütenblätter bisweilen als Symbole für die zehn wichtigsten vom Solarplexus ausgehenden Nerven gesehen.

Es ist aufschlußreich, auf die Symbolik der Zahl Zehn zu schauen. Die Zehn gilt als Zahl der Vollständigkeit, der vollständigen Manifestation. Im hebräischen Alphabet bedeutet der zehnte Buchstabe Jod soviel wie Hand. Eine Hand hat fünf Finger. Die Schöpfung besteht aus fünf Elementen. Beide Hände haben zehn Finger. Zehn ist eine ›runde‹ Zahl. Durch Abzählen ihrer Finger haben die Menschen vermutlich das Zählen und Rechnen gelernt. Die Zahl Zehn hat etwas Rationales, Computersysteme arbeiten mit den Symbolen 1 und 0, also der 10. Nüchternheit, Sach- und Ichbezogenheit liegen in der Zehn. Sie ist die Zahl der Regeln und des Maßes. Es gibt die zehn Gebote der Bibel, die das Leben und das menschliche Zusammensein regeln sollen. Auch Buddha stellte für seine Schüler Zehn Gebote auf. Für die Pythagoreer drückt sich in der Zehn die Fülle der Weisheit aus. Die Summe der ersten vier Zahlen unserer Zahlenreihe ergibt zehn.

Das auf der Spitze stehende Dreieck in der Mitte des Lotos steht für das Element Feuer, es trägt eine karminrote Farbe. Die Ausbuchtungen auf jeder Seite des Dreiecks symbolisieren die – uns von der Erde aus so erscheinende – kreisende Bewegung der Sonne im Uhrzeigersinn und deren Gegenbewegung.

Das Sanskritschriftzeichen bedeutet RAM. Ram ist der Schöpfungsklang des Manipura.

- Male das Symbol in den angegebenen traditionellen Farben aus.
- Laß es auf dich wirken und meditiere auf seine Form, die Zahl Zehn, und wenn es dich anspricht, fertige ein Poster.

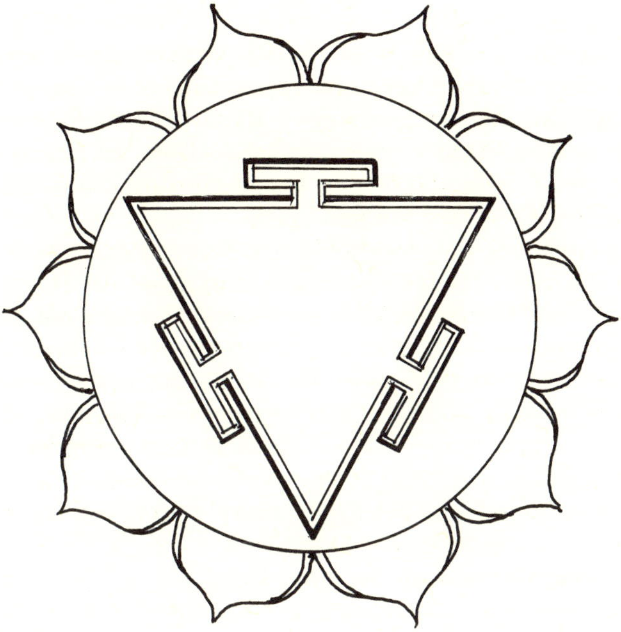

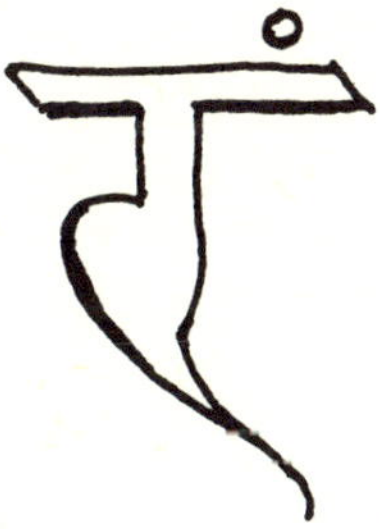

Das Formsymbol

Auf der Nebenseite habe ich ein Dreieck, das Formsymbol für das Element Feuer skizziert. Eine Seite, die dich wieder zum Malen anregen möchte, diesmal zum Malen von Feuer. Malereien können nur von den Augen, den Sinnesorganen des 3. Chakras, wahrgenommen werden, sie sind nicht zu riechen, zu schmecken, zu fühlen oder zu hören. Licht ist nötig, das richtige Quantum natürlich, damit die Farben ihre Pracht entfalten können.

Es gibt unendlich viele Möglichkeiten, Feuer zu malen. Wir können z. B. das Dynamische des Feuers, das Züngelnde der Flammen herausheben, oder wir können unsere Aufmerksamkeit auf die vielen Farben und deren Schattierungen richten, die wir im Feuer beobachten. Sie reichen vom tiefdunklen Rot einer erkaltenden Metallschmelze über lichtes Rot, Orange, Gelb bis ins Weiß (Weißglut), dann gibt es die bläulichen Töne in einer Flamme, und außerdem, für die meisten nicht überraschend, kann eine Flamme auch Grün sein oder irgendeine andere Farbe des Regenbogens annehmen, wenn Spuren von Salzen oder Metallen mit verbrennen.

Beim Malen können wir auch das Lichthafte des Feuers betonen, wenn wir bestimmte Töne in den Hintergrund setzen, die das Leuchten unserer Feuerfarben so steigern, daß es uns scheint, als ob wir direkt in ein Licht schauen. Farbige Glasfenster vermitteln einen solchen Effekt.

Nimm zum Malen weitere Bogen Papier zur Hand. Vermeide es, deine Spontaneität dadurch zu stoppen, daß du die ›Ergebnisse‹ beurteilst. Meditiere mit Pinsel und Farben.

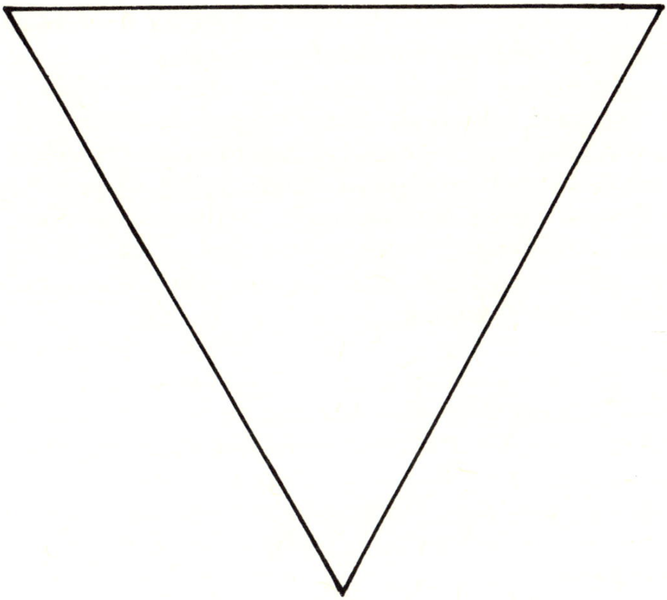

Sonne Sonne

»Sonne Sonne komm hervor und strahl uns alle an...«, so beginnt ein Kinderlied. Wir sind Sonnenkinder, undenkbar, daß die Sonne, der Lebensquell unseres Planeten, auch nur einen Tag nicht strahlen würde, und kaum vorstellbar, was dann passieren würde.

Natürlich wird es nicht geschehen, aber Gedanken in diese Richtung machen wach und dazu verständlich, daß alle bedeutenden Gottheiten der Völker mit der Sonne gleichgesetzt werden. Auch Herrscher wurden mit ihr in Verbindung gebracht und mit der Assoziationsreihe: Sonne, Licht, Leben, Wärme, Glanz, Strahlen, Freude, Heiterkeit, Macht, Herrschaft.

Spätestens seit wir zweimal jährlich im Frühjahr und im Herbst mit Schreckensmeldungen über die Verletzung der schützenden Ozonschicht versorgt werden, wird auch uns, die wir in den gemäßigten Klimazonen leben, hautnah anschaulich, wie eng die lebensspendende und die zerstörende Kraft der Sonne beieinanderliegen.

Das Wissen über diese schüttere Balance ist uralt: »Dädalus und Ikarus, die Geschichte ist bekannt, sie wollten der Gefangenschaft des Minos entfliehen, es war hoffnungslos. Eine List, sie bauten sich Flügel aus Federn und Wachs, die waren gut gebaut, der Start gelang. Sie hatten ein Ziel abgesprochen, Dädalus der Vater, mit Ikarus dem Sohn. Dädalus hatte Ikarus gewarnt, er kannte die Gefahren der Höhe. Es war umsonst. Faszination des Lichtes – es zog ihn, Ikarus, an, er konnte der Versuchung nicht widerstehen. Die Sonne schmolz das Wachs, er wurde zurückgestoßen – ins Meer. Er war ihr zu nahe gekommen, er hatte eine Grenze überschritten, die Grenze dessen, was wir Menschen an Licht aushalten können.« (J. Walter, ›Kreative Bildbetrachtung‹)

- Bringe deine Vorstellungen von der Sonne zu Papier, male ›deine‹ Sonne.
- Nimm die Lebenswärme der Sonne bewußt in deinen Körper auf, atme dabei ruhig und fließend – Zeitspanne zwischen fünf und fünfzehn Minuten je nach Ort und Jahreszeit – achte auf die richtige Balance.
- Meditiere auf die Sonne.

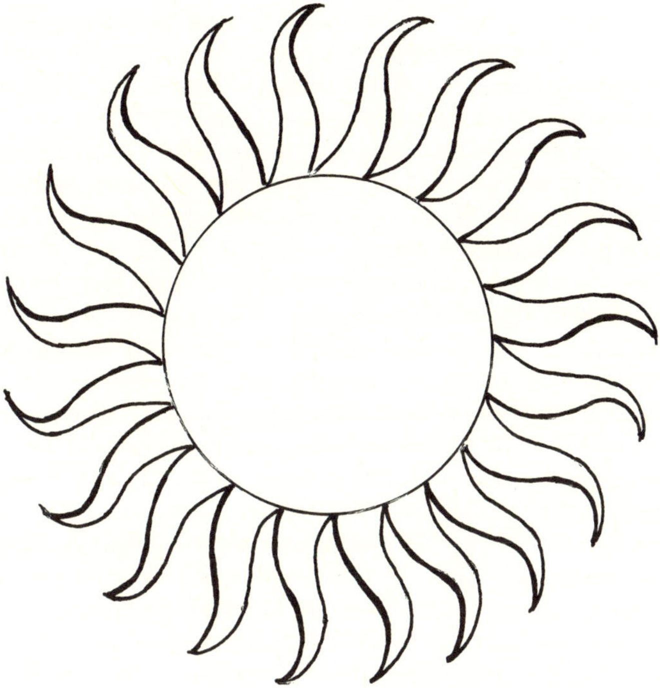

Die Augen

Unsere Augen sind die Organe, mit denen wir Licht wahrnehmen. In unserer Zeit, dem ›optischen Zeitalter‹, sind sie zu den wichtigsten Sinnesorganen geworden, denn achtzig Prozent der Informationen von außen nehmen wir über sie auf.

Wenn wir uns vergegenwärtigen, daß das dritte Chakra mit Ego, mit Selbstsucht, Gier und Macht zu tun hat, kann es uns eigentlich nicht wundern, daß in unserer Zeit die dazugehörigen Sinnesorgane solche Bedeutung bekommen haben.

Unsere Augen sind, wie die Ohren, Fernsinne. Sie ermöglichen uns, im Gegensatz zum Geruchssinn, Geschmackssinn und Tastsinn, daß wir auf Distanz bleiben können. Mit unserem Sehsinn können wir aktiv nach außen greifen, um uns die Umwelt gierig einzuverleiben (Stichwort Voyeurismus). Wir können aber auch eine passive Haltung einnehmen und die Bilder zu uns kommen lassen, für die wir gerade innerlich offen sind. Im letzteren Fall wird unser Sehen zum Schauen.

Seher wurden in der Vergangenheit meist als Blinde dargestellt. Seher schauen nach innen, dazu brauchen sie ihre physischen Augen nicht, die doch nur die Oberfläche der Dinge aufnehmen.

Schauend nehmen wir die innere Schönheit von Dingen und Wesen wahr, ihre Harmonie, ihre Lebendigkeit, ihr Sein hinter der äußeren Hülle.

Doch meist sind wir anders gepolt. Wir sehen die Welt und vor allem andere Menschen kritisch und Distanz schaffend an, wir sehen nur uns und unsere Bedürfnisse.

Die Augen auf der Abbildung nebenan sind eine symbolische Darstellung für eine ganz andere Weise des Sehens. Es sind die Augen der Stupa in Swayamabhunath in Nepal. Sie stehen für die Blicke aller Buddhas, die voll Achtsamkeit mit mütterlichen Augen auf alle fühlenden Wesen ohne jegliche Ausnahme sehen. Ihr Blick hat die Weite des Ozeans und ist durchdrungen von einem sanften und zugleich starken Mitgefühl, mit dem sie die Bedürfnisse und Nöte aller Wesen wahrnehmen. – Sicher eine starke Botschaft an uns.

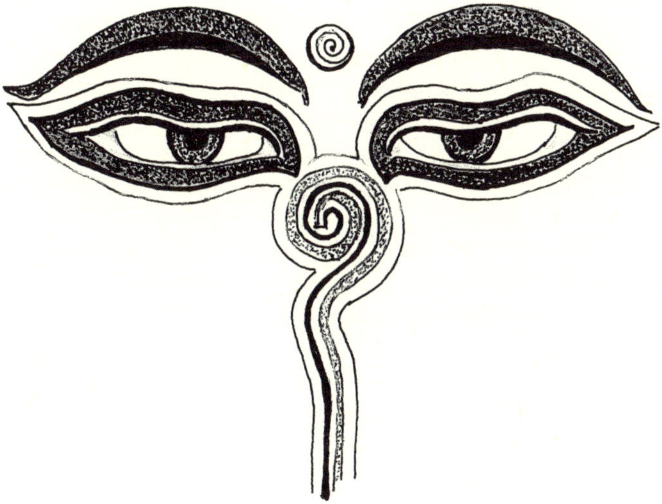

- Verändere von Zeit zu Zeit dein Sehen zu einem Schauen, sieh dir dabei eine Blume an, ein Lebewesen (z. B. einen Käfer), eine Landschaft, einen Sonnenuntergang oder was immer dich anregt.
- Sieh bewußt ›aktiv‹ und ›greifend‹ in deine Umgebung (etwa ein bis zwei Minuten). Anschließend schaue passiv, das heißt, du läßt die Bilder von außen von sich aus zu dir kommen. Was sind deine Erfahrungen?
- Setze dich vor einen Spiegel und sieh dir selbst in die Augen. Was passiert innerlich, wenn du dich ›hart‹ und kritisch ansiehst, was, wenn du dich ›weich‹ und mitfühlend anschaust?

Emotionen

Irgend etwas paßt ihr nicht, Anna schreit ihren Protest mit aller Kraft heraus, die ihr zur Verfügung steht. Wenige Augenblicke später lacht sie wieder unbeschwert, denn sie hat allen Ärger losgelassen, nichts ist zurückgeblieben.

Ärger ist eine Energie. Sie staut sich, wenn sie am Fließen gehindert wird. Ärger, die Energie des Ärgers, ist also nicht einfach weg, wenn wir uns beherrschen.

Sie setzt sich als emotionale Schlacken – die Schulmedizin nennt es Stoffwechselschlacken – u. a. in unseren Muskeln, unseren Sehnen und Gelenken fest, und erzeugt Unbehagen, d. h. genauer körperliche und psychische Spannungen.

Durch Drehen der Gelenke und bewußtes Atmen kann die ›eingefrorene‹ Energie wieder befreit werden.

- Drehe alle deine Gelenke, atme dabei ruhig und fließend, beginne mit dem Hals.
- Aufrechtstehend laß deinen Kopf leicht nach hinten sacken, rolle ihn nach rechts und nach links und atme dabei.
- Atme anschließend in Ruhestellung etwa eine Minute.
- Laß deinen Kopf nach vorne sacken und rolle ihn ruhig atmend nach rechts oder links.
- Atme wiederum etwa eine Minute.
- Rolle deine Schultern vor und zurück, drehe die Ellbogengelenke deiner Arme und dann deine Handgelenke.
- Versäume nicht, dir nach dieser und jeder weiteren Teilübung eine Minute Zeit zum ruhigen Atmen zu geben.
- Laß dein Becken entspannt atmend kreisen, zuerst im Uhrzeigersinn, dann gegen den Uhrzeigersinn.
- Laß deinen Körper nach vorne kippen, du atmest dabei ein und richtest dich ausatmend langsam wieder auf.
- Lockere deine Knie und Fußgelenke durch kreisende Bewegungen.
- Schüttle und lockere deinen ganzen Körper und zum Schluß sehr bewußt deine Fußgelenke.
- Atme ruhig aufrecht stehend noch einige Minuten.

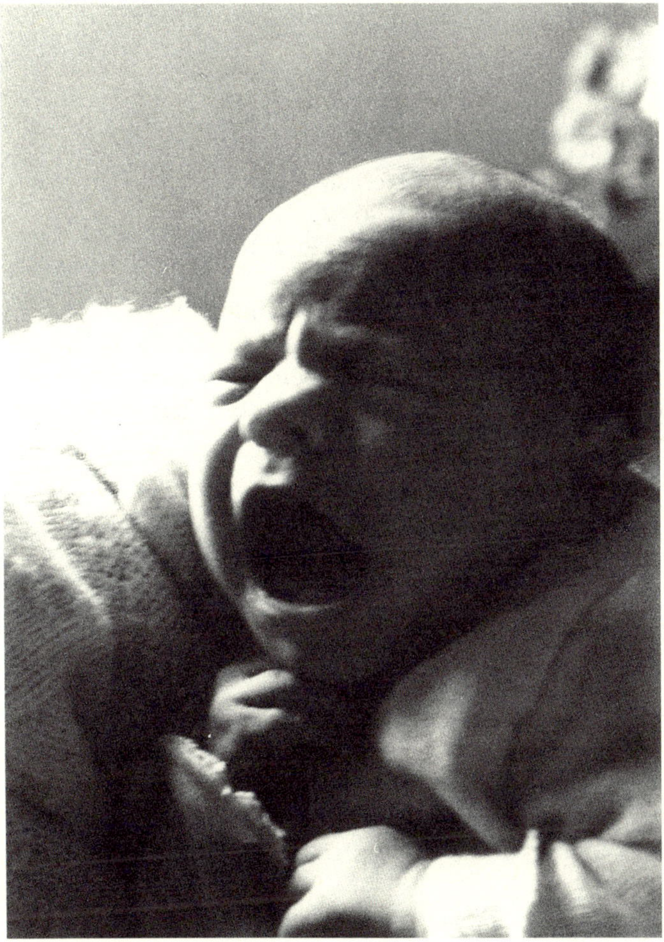

»Geht vor die Tore der Stadt und schüttelt den Staub von euren Füßen, wenn ihr nicht willkommen gewesen seid.« Das ist eine kluge Anweisung aus der Bibel. Denn wenn wir unseren Ärger losgelassen und abgeschüttelt haben, sind wir wieder offen für neue Erfahrungen.

Kampf der Elemente

Die Welle rollt an, ihr stellen sich die Felsbrocken in den Weg. Die Welle schlägt dagegen, spritzt hoch auf und gewinnt aus diesem Aufprall zusätzliche Kraft, die sie weiterträgt.

Kampf der Elemente – ihn zu beobachten, ihn zu erleben, hat etwas Befreiendes, wenn wir nicht selbst Opfer dabei sind. Das hängt wohl damit zusammen, daß sich die Kräfte voll ausleben, ohne daß irgend etwas zurückgehalten wird.

Alles schwingt aus, es bleibt kein Rest, und das befreit.

- Meditiere auf das Foto – welche Empfindungen werden bei dir wach?
- Wenn du Lust hast, male die Elemente im Kampf. Den Kampf zwischen Wasser und Feuer, zwischen Erde und Wasser, zwischen Luft und Wasser usw.

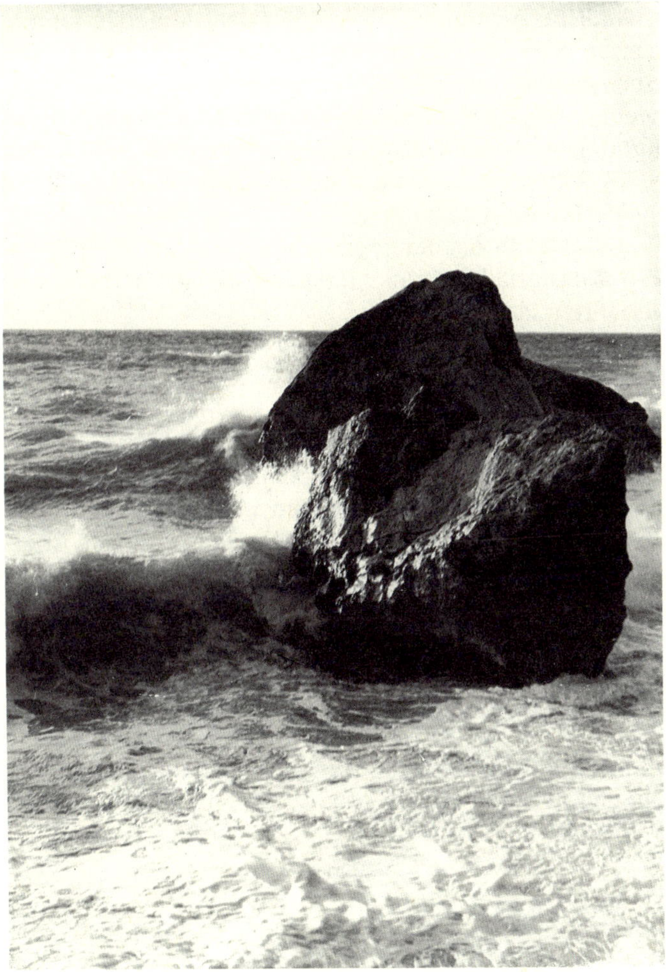

Wachstum

Das ist wirkliche Alchemie: Wasser, ein paar Minerale samt Wärme und Licht genügen und es kommt zu wucherndem Wachstum, wie bei diesen Maispflanzen.

Aus wenigen Grundstoffen, ja fast aus dem Nichts entsteht Leben in Fülle und unglaublicher Vielfalt. Wachstumskraft ist ein Ausdruck der Energie des dritten Chakras, Wachstumskraft in Pflanzen, in Tieren, in uns, in allen Wesen.

Dazu gehört auch das Raumeinnehmen, seinen Platz behaupten, und, ob uns das gefällt oder nicht, das Verdrängen und Vertreiben anderer von ihrem Platz.

Leben auf diesem Planeten wird deshalb von manchen Philosophen und Wissenschaftlern vorrangig als Kampf aller gegen alle um ihr Lebensrecht gesehen. Das ist jedoch nur die halbe Wahrheit, wie wir am Ökosystem Regenwald gut beobachten können. Pflanzen existieren nebeneinander, sie ergänzen einander, ja sie können in vielen Fällen nicht ohne einander leben. Sie bilden eine Lebensgemeinschaft, wo einer auf den anderen angewiesen ist. Ähnlich ist es in der Tierwelt und in der gesamten Natur. Wir Menschen beginnen schmerzlich zu verstehen, daß wir auch Teil dieser Gemeinschaft sind.

- Meditiere auf das Foto.
- Beobachte die Wachstumskräfte in der Natur, sieh, wie sie dich inspirieren, wie deine Anschauungen sich dadurch verändern, deine Einsicht in Zusammenhänge wächst.
- Male Pflanzen und ihr wucherndes Wachstum.

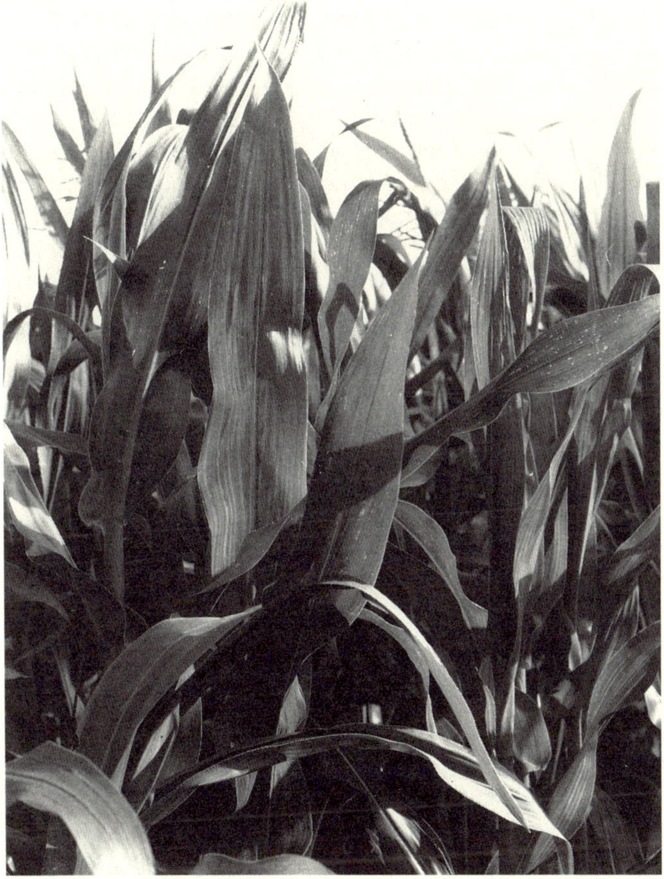

Spirale

Die Spirale ist Symbol für die Bewegung der Sonne, die mal einen engeren und dann im Laufe der Jahreszeiten einen allmählich wachsenden Kreis beschreibt. Die Spiralbewegung ist umkehrbar. Wir können eine Spirale von ihrem Mittelpunkt aus nach außen verfolgen und von dort wieder zurück zur Mitte.

Sonnenuhr heißt in Anlehnung an den Sonnenlauf die Seeschnecke aus dem Pazifik, nach der die Zeichnung nebenan entstanden ist. Eine Spirale zeigt die Dynamik der Ausdehnung und des Sich-wieder-Zusammenziehens. Das Anschwellen und das Abschwellen, das Wachsen und das Schrumpfen, beides ist in ihr enthalten. Dynamik ist ein Kennzeichen des Sonnenzentrums.

Die Spiralform finden wir bei vielen Pflanzen und Organismen, ja eigentlich überall. Die Chromosomenstränge der Doppelhelix, an der unsere Erbanlagen in jeder einzelnen Zelle wie Perlen an einer Kette aufgereiht sind, ist in Spiralform gewunden. Auch in vielen Bewegungen und Bewegungsabläufen finden wir sie, im Kleinen wie im unfaßbar Großen. Eine Schlange rollt sich spiralförmig zusammen. Spiralform hat der Wasserstrudel, der sich bildet, wenn wir das Wasser unserer Badewanne ablassen. Spiralform hat der Luftwirbel eines Zyklons und spiralförmig streben die Sternhaufen in der Unendlichkeit des Kosmos auseinander.

- Spiralbewegungen wecken emotionale und astrale Kräfte. Magier, die auf der Basis solcher Kräfte arbeiten, führen sie aus. Falls du diese Energie ansatzweise erfahren willst, führe mit deinen Händen und Armen Spiralbewegungen aus. Stoppe die Bewegungen und löse dich von ihnen, wenn Gefühle aufkommen, die dir unangenehm sind. Schüttle deine Glieder aus, lege deine Handflächen auf deinen Bauch und atme in dein Nabelzentrum.
- Zeichne eine Spirale.
- Betrachte die Spirale ein oder zwei Minuten. Was ist deine Erfahrung?

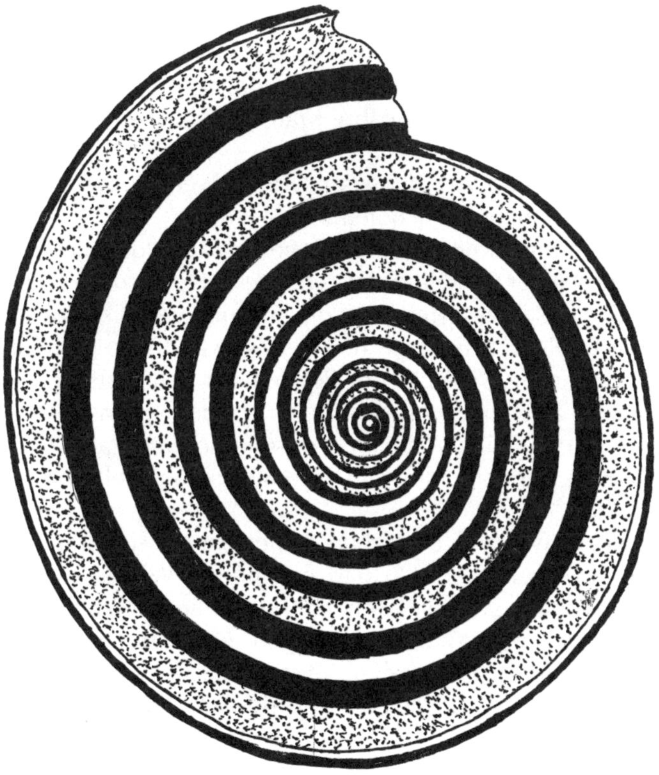

Fülle

In Gottheiten veranschaulichen wir uns Kräfte, die wir in der Schöpfung vorfinden. Wir geben ihnen so eine konkrete, sinnlich erfahrbare Form, und wenn wir sie ›anbeten‹ oder sie um etwas bitten, dann stimmen wir uns innerlich auf ihre Kraft ab und rufen sie in uns selbst wach.

Den Fallstrick, daß sie zu unseren Götzen werden, wenn wir sie absolut setzen, kennen wir – hoffentlich.

Der ›Elefantengott‹ der Hindus, Ganesha, steht für Fülle, und dazu gilt er als Beseitiger von Hindernissen. Wenn Hindernisse fallen, dann können wir die Ziele erreichen, die wir uns gesteckt haben, dann haben wir Erfolg. Ganesha, so heißt es, ›gewährt‹ Erfolg im Geistigen wie im Materiellen. In welchem Bereich wir dann tatsächlich Erfolg haben, hängt zweifellos von den Zielen ab, die wir uns selbst gesetzt haben. Die Beseitigung von Hindernissen und das Erfahren von Fülle sind jedenfalls Bereiche, die dem dritten Chakra zugehören.

- Erkunde, in welchen Bereichen deines Lebens sich immer wieder Hindernisse aufbauen. Du hast ein inneres Wissen darüber, wie sie überwunden werden können. Nutze deine Intuition und Phantasie und schreibe spontan Lösungen auf, ohne sie durch deine Zweifel und deinen kritischen Verstand zu zensieren. Erst danach prüfe sie genauer und sieh hin, ob sie nicht wichtige Botschaften enthalten.
- Was ist für dich Fülle, in welchen Bereichen gestattest du sie dir? In welchen schneidest du dich vor ihr ab?
- Auch das Genießen können wir lernen. Beginne mit einfachen Übungen, z. B. mit der, dir Zeit für dein morgendliches Frühstück zu geben, und dir vielleicht endlich mal wieder die Weißmehlmohnsemmel zu gönnen, die du dir als Vollköstler jetzt schon viele Jahre versagst.
- Nimm dir in Gedanken eine Süßigkeit aus der Schale, die Ganesha in seiner linken Hand hält. Er jedenfalls liebt Süßigkeiten, wie es heißt.

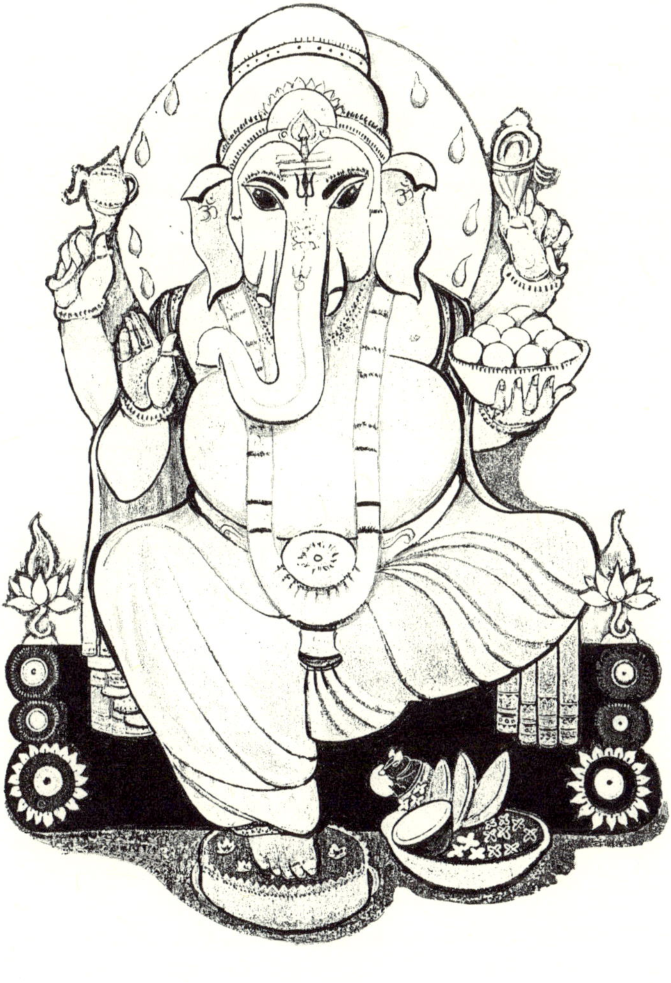

Feuer-Reinigung

Wann der Mensch lernte, das Feuer zu beherrschen und sich dienstbar zu machen, wissen wir nicht genau, aber dieser Zeitpunkt gilt als Markstein in der Menschheitsgeschichte. Prometheus, ein Abkömmling der Götter, so berichten die Sagen der Griechen, soll es gegen den Willen der Götter den Menschen gebracht haben.

Jedenfalls galt das Feuer seit Urzeiten als heilig, reinigend und von Gott gegeben. Feuer verwandelt, es hat transformierende Kraft.

Johannes der Täufer sagt über Christus: »Ich taufe Euch mit Wasser, aber der, der kommen wird, wird euch mit Feuer – taufen.«

Das Foto zeigt eine geweihte Feuerstelle, an der eine Feuerzeremonie (YAGNA) ausgeführt wird. Der Feuerplatz ist nach festen Regeln aus Lehm gebaut und für die Zeremonie bemalt und mit Blumen geschmückt. Während MANTRAS (Gebete) zitiert werden, werden Früchte, Reis, gereinigte Butter, Nüsse, Milch, Yoghurt, Honig, Gewürze und Spezereien geopfert. Ganz bewußt werden sie als Teil der Gaben, die der Mensch täglich erhält, an Gott, der im reinen Element Feuer als gegenwärtig gesehen wird, zurückgegeben.

Das Feuer verwandelt und reinigt alles, was ihm übergeben wird. Deshalb können ihm bei einer solchen Zeremonie in der Vorstellung auch Emotionen (z. B. Angst), Eigenschaften, bedrängende Gedanken oder Handlungen (vergangene und zukünftige) zur Reinigung übergeben werden. Dieser Vorgang ist ein Akt der Bewußtwerdung. Er schafft eine große Klarheit. Die verwandelnde Kraft des Elementes Feuer bringt eine Verwandlung im Geistigen in Gang.

Heilige Feuer, die in Indien bis in unsere Gegenwart von Yogis ununterbrochen am Brennen gehalten werden, reinigen nach alter Vorstellung die Atmosphäre der gesamten Erde, helfen ihrer Fruchtbarkeit und transformieren das Bewußtsein der Menschen.

- Die reinigende und heilende Kraft des Feuers kann jeder leicht erfahren, auch der Skeptiker. Setze dich wenigstens eine viertel Stunde, nach Möglichkeit länger, in die Nähe eines Feuers. Achte darauf, daß die Flammen über deinen Scheitel hinausreichen. Die Wirkung wird verstärkt, wenn du in die Flammen schaust.
- Um deine Gedanken zu reinigen, schreibe alles, was dich quält, bedrängt, ängstigt oder dir Sorgen macht, auf ein Stück Papier,

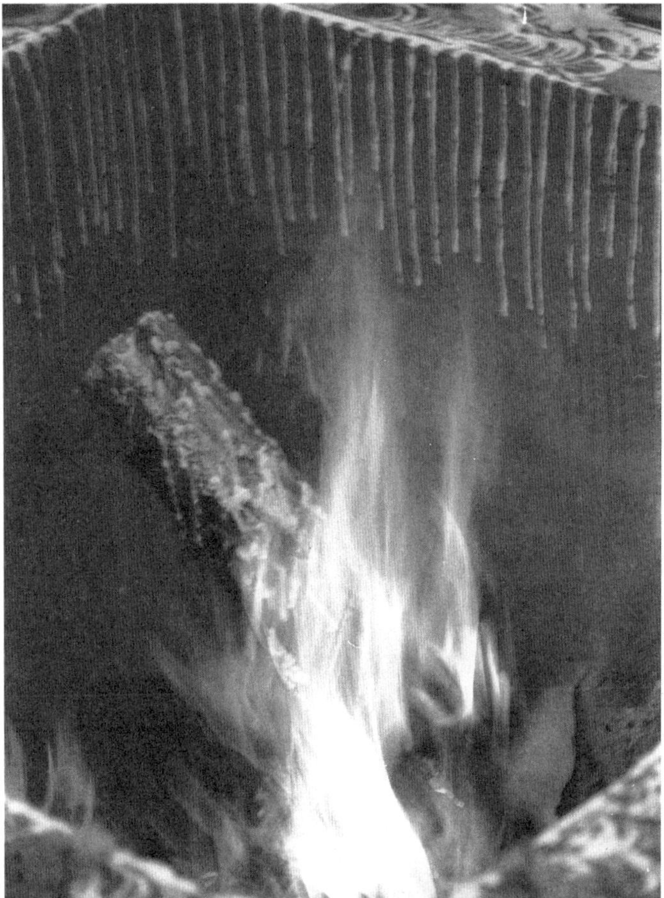

übergib es anschließend einem Feuer, bitte darum, daß deine Gedanken gereinigt werden.

- Auf Licht zu meditieren ist eine der wirkungsvollsten Formen von Meditation. Meditiere auf ein Feuer, eine Kerze, ein inneres Licht.
- Die Asche eines heiligen Feuers reinigt. Im Katholizismus wird am Aschermittwoch davon Gebrauch gemacht. Yogis reiben ihren gesamten Körper mit Asche ein.

Licht und Dunkel

»Als Gott die Eigenschaften der Natur schuf, entsprangen beides: gut und schlecht. Gäbe es keine Dunkelheit, gäbe es kein Licht und umgekehrt.

Es gibt einen Spruch in den Veden: ›O Herr, ich bin in der Dunkelheit, bitte führe mich zum Licht.‹ Der zweite Teil des Spruches lautet: ›O Herr, mein ganzer Körper und meine Sinne sind in negativen Handlungen verwickelt, laß mich bitte nur gute Taten ausführen.‹ Und der letzte Teil lautet: ›Ich werde sterben, bitte führe mich zur Unsterblichkeit.‹ Wenn es kein Leid auf der materiellen Welt gäbe, dann könnte man kein Glück empfinden. Nur wenn die Menschen den Unterschied schmecken zwischen Leid und Glück, sind sie imstande, zwischen diesen beiden Eigenschaften zu unterscheiden. Schmerzhafte Handlungen säen Leid, gute Taten Glück. So erkennen sie die Folgen von Handlungen...

Selbst in der tiefsten Dunkelheit gibt es einen Funken göttlichen Lichtes, und dieser Funke ermöglicht es uns zu erkennen, was gut ist. Daher haben die Menschen die Möglichkeit, diesen göttlichen Funken in sich selbst aufzuspüren, der sie auf ihrem Weg leiten wird, bis sie ihr Ziel erreicht haben.

Außerdem ist Dunkelheit ein Geschenk, denn nur dadurch, daß es sie gibt, ist es uns möglich, das Licht zu finden. Schmerz ist ebenfalls ein Geschenk, denn nur weil wir Schmerz und Leid erfahren können, können wir Glück empfinden.

Seit deshalb dankbar für die Existenz der Dunkelheit, denn in der Dunkelheit können wir das göttliche Licht erkennen, das uns auf die andere Seite des Lebensozeans tragen wird.«

Shastriji Visnu Datta Misra

Raum für Erfahrungen, Phantasien, Empfindungen

Das vierte Chakra

Die Lage dieses Chakras wird im Bereich des Herzens angegeben. Seine Sanskrit-Bezeichnung ANAHATA drückt aus, daß »der Yogi hier zum ersten Mal den Shabda-Brahman-Klang vernimmt, den Klang, der ohne das Zusammenschlagen zweier Dinge erzeugt wird – auf welche Weise gewöhnlich ein Klang erzeugt wird« (Pandit, ›Kundalini-Yoga‹). Shabda-Brahman (Shabda heißt Klang, Brahman bedeutet Schöpfergott) ist der Urklang.

Wenn der Yogi das ANAHATA bei seinem Aufstieg am Baum der Erkenntnis erreicht hat, dann ist er offensichtlich schon recht weit, denn er vernimmt innerlich die ›vormaterielle Form‹ dieses Klanges, d. h. er ist über eine Schwelle gegangen, und zwar vom Materiellen zum Immateriellen. Zu erinnern ist dabei, daß das gesamte Chakra-Modell ursprünglich ein Lehrsystem für den Yogi darstellte.

Er hat also die drei unteren Chakras hinter sich gelassen, die das Gebundensein an die Materie in besonderem Maße verkörpern. Um allerdings die vielfältige Verwobenheit des Chakra-Modells bewußt zu halten, rufe ich gleichzeitig ins Gedächtnis, daß die Elemente der Manifestation, die Tattvas, auf allen Ebenen der Schöpfung wirksam sind.

Das vierte Chakra liegt an einem herausgehobenen Platz, es ist das mittlere in der Reihe der sieben und gilt als Zentrum des Ausgleiches zwischen den drei oberen Zentren, die für die geistigen Kräfte stehen und den drei unteren, die die mehr stoffgebundenen Kräfte tragen. Der Pol des OBEN, des Denkens, Urteilens, Kontrollierens, und der Pol des UNTEN, der Begierde, der Leidenschaften und der Triebe, können hier in Harmonie kommen.

Wie ist das möglich? Das Tattva des ANAHATA ist das Element Luft. Luft dehnt sich aus im Raum, es füllt die Weite. Es gibt von daher auch den unterschiedlichen Kräften Raum. Ein Nebeneinander, eventuell Gemeinsamkeit, ist möglich, ein Kampf ist nicht nötig oder muß, da genug Platz zum Ausweichen vorhanden ist, nicht unbedingt stattfinden.

Luft ist das feinste, das am wenigsten kompakte der vier unteren Elemente. Es ist beweglich, flüchtig und durchlässig und bietet dem, der sich in ihm bewegt, im Vergleich zu den Elementen Erde, Wasser und Feuer kaum Widerstand.

Das Tattva Luft wird als geruchlos und farblos gekennzeichnet. Damit wird ausgedrückt, daß wir das stoffliche Element Luft weder riechen, schmecken noch sehen können. Wenn wir die Luft – vermeintlich – riechen, dann ist sie Träger von Duftstoffen, oder wenn wir sie zu sehen glauben, dann sehen wir Staub, Rauch oder Dampf im Medium Luft.

Wie läßt sich das grobstoffliche Element Luft aber dann wahrnehmen? Wir können Luft spüren. Das Organ des Spürens und Fühlens ist unsere Haut, die den Tastsinn trägt.

Unsere Haut ist Kontaktorgan, sie umschließt unseren gesamten Körper. Sie ist Grenze zwischen dem Innen und dem Außen, unserem Körper und dem, was ihn im weitesten Sinne umgibt. Leben ist angewiesen auf Kontakt, auf den Austausch zwischen dem Innen und dem Außen, zwischen dem Eigenen und dem Fremden. Unser Atem zeigt das besonders deutlich, weil die Folgen einer Unterbrechung des Austausches von Luft auf dramatische Weise innerhalb einer Minute deutlich werden.

Unsere Lungen und deren Funktion unterstehen dem Kraftfeld des ANAHATA. Über unseren Atem nehmen wir Prana, Lebenskraft, auf. Unsere Lungen sind, wie die Haut, Kontaktorgane.

Kontakt bedeutet jedoch Risiko auf allen Ebenen auch im psychischen Bereich. Wir müssen aus unserer sicheren Burg heraus, wir müssen uns öffnen, damit Fremdes aufgenommen werden kann. Das ist mit Angst verbunden, denn wir werden mit unserem Öffnen nach außen auch sehr verletzlich. Kontakt bedeutet »ein Pendeln um eine Grenze. Sie ist die Mitte zwischen zwei extremen Polen, deren einer grenzenlose Offenheit ist, die uns extrem verletzlich macht. Und deren anderer die totale Abgrenzung, in der uns nichts mehr ›berühren‹ kann. Der eine Pol läßt sich vergleichen mit einem rohen Ei ohne Schale, das bei der kleinsten Berührung zerquetscht wird, der andere mit einem Ritter, der für ›Berührung‹ unerreichbar in einer Eisenrüstung steckt«. (Johannes Walter, ›Die heilende Kraft des Atmens‹)

Das Pendeln um diese Kontaktgrenze ist ein sehr sensibler Vorgang. Wir müssen dabei ausreichend Zeit erhalten, um einen Impuls, der von außen kommt, auch fühlend aufnehmen und verarbeiten zu können. Werden wir von einer Flut von Kontaktanforderungen überrannt, wie das im Berufsleben heute in der Regel der Fall ist – man denke nur an eine Lehrerin, die während einer Unterrichtsstunde auf dreißig Schüler und Schülerinnen eingehen soll –, dann führt das zu einer Erscheinung, die wir verallgemeinernd als Streß bezeichnen.

Ihn spüren wir körperlich vor allem im Brustbereich, eine seiner extremen Auswirkungen ist der Herzinfarkt.

Aber auch in anderer Hinsicht wird unser Vermögen überfordert, von außen Kommendes aufzunehmen und zu assimilieren. Allergie heißt das Stichwort. Es umreißt ganz allgemein Abwehrreaktionen des Körpers als Folge von Überflutung mit Fremdstoffen. Allergische Reaktionen offenbaren sich an unseren Kontaktorganen Haut und Lunge z. B. als allergisches Asthma oder Neurodermitis. Unter letzterer leiden vor allem Kleinkinder, die der Außenwelt gegenüber noch ungleich offener sind als Erwachsene.

Wir sehen daraus, daß sich Störungen einer bestimmten Chakra-Energie körperlich an den Organen manifestieren, die mit dem jeweiligen Chakra in besonderer Verbindung stehen. Wir können diese Störungen als Signale ansehen, die uns Hinweise für den Weg zu einer tiefgreifenden Heilung geben.

ANAHATA, unser Herz-Zentrum, ist Zentrum des Fühlens. Wir sind fühlende Wesen, wie Tiere und Pflanzen übrigens auch – was wir oft vergessen. Das heißt, wir haben nicht nur das Vermögen, da irgendwo innendrin zu fühlen, nein, es ist rundum da, an unserer ›Grenze‹ zu den anderen und der Welt. Daher gibt es von Natur aus einfach niemanden, der fühllos wäre. Es gibt nur Individuen, die sich, aus welchen Gründen auch immer, fühllos gemacht haben, um das nicht mehr wahrzunehmen, was äußerlich und innerlich schmerzt und letzten Endes der Seele weh tut.

Das ANAHATA steht für die feineren Gefühle, für Gefühlsenergie. »Gefühlsenergie ist flüchtig, kaum greifbar und vergleichbar dem Wind, der die Blätter bewegt. Sie zwingt nicht und doch hat sie Kraft zu bewegen, zu öffnen und zu verändern. Der emotionalen Energie des 3. Chakras entspricht der aggressive Schrei oder die kraftvolle Handlung, der Gefühlsenergie ein befreiender Seufzer, der den Druck von der Brust nimmt und das loslassen hilft, was meist undefinierbar auf uns lastet.« (Joh. Walter, ›Die heilende Kraft des Atmens‹)

Fühlen heißt sich öffnen, sich weit machen, hinspüren, zulassen. Der Brustbereich repräsentiert Weite, hier kann die Trauer Raum erhalten, hier hat die Sehnsucht und Traurigkeit ihren Ort, aber auch Sympathie, Zuneigung, Freude und Glücksgefühle. Unsere Fähigkeit mitzufühlen mit anderen Menschen und anderen Wesen geht von hier aus, das Herz steht als Symbol dafür.

Auch für Liebe ist es Symbol. Für Liebe, die geheimnisvolle Kraft, über die so viel gesprochen, geschrieben und gesungen wird, in deren Namen aber auch so viele Zwang ausüben oder nichts anderes verfolgen als ihre egoistischen Interessen, und von der wir eher sagen können, was sie nicht ist, als was sie denn sei.

Das ANAHATA ist auch Zentrum der Heilung. Krankheitssymptome können verschwinden, das wissen wir, wenn wir uns öffnen und körperliche und psychische Spannungen oder krank machende Gedanken und Einstellungen loslassen. Von hier, vom ANAHATA, geht Heilung und Heilwerden im umfassenden Sinn aus.

Für mich ist es als Zentrum der Liebe und der Heilung die wichtigste Station am Baum der Erkenntnis für uns Menschen.

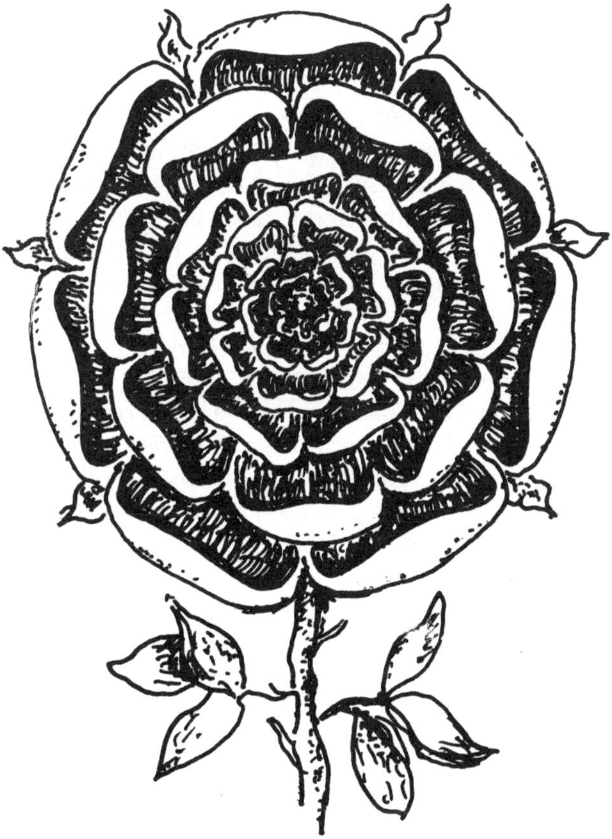

Das Chakra-Symbol

Der Herzlotos hat zwölf Blütenblätter. Die Zwölf gilt als Zahl der Vollkommenheit. In ihr ist die Erdzahl Vier enthalten und die Zahl Drei, die Geist symbolisiert. Die Zwölf ist eine Sonnenzahl. Unser Jahr ist in zwölf Monate unterteilt und unser Tag hat zweimal zwölf Stunden. Die Zwölf wurde zur beherrschenden Zahl, als in der Menschheitsgeschichte das Patriarchat die Gesellschaft der Mütter ablöste. Die Griechen bevölkerten ihren Himmel, den Olymp, mit zwölf Göttern. Das jüdische Volk zählte zwölf Stämme. Herakles hatte zwölf Arbeiten zu erfüllen. Im Volksmund gibt es die Zwölf heiligen Nächte, die Zwölf wurde zu einer Zahl des Maßes, zum Dutzend, die Reihe, die die Bedeutung der Zwölf belegt, ist beliebig erweiterbar.

Interessant wird es, wenn wir den 12 Blütenblättern des ANAHATA den Mittelpunkt des Lotos hinzurechnen. Dann kommen wir auf die Zahl Dreizehn, auf die Mondzahl, die Zahl des Matriarchats. Wir ahnen die Härte und Kompromißlosigkeit des Machtkampfes in der Urzeit. Aus den konkret zu beobachtenden dreizehn Monden im Jahr wurden plötzlich 12 Monate. Das Konkrete mußte der Abstraktion weichen.

Im Herzlotos findet die Aussöhnung statt. Der Meister Christus (Mittelpunkt des Lotos) hat zwölf Jünger (Blütenblätter des Lotos), die Pole sind in der Präsenz des Meisters aufgehoben.

Eine ähnliche Botschaft liegt im Hexagramm. Die zwei Dreiecke, die es bilden, das eine von oben, das andere von unten kommend, durchdringen einander. Die Pole OBEN und UNTEN kommen in Harmonie.

Der Klang, der dies Zentrum hat entstehen lassen, ist YAM, sein Schriftzeichen finden wir unter dem Lotos.

- Meditiere auf das Chakra-Symbol.
- Male es aus, wobei ich noch einige Farben nennen will: Die Farben der Lotosblätter sind hier Zinnoberrot, das Hexagramm rauchfarben und dazu gold umrandet. Ein lichtes Grün wird oft ebenfalls als Farbe dieses Lotos genannt, aber auch ein honigfarbener Goldton oder, wie bei den Tibetern, ein tiefes strahlendes Blau.
- Fertige dir ein Poster auf einem großen Blatt Papier.

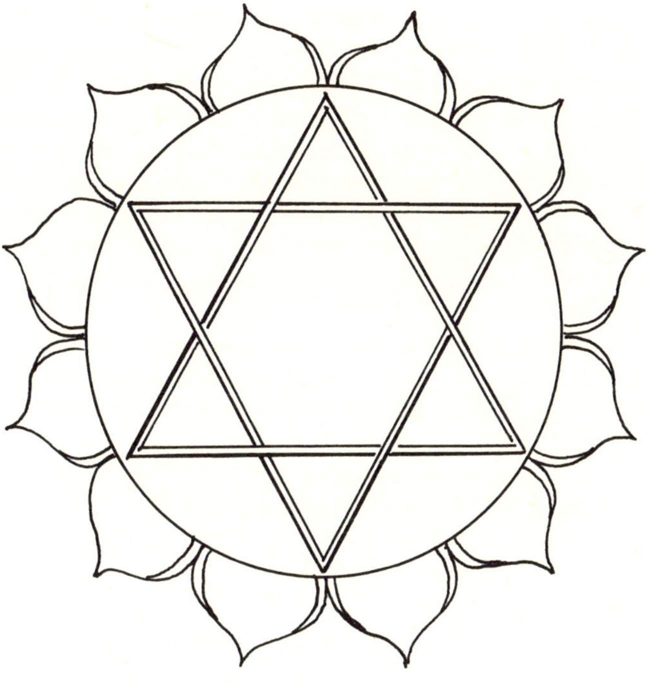

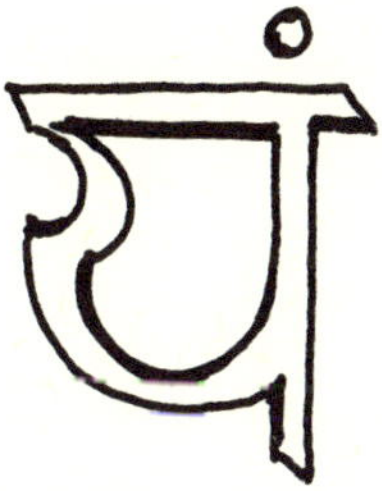
यं

Das Formsymbol

Das Hexagramm mit seinen sich durchdringenden Dreiecken symbolisiert nicht nur den Ausgleich zwischen dem OBEN und dem UNTEN, sondern auch die Vereinigung des Weiblichen und des Männlichen. Es ist eine Form der Vollkommenheit, Ausgewogenheit und Harmonie.

Viele Blüten sind sechsblättrig, Schneekristalle sind wie Sterne mit sechs Armen. Das Sechseck ergibt sich als ideale Form, wenn Kreise gleicher Größe ohne Flächenverlust dicht zusammengepackt werden, die Bienenwaben zeigen das.

- Wenn du dich angeregt fühlst, suche Formen in der Natur, die diese Sechsteiligkeit haben wie unser Symbol, und zeichne sie.
- Male das Formsymbol in den ›traditionellen‹ Farben (rauchfarben und gold) aus.
- Male das Formsymbol mit Farben aus, die du mit dem sinnlich wahrnehmbaren Element Luft verbindest.
- Nimm ein großes Blatt zur Hand und male Luft und Wolken.

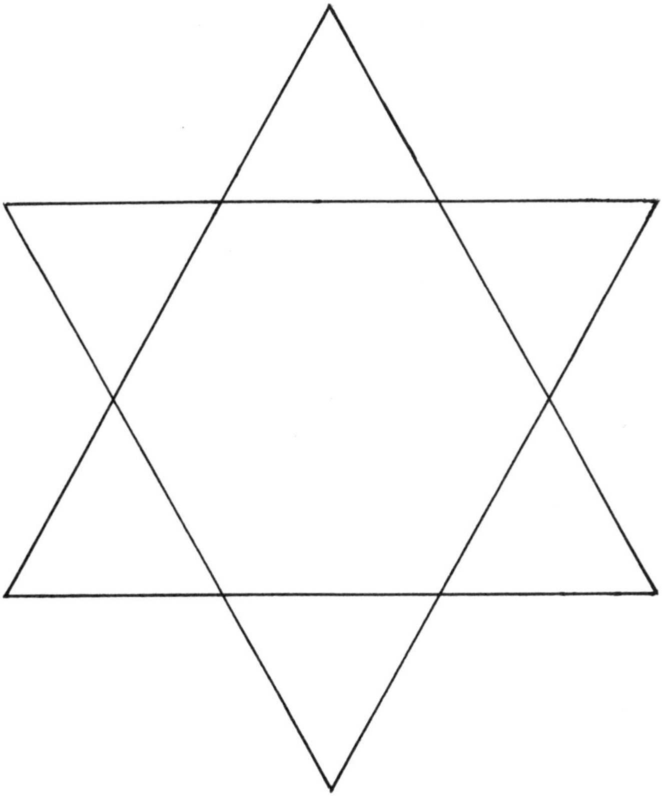

Element Luft

Vertiefe dich in das Foto nebenan. Laß Bilder und Phantasien in dir aufsteigen.

Identifiziere dich mit dem Element Luft und seinen Qualitäten, sie sind Teil deiner Natur. Nimm die nachfolgenden Gedanken in dich auf:

»Ich bin Offenheit, ich bin die Weite, ich bin grenzenlos. Ich bin fähig, allen Gefühlen und Gedanken in mir Raum zu geben. In der Weite, die ich bin, löst sich jede Spannung. Alles Kämpfen hört auf, eine große Erleichterung erfaßt mich. Ich muß nichts tun, ich erlaube mir auszuruhen. Ich wage mich hinzugeben, Enge und Angst verfliegen. Mein Atem ist ruhig und weit und fließt mühelos von alleine. Große Ruhe kehrt in mich ein und ein Gefühl von Glück. Ich bin frei, offen, liebevoll.«

Während ich diese Sätze niederschreibe, verändert sich mein Gefühl und meine Stimmung. Mir wird bewußt, wie sehr uns Menschen Gedanken beeinträchtigen können und wie wir uns durch andere Gedanken auch wieder aus inneren Kämpfen und bedrängender Enge selbst befreien können.

Dieser Text oben ist von mir, er möchte dich anregen, selbst Worte und Sätze zu formulieren und Bilder zu visualisieren, die dir Spannungen nehmen und auf dich befreiend wirken.

Wenn du Gelegenheit dazu hast, geh hinaus in die Natur, leg dich ins Gras, schau in den Himmel und verfolge das Treiben der Wolken. Tauche dabei ein in die Unendlichkeit und Grenzenlosigkeit des Himmels.

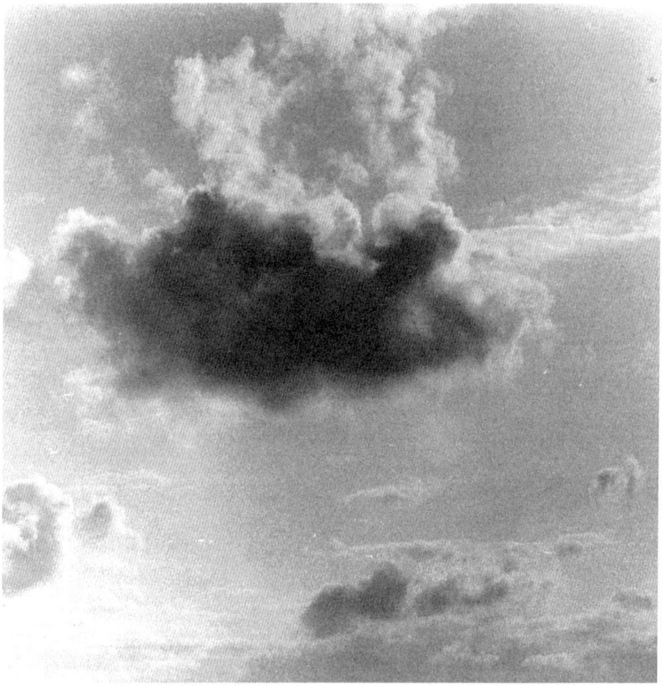

Die Haut

Wir stecken in keiner festen Schale wie Krebse, sind durch keinen Panzer geschützt wie Schildkröten, haben keinen Schuppenpanzer wie Krokodile oder eine ›Umhüllung‹ wie Dickhäuter.

Wir sind dünnhäutig, überall.

Etwa eine halbe Million Tastkörperchen sind über unsere gesamte Hautoberfläche verteilt, dazu kommen noch rund zweihundertundfünfzigtausend Kältepunkte und etwa dreißigtausend Wärmesensoren.

Der Tastsinn ist unser Sinnesorgan mit der größten Ausdehnung. Überall an unserer Haut, unserer Körpergrenze, fühlen wir, überall sind wir Schmerzen oder Verletzungen ausgeliefert und überall sind wir gleichzeitig empfänglich für wohltuend liebevolle Berührung.

Der Tastsinn ist mit unserem Herz-Chakra verbunden, jeder Quadratmillimeter unserer Haut trägt also Herzenergie in sich.

- Nicht überall sind die Tastkörper gleich dicht über die Hautoberfläche verteilt. Bei Erwachsenen ist z. B. das Tastempfinden an den Fingerspitzen am intensivsten. Erkunde die Empfindlichkeit deiner Haut an verschiedenen Körperbereichen.
- Laß dich, so oft das möglich ist, mit sanfter Massage verwöhnen.
- Nimm ein Luftbad, achte auf die Berührungen des Windes auf deiner Haut.

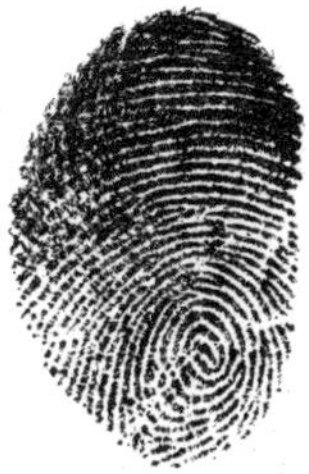

Den Atem fühlen

Unsere Lungen sind wie die Haut Kontaktorgane. In sie strömt Luft von außen ein, versorgt uns mit Sauerstoff und verläßt die Lungen wieder, das Stoffwechselprodukt Kohlendioxyd mit sich tragend.

In rhythmischer Bewegung hebt und senkt der Ein- und der Ausatem unseren Brustkorb.

- Setze dich aufrecht hin, lege eine Hand auf die Mitte deiner Brust und spüre das Ein- und Ausströmen der Luft.
- Mache von Zeit zu Zeit einen tiefen Seufzer, damit sich dein Atem immer wieder aufs neue entspannt.
- Laß deine Hand wandern. Plaziere sie etwas höher und stelle dir vor, daß du von innen her den Atemstrom an die Stelle lenkst, wo du die Berührung der Hand auf deiner Haut spürst. Atme so etwa eine Minute.
- Danach laß deine Hand ein Stückchen weiter wandern. Wenn du möchtest, nimm auch deine andere Hand zu Hilfe. Seufze mehrmals tief und atme wieder eine Minute.
- Berühre so nach und nach deinen gesamten Brustbereich, soweit du ihn gut erreichen kannst, und belebe ihn mit deinem Atemstrom. Achte darauf, daß deine Hände entspannt bleiben und dein Atem ruhig und sanft fließt.
- Abschließend stelle dir vor, daß du im gesamten Brustbereich durch deine Haut ein- und ausatmest. Atme sehr sanft, anstrengungslos und ganz bewußt etwa drei bis fünf Minuten. Lege dich anschließend auf den Bauch, erde dich so und ruhe einige Zeit.

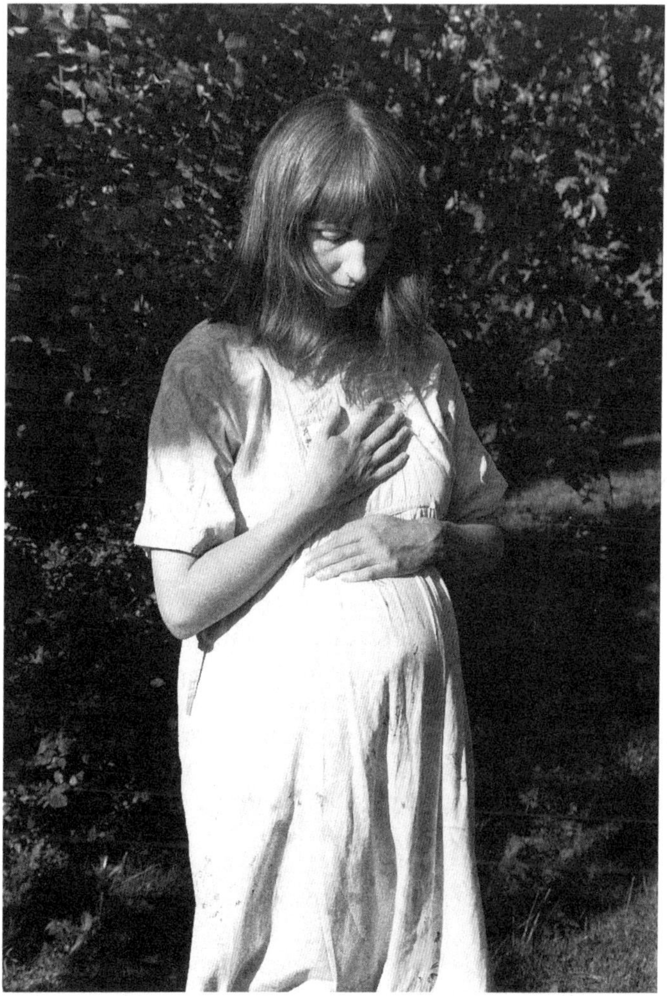

Lächeln

Lächeln ist wie ein Schwingen der Seele. Es löst, macht frei, schafft Raum und wirkt wie eine starke sanfte Kraft, die die Umgebung und alle Anwesenden verzaubert. Kein fühlendes Wesen kann sich dieser Macht entziehen, niemand wird sich dagegen sträuben. Es verbreitet ein Gefühl von Wohlbefinden, Heiterkeit und Zufriedenheit, und jede Spannung verfliegt in seiner Nähe.

Das ist die Botschaft des lächelnden Buddha. Es mag unwahrscheinlich klingen, doch auch wir können diese Energie, die tief heilend und lösend wirkt, bewußt in uns erzeugen und nach außen bringen.

- Schaffe zunächst eine angenehme, friedvolle Atmosphäre um dich herum, falls möglich, suche dir einen stillen Platz draußen in der Natur.
- Lockere dich, indem du deine Glieder und deinen gesamten Körper schüttelst, oder wähle eine andere Methode der Entspannung, die dir vertraut ist.
- Löse vor allem die Spannung in deinen Kiefern. Tue das in zwei Phasen. Laß zuerst schnell und locker deine Zähne etwa zwanzig bis dreißig Mal aufeinander beißen. Bewege danach deine Zunge dreißig Sekunden lang durch deinen Mundraum.
- Laß dich von dem Bild des Buddha inspirieren und forme deine Lippen zu einem Lächeln. Es ist ein Lächeln, das zwar nach außen sichtbar, aber in Wirklichkeit nach innen gerichtet ist.
- Nach einer Weile wirst du wahrnehmen, daß eine feine innere Wärme entsteht. Sende diese Wärme und die Weite, die sie begleitet, zu deinem Herzen. Während das wie von alleine geschieht, richte einen Teil deiner Aufmerksamkeit auf deinen sanft fließenden Atem. Verweile so wenigstens fünf Minuten oder so lange du möchtest.
- Sende dann dein Lächeln und seine heilende Kraft an den Ort in deinem Körper, der geschwächt und müde ist und sich deshalb mit Krankheitssymptomen bemerkbar macht. Atme auch dorthin wenigstens fünf Minuten.
- Wenn dir diese Übungen gut tun, praktiziere sie eine Zeitlang täglich. Sende dabei dein Lächeln zu allen deinen Organen und in alle Bereiche deines Körpers, beginne immer mit dem Herzen.

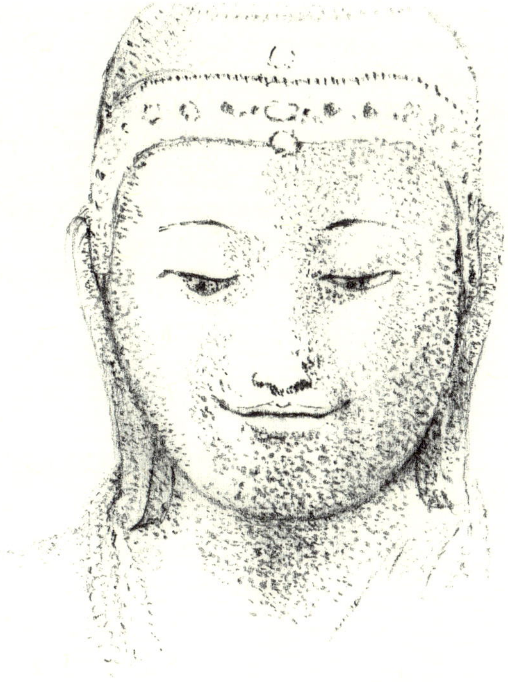

Stillen

Das Baby ist in sich gekehrt, es scheint mehr zu träumen als zu saugen. Es ist, als ob es etwas anderes in sich aufnimmt, Geborgenheit, Wärme und die Hingabe der Mutter.

Es ist ja auch wirklich das andere, was ihm Nahrung gibt. Die Milch, ja, die ist auch nötig, sie füllt den Magen und vertreibt den Hunger. Doch das, was nährt, was notwendig ist, damit es sich wirklich voll entwickeln kann, das ist die Anteilnahme, die Herzenswärme, die Liebe der Mutter. Und es ist sicher weit mehr als Zufall oder eine Laune der Natur, daß unsere erste Nahrung, die Milch, im Herzbereich gebildet wird.

■ Meditiere auf das Foto.

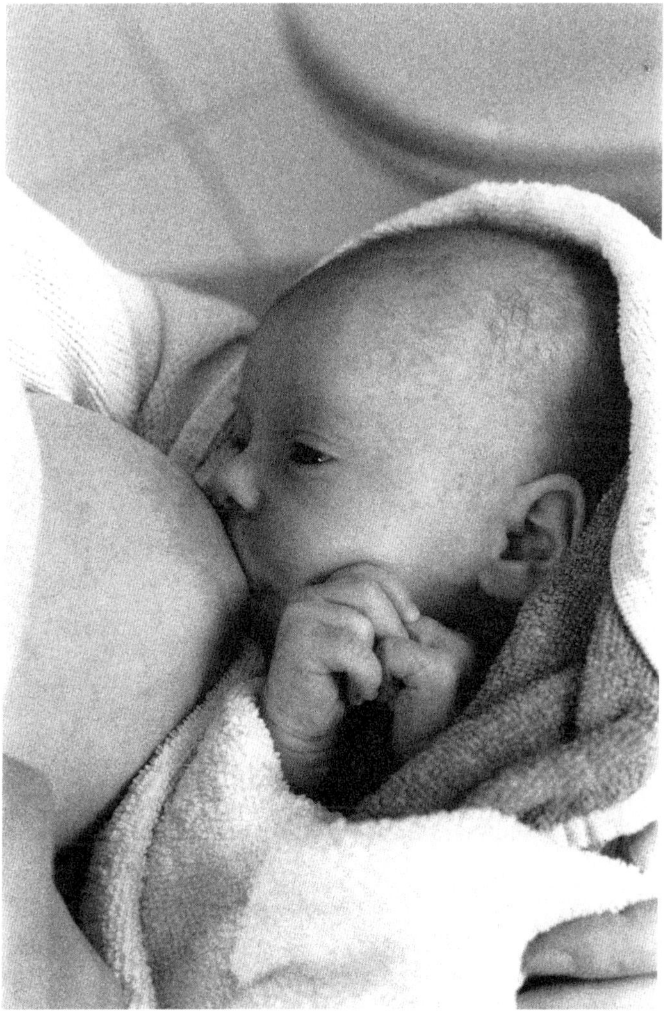

Das Herz erden

Flügel sind dem Element Luft zugehörig, sie ermöglichen den geflügelten Wesen, den Vögeln, sich im Element Luft zu bewegen. Engel, die Flügelwesen des Geistes, sind Boten des Herzens, sie symbolisieren den starken kraftvollen Aspekt der Herzenergie. Bei diesem Engel der Verkündigung aus dem Altar von Lucas Cranach im Freiburger Dom wird das in seiner gesamten Haltung deutlich. Er steht da wie ein Tai-Chi-Meister, der allein durch seine Gegenwart die Botschaft überbringt.

Durch seine Haltung zeigt uns der Engel, wie wir unser Herz erden und damit schützen können. Denn Schutz brauchen wir, wenn wir unser Herz öffnen.

- Nimm die Haltung des Engels ein und beobachte, was sich in dir verändert.
- Du gehst in Schrittstellung, deine Fersen sind ungefähr fünfzig Zentimeter voneinander entfernt, beide Füße bilden einen Winkel von neunzig Grad.
- Du stehst gut in den Knien, dein Rücken ist gerade, Hals und Schultern locker, dein Blick ist nach vorn gerichtet.
- Dein rechter Arm ist abgewinkelt und weist in Brusthöhe gelassen nach vorn, ebenso deine rechte Hand mit Daumen, Zeigefinger und Mittelfinger. Der linke Arm zeigt schräg nach unten, Arm und linke Hand sind entspannt.
- Wenn du die Haltung für dich so angepaßt hast, daß du dich in ihr wohl fühlst, beginne ruhig und fließend zu atmen. Lenke für etwa drei bis fünf Minuten den Atemstrom in deinen Bauchraum.

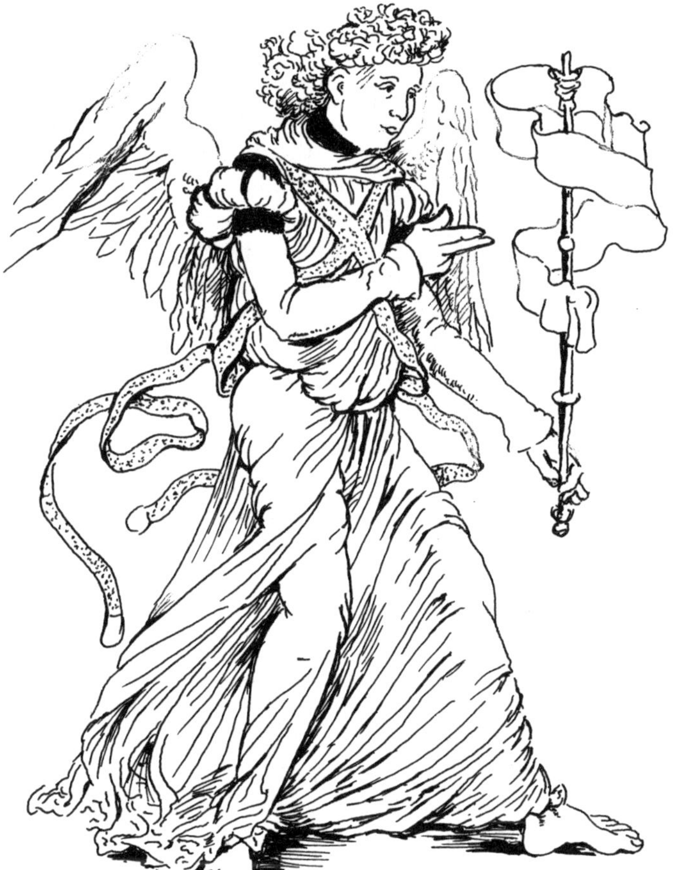

Reinigung durch das Element Luft

Atmen bewirkt eine tiefe Reinigung des Körpers, der Psyche und des Geistes durch das Element Luft.

Die junge Frau nebenan auf dem Foto hat in der Gegenwart einer Atemlehrerin etwa eine Stunde lang geatmet. Sie wirkt ›sauber‹, als hätte sie gerade gebadet, ich denke, das ist gut zu erkennen.

Der Atem, das wissen wir ja, gelangt über den Blutkreislauf in jede Zelle unseres Körpers. Er ernährt und reinigt ihn jedoch nicht nur auf der physiologischen Ebene, sondern er führt ihm und jeder Zelle auch kosmische Lebenskraft (PRANA) zu. Darüber hinaus versetzt er den gesamten Körper in feine Vibrationen, wodurch der von emotionalen Schlacken befreit wird.

Der Atem – und das ist seine eigentliche reinigende und heilende Kraft – stellt im Ein- und Ausatem aber auch Verbundenheit mit dem Kosmos her und natürlich auch mit der Erde und allen Wesen, die auf ihr leben. Dadurch löst er unsere Urangst, getrennt und verlassen zu sein, denn atmend treten wir in einen Zustand der Rückverbindung mit dem universellen Geist, ein.

Entscheidend ist allerdings, wir haben es in der Einführung erfahren, daß wir bewußt atmen. Ein bewußter, sanfter, entspannter Atem, das ist der Schlüssel.

Hier eine einfache, wirkungsvolle Übung:

- Du schüttelst zunächst alle deine Glieder und lockerst dabei, so gut es geht, deinen gesamten Körper.
- Dann setzt du dich entspannt – den Rücken aufgerichtet – auf das vordere Drittel eines Stuhles, deine Fußsohlen hast du flach auf den Boden gesetzt. Deine Handflächen legst du unterhalb deines Nabels auf den Bauch und als letztes achtest du darauf, daß die Position deines Beckens etwas höher ist als die deiner Knie, du legst dir also, falls nötig, ein Kissen unter.
- Dann machst du einige tiefe Seufzer und beginnst ruhig und fließend zu atmen. Von Zeit zu Zeit nimmst du einen tieferen Atemzug, das hilft dir, ein mechanisches Atmen zu vermeiden.
- Du atmest in dieser Weise etwa drei bis fünf Minuten, dann dehnst und streckst du dich ausgiebig.

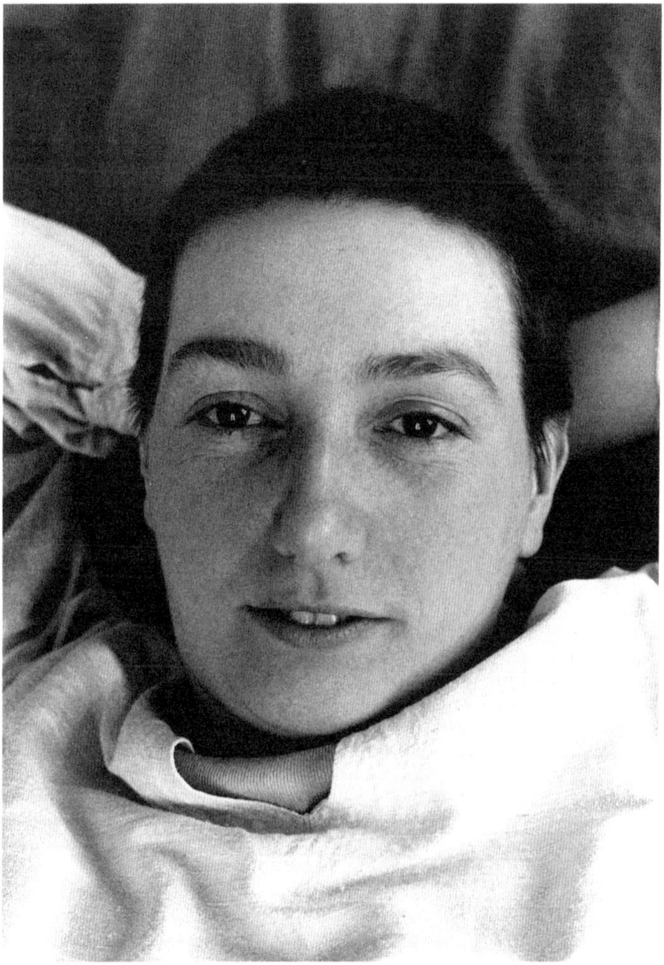

- Wenn du möchtest, setzt du dich erneut hin, atmest wieder drei bis fünf Minuten und dehnst und streckst dich anschließend.
- Du kannst diesen Ablauf noch ein oder zwei Mal wiederholen und, wenn du Zeit und Gelegenheit dazu hast, mit einem Spaziergang abschließen.

Raum für Erfahrungen, Phantasien, Empfindungen

Die Hand-Chakras

Die Hände sind die Handlungsorgane des vierten Chakras. Wenn wir genau hinsehen, werden über Arme und Hände die Energien dreier Chakras zum Ausdruck gebracht, und zwar neben denen des Herz-Chakras die des dritten Zentrums im Solarplexusbereich und die des fünften im Kehlbereich.

Mit den Händen und Armen packen wir zu im täglichen Leben, wir arbeiten und bauen auf, wir raffen unsere Besitztümer zusammen und wir verteidigen uns oder wir kämpfen und erobern. Alles das ist die Energie des dritten Chakras.

Mit den Händen und Armen gestalten wir aber auch, wir formen, töpfern, malen, und beim Tanzen oder Schauspielern oder Singen verdeutlichen die Bewegungen oder Gesten unserer Arme und Hände unsere Gefühle oder sie unterstreichen die Bedeutung unserer Aussagen. Gestaltend Ausdruck geben, das ist die Energie des fünften Chakras. Wenn wir dabei die Energien des fünften Chakras genauer lokalisieren wollen, dann finden wir sie an der Außenseite der Arme und am Handrücken. Die Innenseite der Arme und die Handflächen stehen vor allem im Dienst des Herz-Chakras. Das ist einleuchtend, denn mit den Handflächen und der Innenseite unserer Finger tasten, fühlen und streicheln wir, und die Innenseiten unserer Arme werden berührt, wenn wir jemanden in den Arm nehmen.

Unsere Arme und Hände reichen vom Herzbereich aus nach außen. Wenn wir also jemandem die Hand geben, dann heißt das von der Geste und der Symbolik her, daß wir mit ihm Herzkontakt machen wollen. Daß das oft mißlingt und daß das Sich-die-Hand-Geben in der Regel zur reinen Floskel geworden ist, ist eine andere Sache.

Wir können uns Arme und Hände als Flügel, als Schwingen vorstellen, die, dem Element Luft zugehörig, uns aus den ›Niederungen‹ der drei unteren Chakras emportragen. Sie können zu unseren Engelflügeln werden, die die Licht- und Heilkraft des Herzens nach außen tragen. Mit den Händen können wir also nicht nur kämpfen, zupacken, arbeiten, gestalten, streicheln und berühren, unsere Hände sind auch wunderbare Werkzeuge des Heilens, wir brauchen diese Fähigkeit nur entwickeln.

Hand-Reflexzonen

Unsere Handinnenflächen stehen wie unsere Fußsohlen in direktem Bezug zu allen Organen unseres Körpers. Unsere Fußsohlen und Handflächen sind jedoch nur herausragende Beispiele dafür, wie eng alle Organe, Körperfunktionen und Körperbereiche miteinander verknüpft sind. Denn wir finden Reflexzonen z. B. auch im Bereich der Nase und der Ohren, ja es gibt sogar Schulen, die die gesamte Körperoberfläche in ein System von Reflexzonen einteilen und mit diesem Konzept erfolgreich arbeiten.

Die Arbeit mit den Handreflexzonen ist sehr alt, Wissen darüber gelangte vermutlich über Kaufleute aus China nach Europa. Ein Arzt berichtet im 16. Jahrhundert darüber, daß die Schmerzen eines Bildhauers aus Florenz, der vermutlich an Rheuma litt, durch Druckmassage an Füßen und Händen gelindert wurden.

Auch bei den Händen finden wir die gleichen Gesetzmäßigkeiten in der Lage der Reflexzonen wie bei den Füßen. Reflexzonen, die mit Organen in der oberen Körperhälfte in Verbindung stehen, liegen in den Fingern oder im oberen Handteller, die Reflexzonen der unteren Organe im unteren Handteller und in Richtung auf die Handwurzel. Die Hand-Chakras in der Mitte der Handteller, die gleichzeitig Reflexpunkte des Solarplexus sind, habe ich besonders hervorgehoben.

Für ein näheres Studium gebe ich auch hier Literatur an. Ich will dabei allerdings nicht unerwähnt lassen, daß es bezüglich der genauen Lage von Reflexzonen teilweise recht unterschiedliche Auffassungen gibt, wobei das Erstaunliche ist, daß fast alle Methoden so wie beschrieben auch funktionieren. Ich kann mir das nur so erklären, daß bei sanften Heilweisen die Intention, d. h. die Zielrichtung der Gedanken, die mit einer ›Heilhandlung‹ verbunden sind, eine bedeutende Rolle spielen. Als Einstieg in die Handreflexzonenarbeit will ich dir eine Massage vermitteln, mit der ich bei Verdauungsproblemen gute Erfahrungen gemacht habe.

- Massiere zunächst den Magenpunkt nahe des Daumens (siehe Abbildung) und zwar zuerst der linken, dann der rechten Hand.
- Drücke dann mit Daumen, Zeigefinger und Mittelfinger deiner rechten Hand nacheinander die Finger deiner linken Hand einen nach dem anderen von der Fingerwurzel aus von unten nach oben

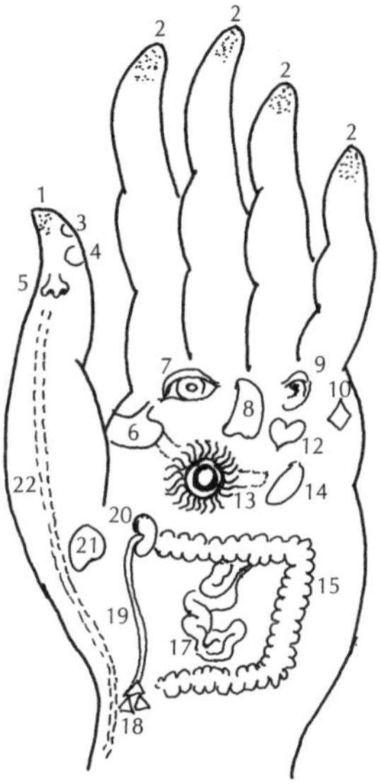

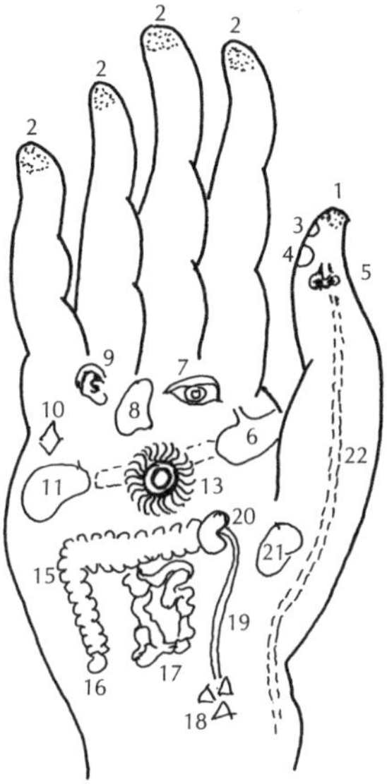

1 Schädeldach
2 Stirn- und Kieferhöhlen
3 Epiphyse
4 Hypophyse
5 Nase
6 Magen
7 Augen
8 Lunge
9 Ohr
10 Schultergürtel
11 Leber
12 Herzbezugszone
13 Solarplexus
14 Milz
15 Dickdarm
16 Blinddarm
17 Dünndarm
18 Bezugszonen
Blase, Mastdarm, Prostata, Gebärmutter
19 Harnleiter
20 Nieren
21 Schilddrüse
22 Wirbelsäule

bis zur Fingerspitze und zwar links und rechts an den Seiten. Beginne mit dem kleinen Finger. Gehe von dort alle Finger durch bis zum Daumen. Wechsle zu den Fingern der rechten Hand.

- Massiere sanft den unteren Handteller zuerst der linken, dann der rechten Hand.
- Sitze anschließend eine Weile ruhig da und lenke deinen sanft fließenden Atem in den Bauchbereich.

Handabdruck

Hände haben mit Identität zu tun. Aus den Linien der Hände wird seit Urzeiten das ›Schicksal‹ von Menschen gelesen. Handlinien, Formen der Finger und der gesamten Hand geben Aufschluß über die Grundanlagen, Kräfte, Stärken und Schwächen, die den Charakter und so das Leben einer Person entscheidend beeinflussen. Die Kunst des Handlesens und Deutens hat sich durch Jahrtausende immer mehr verfeinert, und es haben sich viele Schulen entwickelt. Wobei allgemeine Grundanlagen aus der Form der Hand recht gut bestimmt werden können, z. B. ob jemand mehr dem Materiellen oder dem Intellektuellen verbunden ist. Die Qualität von Deutungen, die mehr ins Detail gehen, sind allerdings sehr abhängig von dem Fachwissen und der Intuition des Interpretierenden.

- Stelle selber Abdrücke deiner Hände und Finger her. Am besten ist es, wenn du schwarze Farbe nimmst, die sich hernach leicht wieder abwaschen läßt. Schwarze Farbe ermöglicht einen kontrastreichen Abdruck.
- Betrachte deine Handflächen.
  In der Regel findest du ein deutlich ausgeprägtes M. Die Furche, die im weiten Bogen um den Daumen und den Venusberg – die Verdickung des Handtellers in Nachbarschaft des Daumens – bis zur Handwurzel verläuft, das ist die Linie, die als Lebenslinie gilt. Sie trifft an ihrem Beginn, der in der Mitte zwischen Daumen und Zeigefinger liegt und die erste Spitze des M bildet, mit der sogenannten Kopflinie zusammen. Von der Handwurzel in der Mitte der Handfläche aufsteigend verläuft die Schicksalslinie, die auf die Herzlinie, die abfallende Linie des M trifft. Vielleicht bist du jetzt neugierig geworden und willst es genau wissen. Im Literaturverzeichnis findest du Bücher.

- Studiere die Abdrücke deiner Hände, die Ornamente und Muster auf den Handflächen, den Fingern und Fingerkuppen.

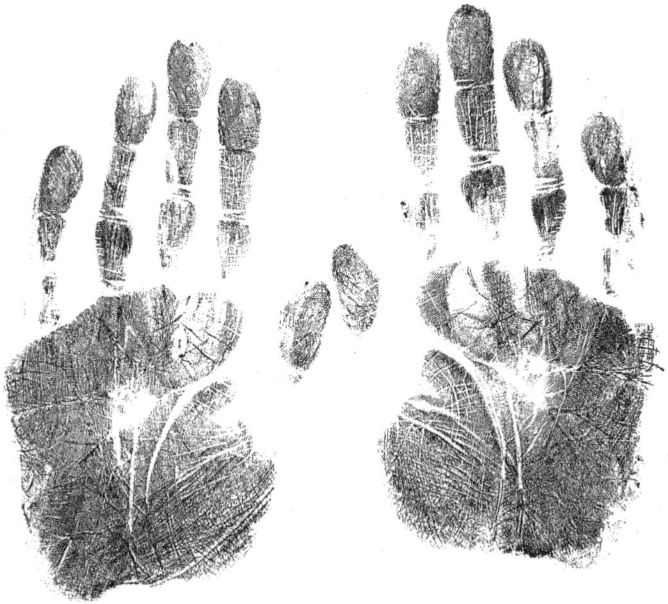

Faust

Als Faust wird unsere Hand zu einer Waffe und steht dann im Dienst des kämpferischen Aspektes des dritten Chakras.

Ich schlage dir vor, eine deiner Hände zu einer Faust zu ballen und sie genauer zu betrachten. Wenn ich meine Faust betrachte, so fällt mir auf, daß die Knochen sehr heraustreten, meine Hand hat alles ›Weiche‹ und ›Freundliche‹ verloren.

Achte, während du deine Faust fest ballst, auf deine Empfindungen, was fühlst du, welche Gedanken gehen dir durch den Kopf? Löse jetzt deine Faust und öffne deine Hand. Was geschieht, wie verändern sich deine Gefühle und Gedanken?

Eins ist sicher, mit geballter Faust können wir einem anderen die Hand nicht zur Versöhnung reichen, wir können nicht tasten und spüren, wir können nicht streicheln, wir sind auch innerlich gar nicht bereit dazu.

Im Wechsel der beiden Gesten Faust und offene Hand können wir polare Kräfte erfahren wie: Abwehren und Annehmen, Festhalten und Loslassen, Zupacken und Geschehenlassen, Kämpfen und Friede machen.

Meditiere über deine Faust und über deine geöffnete Hand.

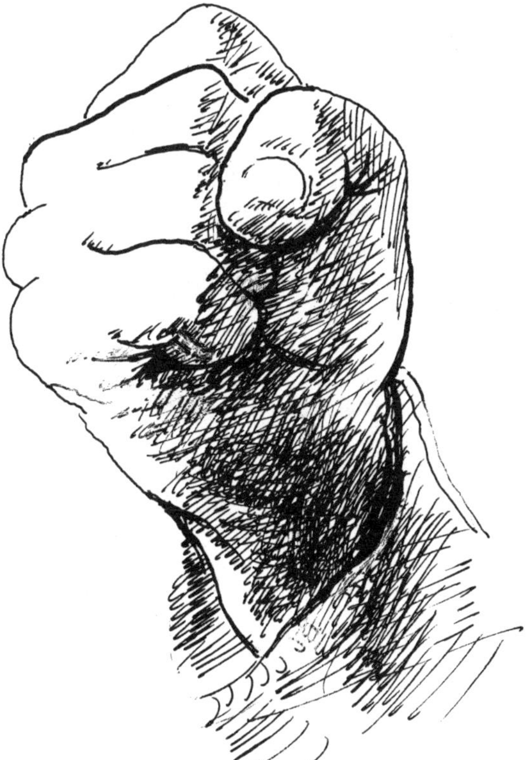

Tasten

Die Kinderhände halten die zarten Blüten der Clivia so vorsichtig, als hätten sie etwas ganz Zerbrechliches zu bewahren. Blüten sind zerbrechliche Wesen. Doch unsere Hände sind so anpassungsfähige Organe, daß wir mit ihnen hart zupacken, aber auch einfühlsam tasten können.

Da die meisten Menschen in der Regel kaum etwas bewußt berühren, sind sie meist sehr erstaunt über das, was sie mit geschlossenen Augen tastend erfahren können. Ich habe mehrere Jahre rund um einen Fühl-Kasten viel Spaß sowohl mit Kindern als auch mit Erwachsenen gehabt. Hier eine kurze Anleitung für seinen Bau und den Umgang damit.

- Besorge dir einen großen Pappkarton und schneide in eine Seitenfläche nebeneinander zwei runde Löcher, die so groß sind, daß deine Arme leicht hindurchreichen können.
- Auf der gegenüberliegenden Seitenfläche malst du ein Viereck auf, das du an drei Stellen einschneidest. Auf diese Weise erhältst du ein Fenster, das du auf- und zuklappen kannst. Oben schließt du den Karton.
- Nun füllst du diesen Fühl-Kasten mit vielen unterschiedlichen Dingen und Materialien an. Du legst einige unten auf den Boden, hängst andere oben an Fäden auf, und heftest wieder andere an die freien Seitenflächen.
- Damit derjenige, der seine Hände und Arme durch die runden Löcher steckt, um die Gegenstände zu ertasten, nicht hineinsehen kann, befestigst du an den Löchern von innen her die abgeschnittenen Ärmel eines alten Pullovers oder Hemdes. Die hängen herab und versperren den Blick, und durch sie muß der, der den Inhalt des Kartons ertasten will, seine Hände zuvor hindurchstecken.
- Der Fühl-Kasten läßt sich auch so nutzen, daß ein Mitspieler seine Hände durch die Ärmel steckt und dann von seinem Partner durch das Fenster verdeckt Gegenstände zugereicht bekommt, die er dann tastend errät.

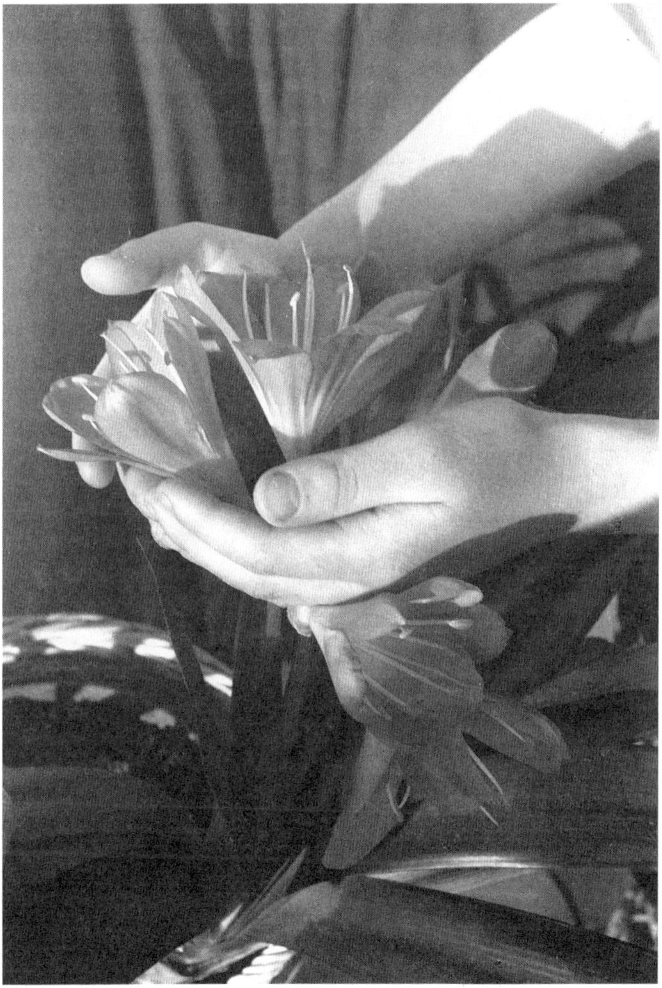

Berührung

ZERBRECHLICHKEIT

OFFENHEIT

SCHUTZ

HINGABE

ZÄRTLICHKEIT

WOHLGEFÜHL

VERTRAUEN

FALLEN LASSEN

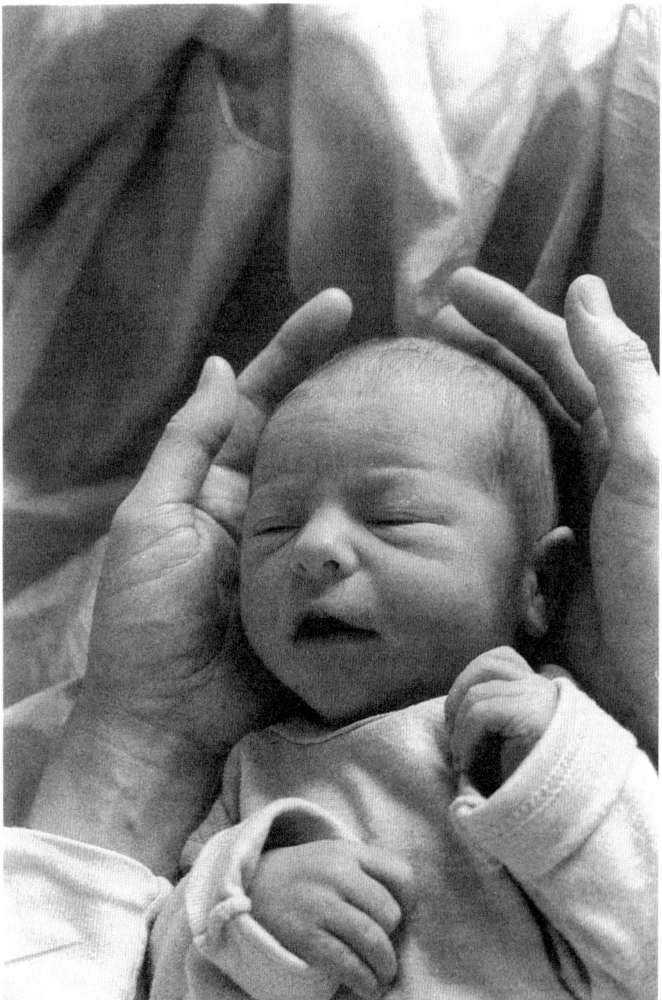

Herzenergie

Halte in Höhe deines Herzens deine Hände übereinander. Die linke ist innen etwa zwei oder drei Zentimeter vor deiner Brust, die rechte außen in ganz leichtem Kontakt mit dem Handrücken deiner linken Hand.

Ob du nun stehst wie diese beiden thailändischen Buddhas oder auf einem Stuhl sitzt, deine Haltung ist aufrecht, ganz entspannt. Du gehst nach innen, deine Augen sind geschlossen und dein Atem fließt ruhig und sanft. Von Zeit zu Zeit belebst du ihn mit einem lösenden Seufzer.

Du fühlst in dich hinein und nimmst wahr, wie der Atem dich bei jedem Einatmen etwas weitet. Deine Lippen sind von einem leichten Lächeln umspielt, das dich innerlich öffnet und wärmt. Du spürst die Würde der Haltung und die Würde und Anteilnahme der Buddhas in dir. Du läßt die wohltuende sanfte Kraft in dir wachsen.

Wenn du mit der Kraft des Herzens gefüllt bist und dir ist danach, löse deine Hände aus ihrer bisherigen Haltung und wende sie wie segnend nach außen. Deine Hände und Arme sind dabei völlig entspannt, dein Geist leer und absichtslos, deine Lippen zu einem Lächeln geformt. Du achtest allein auf deinen Atem, der selbstverständlich, frei und zugleich sanft fließt, und verweilst, so lange du möchtest, in dieser Haltung.

Schließe ab mit der Haltung, die du am Anfang eingenommen hast. Gönne dir Ruhe.

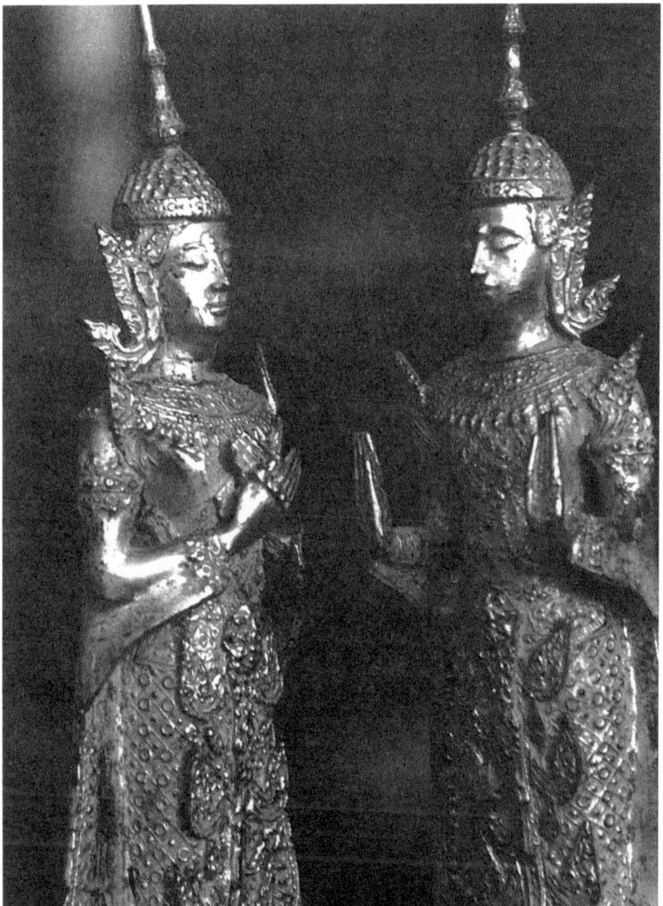

Hand auflegen

Unsere Hände können zu Werkzeugen der Heilung werden, ohne daß wir viel tun müssen. Es ist sogar so, daß sie nur dann dazu werden, wenn wir alles Tun und Wollen unterlassen. Jeder Mensch trägt die Kraft in sich. Sie wird wirksam, wenn wir einige Regeln beachten.

Schaffe als erstes eine Atmosphäre der Ruhe. Lüfte den Raum, in dem du mit deiner Partnerin oder deinem Partner sein möchtest, zünde eine Kerze an, trage Blumen oder eine Pflanze in den Raum. Dann gib dir und deinem Partner Zeit, abzuschalten und vom Getriebe der Außenwelt loszukommen. Tausche mit ihm aus, was dich und ihn im Augenblick noch davon abhält, auch innerlich an den Platz zu kommen, an dem ihr euch jetzt befindet.

Schließt für eine Weile die Augen und laßt euern Atem ruhig fließen. Dann frage deinen Partner, in welchem Bereich seines Körpers er Spannungen oder Schmerzen spürt. Lege dort oder auch etwas daneben deine entspannte Hand locker auf. Frage nach, ob er das als angenehm empfindet und was du eventuell verändern sollst.

Entspanne dich innerlich und gehe mit deiner Aufmerksamkeit in dein Zentrum, d. h. in den Bereich des zweiten Chakras.

Du tust sonst weiter nichts und läßt auch jeden Gedanken los, daß du irgend etwas tun müßtest. Du bist einfach nur da, ruhst in dir, du bist nicht verantwortlich für die Spannungen oder Schmerzen des anderen, ebensowenig wie für deren Lösung oder Heilung.

Du bist aufmerksam und bei dir und innerlich ganz bescheiden. Jetzt sind die Voraussetzungen da, daß ein Wunder, daß Heilung geschehen kann.

Was die Zeitspanne anbelangt, vertraue deiner Intuition. Ob fünf Minuten oder eine halbe Stunde, solange dein Partner und du sich gut dabei fühlen, seid ihr auf dem richtigen Weg.

Heilung kommt nicht von außen, die Kraft zur Heilung ist in uns, deswegen gehen wir nach innen in dem Vertrauen, daß sie wirksam wird.

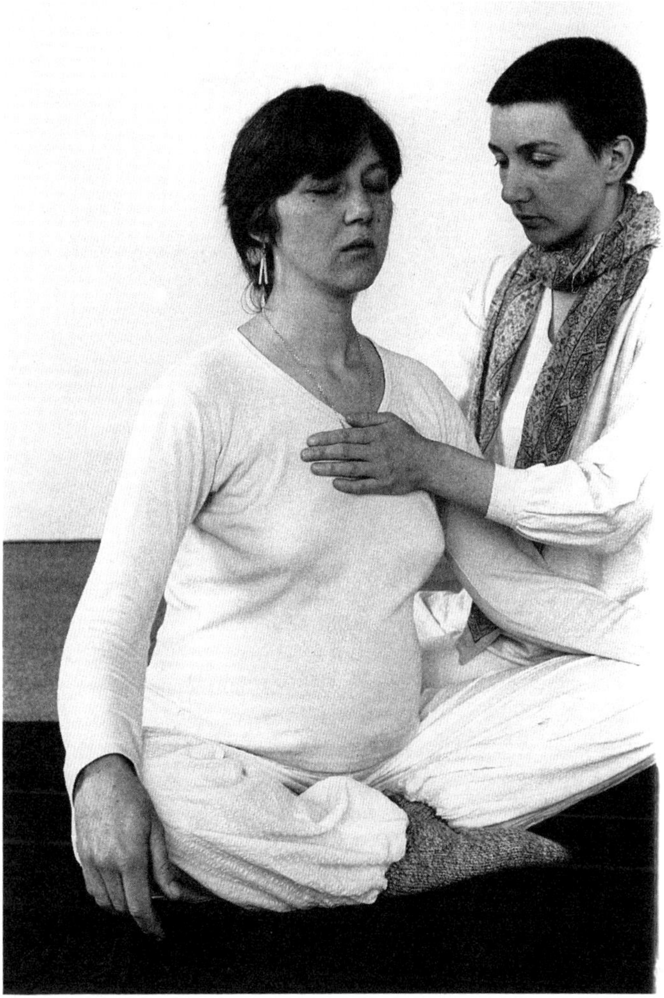

Zwei Hände

ZWEI HÄNDE
SCHEU
BERÜHREN

BERÜHRT WERDEN
UNSCHULD

FÜHREN
SICH FÜHREN LASSEN

DIE HAND ANNEHMEN
DEM ANDEREN DIE HAND REICHEN
SICH IN SEINE HAND GEBEN

AUSGLEICH

BERÜHRUNG
BERÜHRUNG DER HÄNDE
BERÜHRUNG DER SEELEN

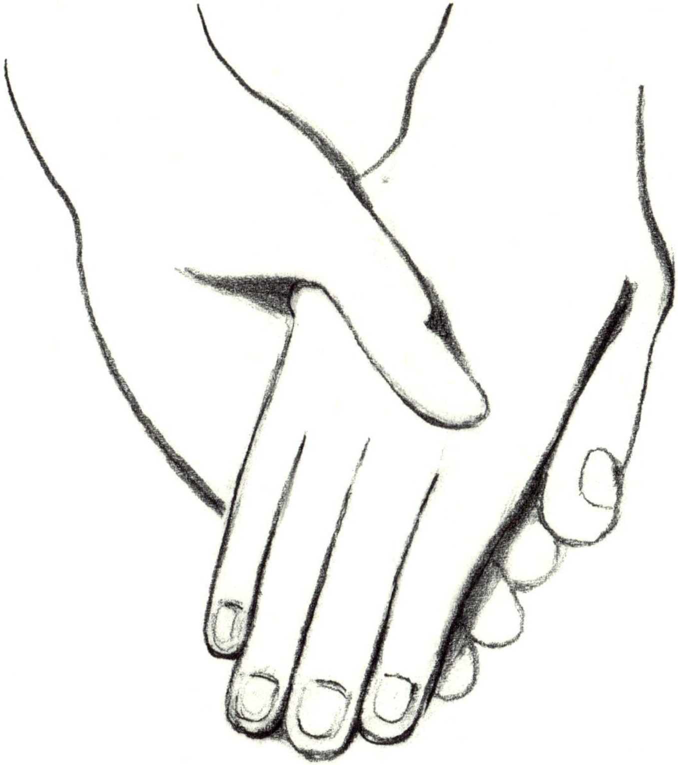

Raum für Erfahrungen, Phantasien, Empfindungen

Das fünfte Chakra

Das fünfte Chakra liegt im Kehlbereich. Mit ihm haben wir eine wichtige Stufe am Baum der Erkenntnis erreicht, denn es markiert den Übergang vom Unmanifestierten zum Manifestierten. Das Element Äther ist mit diesem Zentrum verbunden.

Äther (Sanskrit: AKASHA) haben wir uns bereits als Schwingung, Klang, ja Schöpferklang veranschaulicht. In der Genesis heißt es immer wieder: »Und Gott sprach: es werde...« Der Schöpferklang ist hier das Urwort. Durch das Urwort benennt Gott, was er erschaffen will. Die Sprache, das Wort, artikuliert Gedanken, und, das besagt der Schöpfungsbericht, Gedanken werden stofflich durch Worte.

Worte, das ist unsere tägliche Erfahrung, schaffen Wirklichkeiten. Worte des Hasses erzeugen Konflikte, Worte der Mäßigung – wenn sie denn ehrlich gemeint sind – schaffen Ausgleich und Harmonie. Das Wort ist Mittler zwischen dem Geist und dem Stoff. Das fünfte Chakra ist daher Mittler zwischen den Chakras im Kopfbereich (sechstes und siebtes Chakra) und den übrigen im Rumpf.

Aus dem Urklang NADA BRAHMAN sind gemäß den klassischen Yoga-Schriften in einer Art Verdichtung nacheinander die Elemente Luft, Feuer, Wasser und schließlich Erde hervorgegangen. Doch die alten Weisen, die den von ihnen geschauten Gesetzmäßigkeiten im Chakra-System eine anschauliche Form gegeben haben, haben tief über die Natur der Elemente nachgedacht und darüber meditiert. Neben der Schwingung mußte noch etwas anderes da sein. Es mußte etwas dasein, in dem sie sich ausbreiten konnte. Sie haben das Element Äther deshalb auch als den (unendlichen) Raum angesehen, in dem die Schöpfung die Möglichkeit hat, sich zu entfalten.

Wir sehen aus diesen unterschiedlichen Definitionen, daß die Qualität des Urstoffes Äther nur schwer zu fassen ist, und daß wir allenfalls fähig sind, sie mit Worten grob zu umreißen. Wir stoßen an eine Grenze.

Das Geheimnis der Schöpfung bleibt uns verborgen und es wird uns, wenn wir weiter forschen, bewußt, daß dies nicht nur für das Tattva Äther (AKASHA), sondern auch für die Natur der vier anderen Elemente Erde, Wasser, Feuer und Luft ebenfalls gilt, die uns doch eigentlich so viel ›greifbarer‹ zu sein scheinen als der Urstoff SCHWIN-

GUNG. Einige ihrer Aspekte sind für uns sinnlich erfahrbar, aber ihre tiefe Natur bleibt unergründlich.

Es ist daher Größenwahn oder Hybris (Frevel gegen die Götter), wie es die Griechen nannten, wenn wir Menschen uns anmaßen, an der Schöpfung herumzumanipulieren. Wir setzen dabei wie der Zauberlehrling Gesetzmäßigkeiten der Schöpfung in Gang, die wir nicht beherrschen können. Die Geschichte der Kernspaltung ist ein gutes Beispiel dafür, Stichwort: Plutonium. Die ›giftigste‹ Substanz, die wir kennen, hat, wenn sie einmal erzeugt wurde, nach 24000 Jahren erst die Hälfte ihrer Strahlkraft eingebüßt. Vor 2000 Jahren wurde Jesus geboren, das nur zum Vergleich, um diese ungeheure Zeitspanne einigermaßen zu veranschaulichen. Denken wir in diesem Zusammenhang weiter an die möglichen ›Gefahren‹ der Gentechnik, dann kann es uns eigentlich nur den Atem verschlagen.

Schwingung bzw. Klang wirkt sehr intensiv auf unseren Körper. Unser gesamter Organismus ist wie ein sensibles Instrument, das sich in ständiger Schwingung befindet, Schwingungen aufnimmt und durch Schwingungen sowohl in positiver wie in negativer Hinsicht stark beeinflußt werden kann. Klänge können uns z. B. sowohl aggressiv machen als auch tief beruhigen, ebenso wie sie Anspannung und Angst zu lösen vermögen. Bei dem viel belächelten Singen im dunklen Wald machen wir uns letzteres zunutze. Wir erzeugen selbst Klänge, die dann unsere eigenen Ängste mindern.

Dabei wirken viele verschiedene Elemente mit, z. B. der Rhythmus, die Tonfolge (Melodie), die Harmonie, die Tonhöhe, der spezifische Instrumenten- oder Stimmklang und die Ober- und Untertöne, die dabei entstehen. Wenn wir uns bewußt auf Klänge und Musik abstimmen – eine Fähigkeit, die uns unser Herzzentrum bereithält –, dann können wir genau spüren, welche Musik oder welche Schwingung uns gut tut.

Mit Klängen können wir die einzelnen Chakras gezielt beeinflussen. Klänge von Seiteninstrumenten mittlerer Tonlage (Gitarre, Laute, Geige, Gambe) z. B. wirken auf den Herzbereich, Flötenklänge beeinflussen den Kehlbereich, Posaune und Waldhorn die Region um den Solarplexus.

Die Sinnesorgane, mit denen wir Schwingungen bzw. Klang aufnehmen, sind die Ohren. Das dazugehörige Handlungsorgan, mit dem wir Klänge erzeugen, ist unsere Stimme. Die Stimme ist unser Ausdrucksorgan. Das VISUDDHA – so lautet die Sanskritbezeichnung für das fünfte Chakra – »bringt die Energien aller anderen

Chakras nach außen, sowohl zärtliche Gefühle (viertes Chakra), Aggressionen (drittes Chakra), oder Angst (erstes und zweites Chakra), als auch Gedanken und Ideen (sechstes Chakra) und Gebete oder Lobgesänge (siebtes Chakra). Sie alle können aber hier, im Halsbereich auch, buchstäblich ›abgewürgt‹ werden, was gleichbedeutend ist mit einem Abwürgen unserer Lebendigkeit.

Das fünfte Zentrum ist nicht nur Ausdrucksorgan für unser Weinen, Lachen, Schreien und unsere Freude, sondern auch Sprachorgan und das Organ unseres kreativen Vermögens, das seinen Ausdruck findet in Dichtkunst, Gesang und Instrumentalspiel, bildenden Künsten, Tanz und Theaterspiel. Über dies Zentrum geben wir all unseren Fähigkeiten Form und unserem Leben Gestalt. Über die Sprache geben wir unserem Denken Form, wir äußern unsere Meinung und wirken auf die Umwelt.« (Johannes Walter, ›Die heilende Kraft des Atmens‹)

Das fünfte Chakra hat mit Formgeben zu tun, mit Übersicht gewinnen und Überblick behalten, das rechte Maß finden, sich öffnen und abgrenzen können, den eigenen Wert erkennen und den anderer. Es hat also mit Selbstfindung zu tun und dem, was wir pauschal mit Erwachsenwerden bezeichnen. Und es hat zu tun mit Willen und Verantwortung nehmen für uns und für andere.

In diesen Spannungsfeldern haben wir viel zu lernen, z. B. daß wir nicht zu starren, rechthaberischen, aufgeblasenen Erwachsenen werden, die vergessen haben, daß sie auch Kinder waren und noch sind, und daß Demut nicht Schwäche, Unentschlossenheit oder Willenlosigkeit ist, sondern mit Mut zu tun hat.

Das Chakra-Symbol

Der Lotos des VISUDDHA hat sechzehn Blütenblätter, sie tragen als Klänge alle sechzehn Vokale des Sanskritalphabetes, ihre Farbe ist ein Blaugrau von mittlerer Helligkeit, das ganz leicht ins Grün spielt.

Durch die Zahl Sechzehn wird auch die Klangnatur des Kehl-Chakras deutlich. Ein altes Taktmaß der indischen Musik, das TINTAL, hat sechzehn Einheiten, es enthält zweimal die Acht in Form der aufsteigenden und absteigenden Oktave. Auch als Maßeinheit hatte die sechzehn in Indien Bedeutung, die Rupie als Münzeinheit wurde in sechzehn Anna unterteilt. Mit Geld als ›neutralem Mittel‹ lassen sich konkrete Gegenstände durch Kauf ›manifestieren‹, ähnlich wie durch den Klang die Welt der Erscheinungen manifestiert wird.

Im Zentrum des Lotos finden wir die einem Vollmond ähnelnde weiße Ätherregion, so heißt es bei Arthur Avalon. In anderen Quellen wird der lichte Kreis als Vollmond angesehen, der mit Reinheit und Reinigung in Verbindung gebracht wird. VISUDDHA bedeutet auch das Gereinigte. Die Schwingung, der Klang ist noch rein und klar, bevor daraus eine konkrete ›unreine‹ Schöpfung wird.

Der Klang, der das VISUDDHA hat entstehen lassen, ist HAM, sein Schriftzeichen finden wir unter dem Lotos.

- Male das Symbol in den traditionellen Farben, also die Blütenblätter in Blaugrau mit einer leichten Grüntönung, die Kreisfläche in einem etwas lichteren Blaugrau als die Blütenblätter und das Dreieck samt Kreis im Zentrum des Lotos in einem Weiß.
- Fertige dir ein Poster des Lotos und wähle Farben, die sich dir intuitiv anbieten.
- Meditiere auf das Symbol.

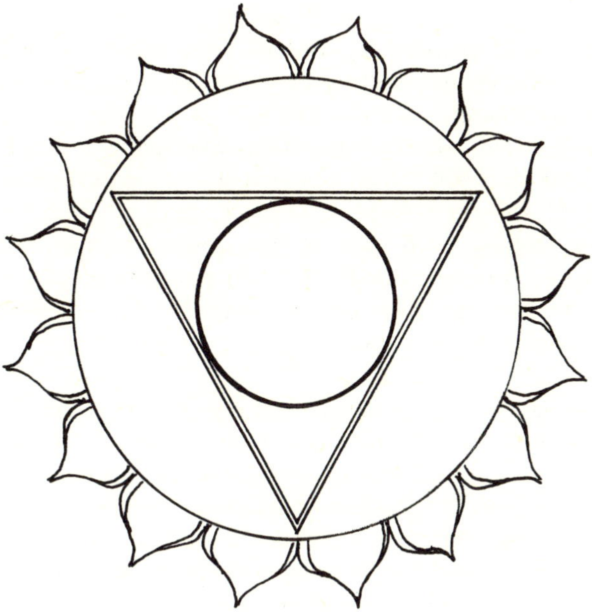

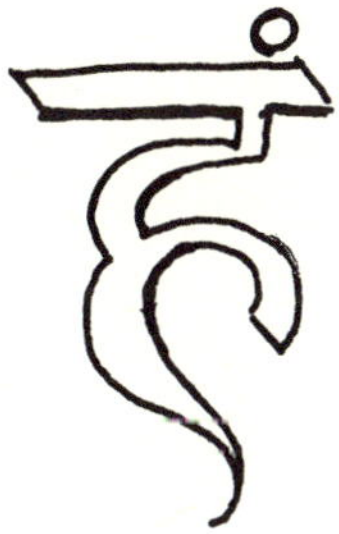

Das Formsymbol

Das Dreieck, dessen Spitze nach unten gerichtet ist, bedeutet das Weibliche, das Empfangende, weshalb wohl in verschiedenen Schulen der Kreis als Vollmond gesehen wird. Beide, das Dreieck wie der Kreis, sind hier Symbole für das Reine.

Der weiße Kreis steht auch für Klang oder Klang-Äther ebenso wie für Geist. Mit ihm soll schier Undarstellbares bildhaft gemacht werden, nämlich der prickelnde Augenblick, in dem Geist, etwas nicht Manifestes, stofflich wird. Das ist, um unserer mangelnden Vorstellungskraft und Ausdrucksfähigkeit ein Bild zu geben, ganz von Ferne vergleichbar mit dem Moment, in dem ein Wassertropfen sich in einen Schneekristall verwandelt.

- Zeichne das Symbol mit Lineal und Zirkel. Wie ist das für dich, mit einem Zirkel ganz bewußt einen Kreis zu ziehen. Versuche es mit Tusche. Wenn du genau hinsiehst, wirst du entdecken, daß mein Kreis nicht perfekt gelungen ist. Wann ist dein Kreis für dich perfekt? Ist er ›vollkommen‹, wenn er ›perfekt‹ ist?
- Male mit Pinsel und Tusche freihändig einen Kreis. Mache mehrere Versuche. Welcher ist für dich der akkurateste, welcher strahlt die meiste Kraft aus?
- Meditiere auf den Kreis.

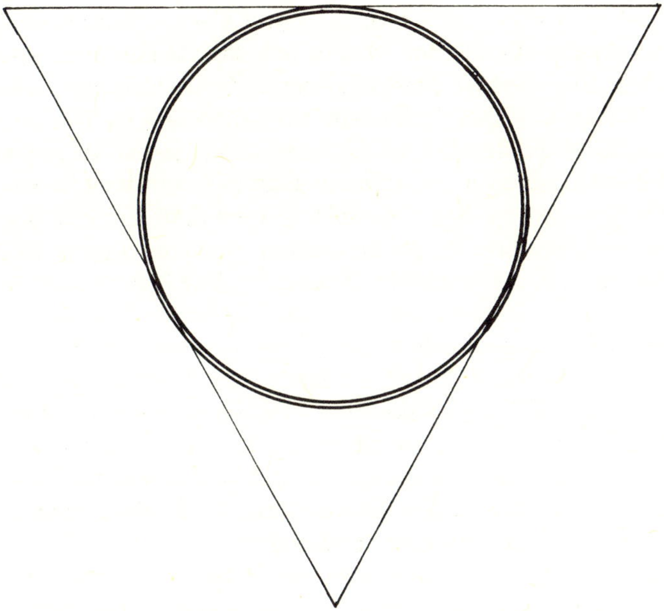

Element Äther

Äther haben wir uns als Schwingung und Klang veranschaulicht und dazu als unendlichen Raum, in dem sich das Manifestierte ausbreiten kann. Im Ätherelement sind alle vier unteren Elemente, also Luft, Feuer, Wasser und Erde, enthalten, sie haben sich nacheinander aus ihm heraus verdichtet. Das ist die Vorstellung, die die Weisen vor Urzeiten ihren Schülern vom Schöpfungsprozeß vermittelt haben.

In der Umkehrung dieser Vorstellung kann dann ein vollkommenes Wesen auch Sinnbild für Äther werden, denn es trägt ja die Kräfte aller Tattvas z. B. als Festigkeit, Bewegung, Wachstumskraft, Atem in sich.

So gilt eine voll geöffnete Blüte in ihrer Reinheit und Schönheit als Symbol für das Äther-Element. – »Schauet die Lilien auf dem Felde... ich sage euch, daß auch Salomo in aller seiner Herrlichkeit nicht gekleidet gewesen ist wie derselben eine« (Matthäus 6,28). Auch ist die Blüte Sinnbild für das Schöpfungsgeschehen, in ihr ist das noch Ungeformte angelegt. Aus ihr entsteht die Frucht, die die Samen enthält, und ein Same ist Ursprung einer neuen Pflanze.

In manchen esoterischen Schulen gelten Blüten auch als Zwischenstation und Ruheplatz der Seelen. In den heiligen Zeremonien aller Völker haben Blüten und Blumen wohl deshalb einen besonderen Platz. Es ist eigentlich kein Altar vorstellbar ohne Blumenschmuck, ebenso keine Geburt, keine Hochzeit und kein Begräbnis. Ihr Duft beeinflußt unser Bewußtsein. Der Duft der Rose z. B. wirkt ausgleichend und heilend.

- Das Foto möchte dich dazu anregen, Blüten genauer anzusehen, die Harmonie ihrer Formen, das Leuchten ihrer Farben, die Grazie ihrer Bewegungen.
- Wähle dir ganz bewußt eine Blume oder Blüte, die dich besonders anspricht. Meditiere darauf.
- Zeichne oder male eine Blüte.

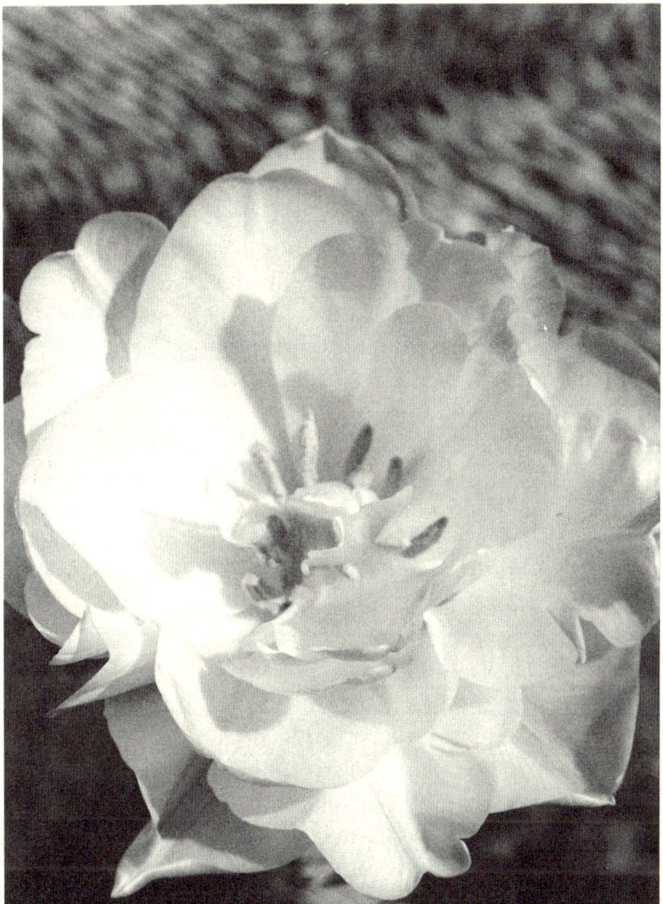

Sprache

Am Anfang war LOGOS, das Grundgesetz der Schöpfung, was in den meisten Bibeltexten mit WORT übersetzt wird. Gott fordert die ersten Menschen auf, Tieren und Pflanzen einen Namen zu geben. Mit Vorstellungen und Begriffen, die wir in Worte fassen, versuchen wir uns die Schöpfung anzueignen, sie zu verstehen und sie damit für uns neu zu erschaffen. Um die Bezeichnung von Lebewesen, Dingen, riesigen Gebilden, kleinsten Teilchen, von Vorgängen und Abläufen sind wir nicht verlegen, dagegen hapert es mit dem wirklichen Verstehen. Und es scheint, wenn wir in alte Kulturen schauen, daß das Verständnis in das Wesen der Dinge tiefer war, als die Zeiten noch wortkarger waren. Das Wort und der Wortklang waren nicht nur Bezeichnung für die äußere Fassade eines Gegenstandes oder Vorganges, sondern gaben seinem inneren Wesen Ausdruck. In den Silbenfolgen von MANTRAS (Gebeten) finden wir das noch.

Wir lernen mit Worten Dinge zu benennen, Gedanken zu artikulieren und Gefühlen Ausdruck zu geben. Worte werden zu einem Mittel der Verständigung, aber auch der Abgrenzung, Verschleierung oder Täuschung. Wenn wir jedoch in der Lage sind, die ursprünglicheren Ausdrucksformen der Körpersprache zu lesen, bekommen wir einen Begriff davon, wie groß die Kluft zwischen Reden und wirklicher Verfassung oder Absichten einer Person sein kann.

Wegen dieser ›Zweischneidigkeit‹ des Wortes und der Rede gibt es in alten Lehrsystemen Anweisungen, wie wir mit Worten umgehen sollen. Zum Beispiel gibt es da Aufforderungen, nicht über andere zu reden, überlegt und gedankenvoll zu reden, also nicht so einfach dahinzuquasseln, und es gibt vor allem die Anweisung, mit Worten nicht zu täuschen, also die Wahrheit zu sagen, aber auch mit Worten nicht zu verletzen. Denn mit Worten schaffen wir Wirklichkeiten. Mit den gesprochenen Worten werden Schwingungen geschaffen, die sehr langlebig sind. Daß diese Anweisungen nicht so leicht zu befolgen sind, ja daß wir eigentlich täglich dagegen verstoßen, wird uns auch bei oberflächlicher Prüfung schnell klar.

Wenn du dir bewußt werden willst, wie du mit deinem Reden umgehst, hier einige Anregungen:

- Möchtest du mit jemandem über etwas wirklich Wichtiges reden, überlege dir, was du sagen willst. Überprüfe, was du damit beab-

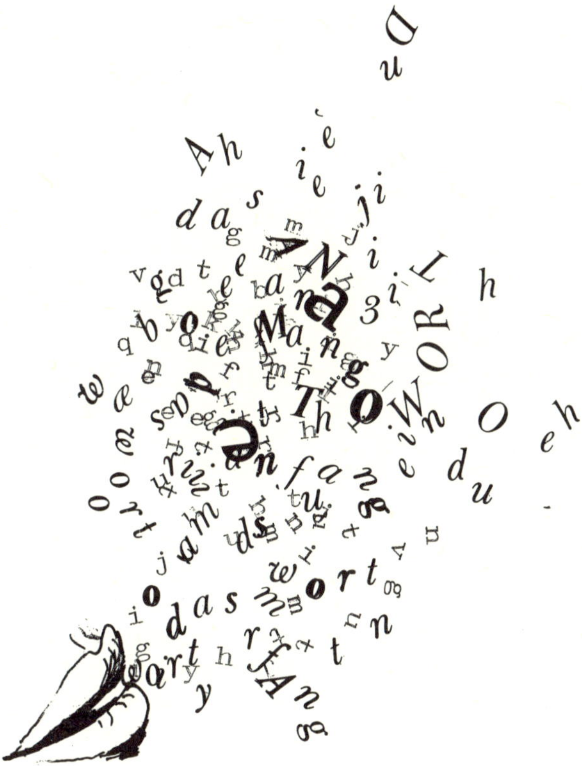

sichtigst, es gerade so zu sagen, wie du es sagst. Wenn du jeden Hintergedanken fallenläßt, was ist dann deine direkteste Botschaft an den anderen. Fasse sie in einen Satz.

- Beobachte, wenn du dir mit einem Gesprächspartner über andere so richtig das Maul zerrissen hast, wie man im Volksmund sagt, wie es dir danach geht.
- Beobachte, wie es dir nach Lobhudeleien geht. Grabreden fallen weitgehend in diese Kategorie.
- Die Römer sagten: de mortuis nil nisi bene, sag über Verstorbene nichts außer etwas Gutes. Östliche Weisheiten raten, rede überhaupt nicht über andere, weder gut noch schlecht.
- Lege von Zeit zu Zeit einen Tag oder wenigstens einige Stunden Redefasten ein.

Gesten

Wir können auf vielfältige Weise sprechen, nicht allein die Worte und ihre Bedeutung spielen dabei eine Rolle, sondern auch der Stimmklang. Ob er z. B. rauh ist, scharf, brüchig, einschmeichelnd oder belustigt, ob die Worte herausgebrüllt oder geflüstert werden etc.

Wortbedeutungen können durch den Stimmklang völlig verändert werden. Ebenso ist es mit unserer Körperhaltung und den Gesten, mit denen wir unsere Worte unterstreichen. Ja, es ist möglich, daß wir allein mit unserem Körper oder unseren Gesten zum anderen sprechen.

Die Geste nebenan bedeutet in etwa: Achtung, aufgemerkt, das hier ist wichtig.

Spezielle Gesten der Hände heißen in Indien MUDRAS. Je nach der Spannung in den einzelnen Fingern kann diese hier im dortigen Kulturkreis Einsamkeit, Einheit, Warnung, Drohung, kritische Prüfung, Streit, Überraschung, Ja und vieles mehr bedeuten.

Mudras, die rituellen Handpositionen, sind vermutlich aus der Beobachtung der Gesten beim Sprechen oder den unwillkürlichen Haltungen der Hände in verschiedenen Gemütslagen abgeleitet worden.

- Ich schlage dir nun vor, einmal zu beobachten, welche Gesten und Handbewegungen du unwillkürlich beim Reden machst.
- Weiter schlage ich dir vor, einige Gesten eine Zeitlang zu wiederholen, ohne dabei zu reden. Welcher Gemütszustand stellt sich ein?
- Welche Gesten sind angenehm, welche weniger angenehm?
- Versuche dich mit einem Partner nur über Gesten zu unterhalten.
- Sehr abwechslungsreich kann es werden, wenn du dich von Zeit zu Zeit in der Außenwelt einmal nur über Gesten verständlich zu machen versuchst. Von Urlaubsfahrten in fremden Ländern her hast du ja vermutlich etwas Erfahrung.

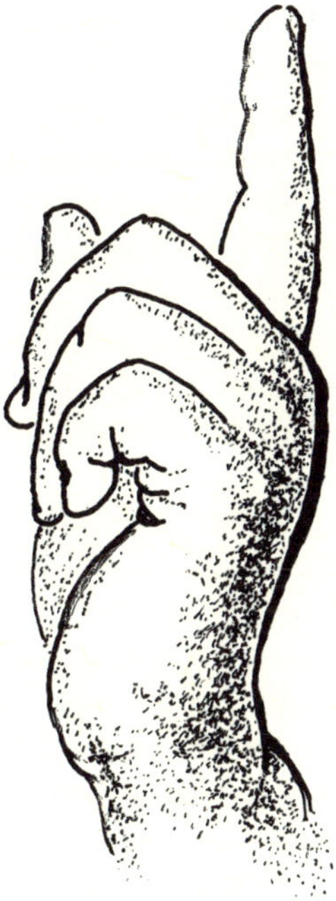

Form geben

Das fünfte Energiezentrum hat mit Gestalten und Formgeben zu tun und dem konkreten Umsetzen von Ideen und Plänen.

Wenn wir etwas gestalten, dann geben wir uns auch selber Form, wir bringen Ordnung in unsere Gedanken und Handlungen, in unsere Absichten und Pläne. Wir treten aus dem Nebel der vagen Ideen, wir bringen Ungeformtes in eine Form, wir bringen ›Chaos‹ in eine Ordnung.

Das ist, wenn wir unter keinem Zwang von außen stehen, wie das z. B. bei einer künstlerischen Tätigkeit in der Regel der Fall ist, sehr befriedigend, denn der Ansporn kommt von innen heraus, von uns selbst.

Auf dem Foto nebenan entsteht gerade eine Urform, ein Krug. Er hat einen Fuß, einen Bauch, einen Hals und ist damit ›Abbild‹ des Menschen. Dieser Krug ist aus einem Tonklumpen gewachsen. Wir sind erneut nahe am Schöpfungsbericht »und Gott formte Adam ...«

Mit dieser Doppelseite möchte ich dich anregen, gestalterisch tätig zu werden, in welchem Bereich auch immer, töpfernd, malend, schnitzend, tanzend, musizierend, dichtend, das ist eigentlich ganz egal. Gestalterisch tätig sein wirkt heilend, denn wir erhalten dabei Gelegenheit, unserer Intuition und Kreativität Form und dem Ausdruck zu geben, was in uns verborgen ist. Auf diese Weise erwecken wir es zum Leben und setzen ungeheure positive Kräfte frei. Lebensenergie erhält die Möglichkeit zu strömen.

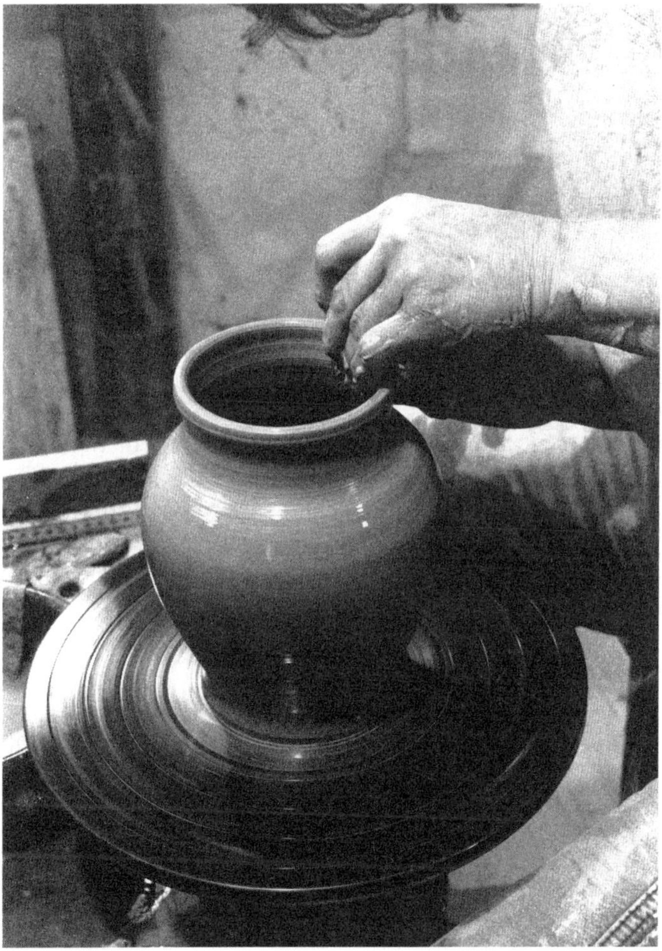

Die Kehle

Das VISUDDHA ist unser Zentrum des Ausdrucks. Es bringt die Energien aller anderen Chakras über Sprache und Klänge nach außen.

Wenn jemand spricht, dann gibt es immer zwei Botschaften. Die Botschaft der gesprochenen Worte und die Botschaft des Stimmklanges. Beide sind meist nicht identisch. Die Worte sagen etwas aus über die Welt der Gedanken, der Stimmklang etwas über die Gefühle und Emotionen. Wer geschult ist, letzterem zu lauschen, dem wird nichts entgehen, die Freude nicht, nicht die Trauer, nicht der Ärger, die Gleichgültigkeit und die Ängste. Und er wird immer wieder erstaunt beobachten, wie häufig gesprochene Worte gerade die wahre Gefühlslage desjenigen, der spricht, verdecken sollen.

Starke Angst kann unsere Kehle, unseren ›Ausdruckskanal‹ unter Umständen so blockieren, daß wir keinen Ton mehr herausbringen. Tiefsitzende Ängste sind auch die Ursache für akute Atemstörungen, wie z. B. Hyperventilation und Asthma. Ihre Symptome äußern sich vorrangig im Ausstrahlungsbereich des fünften Chakras, also im Kehl- und Schulterbereich und im oberen Brustbereich (siehe dazu Joh. Walter, ›Die heilende Kraft des Atmens‹, Seite 187 ff.).

Die Zeichnung auf der Seite nebenan will dich inspirieren, Spannungen in deinem Ausdruckskanal zu lösen.

- Sieh dir zunächst die Zeichnung an. Sie soll das ungehinderte Durchströmen eines Klanges oder deines Atems symbolisieren, dazu die Fähigkeit des Kehlbereiches, sich zu dehnen und zu öffnen und frei zu vibrieren.
- Finde nun selbst heraus, wie du deinen Ausdruckskanal öffnest: Lockere dafür zunächst deinen Hals. Laß deinen Kopf dazu leicht nach vorne sacken und rolle ihn, während du sanft atmest, mehrere Male nach links und nach rechts. Laß deinen Kopf anschließend nach hinten sacken und rolle ihn ebenfalls gelöst atmend mehrmals nach links und nach rechts.
- Beklopfe dann mit deinen Fingerspitzen Nacken, Schädel und Gesicht, und ganz sanft deinen Hals und den oberen Bereich deiner Brust.

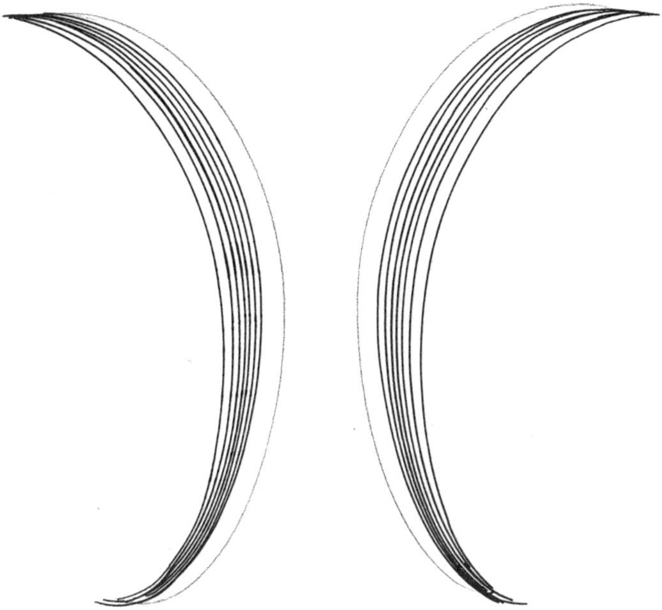

- Nachdem du mehrere tiefe Seufzer genommen hast, atme durch deine Nase ein und laß deinen Ausatem mit einem Klang, einem tiefen AHH, der unten im Bauch entsteht, durch deinen Mund entweichen.
- Mache das etwa fünf Minuten oder so lange du dich gut dabei fühlst.
- Entspanne dich mit jedem Ausatem tiefer und laß in dir das Bild entstehen, daß dein Halsbereich sehr weit wird.

Das Ohr

Das Sinnesorgan, mit dem wir AKASHA (das Klang-Element) wahrnehmen, ist unser Gehör, die Organe, in denen es angesiedelt ist, sind unsere Ohren. Wegen ihrer Fähigkeit, das subtilste der fünf Elemente aufnehmen zu können, gelten die Ohren als die ›höchsten‹ Sinnesorgane.

Unsere Ohren sind in der Lage, feinste Tonabstufungen, Klänge und Geräusche wahrzunehmen. Wie unsere Stimme als Handlungsorgan des VISUDDHA die Energien aller Chakras nach außen bringt, also z. B. unsere Freuden und Ängste, unsere Zärtlichkeit und unsere Wut, so gelangen über unser Sinnesorgan Ohr von außen Gedanken, Gefühle und Emotionen von anderen Menschen zu uns, ebenso die Laute der Tiere und die Geräusche und Klänge der gesamten Natur. Sie resonieren in uns mit den Energien aller anderen Chakras.

Neben dem ›normalen‹ aktiven Hören, das dem Feststellen äußerer Gegebenheiten zur Orientierung oder Vermeidung von Gefahren dient, sind wir fähig, unsere Ohren auf ganz andere Weise zu gebrauchen, nämlich zu lauschen auf die Klänge der Dinge und Wesen um uns, auf das Rauschen des Windes, das Säuseln der Blätter, das Plätschern des Baches, und wir können dem Widerhall der Klänge in uns nachspüren.

- Schließe deine Augen und lausche auf die Geräusche, die dein Ohr in diesem Moment erreichen. Welche sind dir angenehm, welche sind störend?
- Nimm mit geschlossenen Augen verschiedene Materialien in die Hand, z. B. Papier, Stoff, trockene Blätter, knülle oder greife sie oder streiche darüber.
- Geh hinaus in die Natur und lausche auf die Klänge der Natur.
- Lausche den Klängen verschiedener Instrumente, ihren Melodien und Rhythmen. Spüre in deinem Körper, in welcher Körperregion sie resonieren.
- Höre einem anderen Menschen bewußt zu, ohne Zustimmung oder Ablehnung auszudrücken.
- Falls du Konflikte mit jemandem zu klären hast, kann diese Struktur sehr hilfreich sein: Jeder Partner erhält eine bestimmte Zeit-

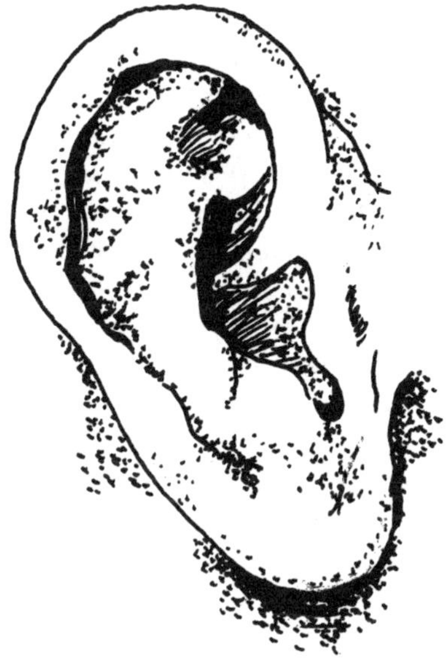

spanne, z. B. drei Minuten, in der er reden kann, ohne unterbrochen zu werden. Der andere bemüht sich, so gut zuzuhören, wie es ihm möglich ist. Danach wechseln die Rollen. Ein solcher Wechsel kann so häufig stattfinden, wie beide Partner das wünschen.

Öffnen

Lege deine Handflächen auf den unteren Bereich deines Bauches und lenke den Atemstrom zu deinen Händen. Wenn dein Atem den Bauchraum voll belebt hat, nimm einen tiefen Seufzer.

Während du danach wieder einatmest, bewege deine Hände mit dem Einatmen an deiner Körpervorderseite nach oben und öffne die Arme so, wie du es auf der Abbildung siehst.

Deine Arme und Hände bewegen sich mit der Grazie einer Blüte, die sich öffnet, voll Kraft, aber ganz sanft und sehr bewußt. Du sitzt entspannt aufrecht, deine Kiefer sind locker, deine Lippen leicht geöffnet, deine Arme in Schulterhöhe gelöst ausgebreitet, deine Hände wie Blütenblätter entfaltet.

Du atmest ruhig und sanft einige Minuten lang in dieser Haltung und fühlst, wie sich dein gesamter Klangkanal öffnet, der tief unten in deinem Becken seinen Ursprung hat. Von Zeit zu Zeit nimmst du einen tiefen Seufzer. Wenn du möchtest, wiederhole diesen Bewegungsablauf mehrmals.

Laß in dir das Bild entstehen, daß alles, was in dir ist, frei und ungehindert nach außen strömen kann, und daß du diesen Reichtum mit allen Wesen teilst.

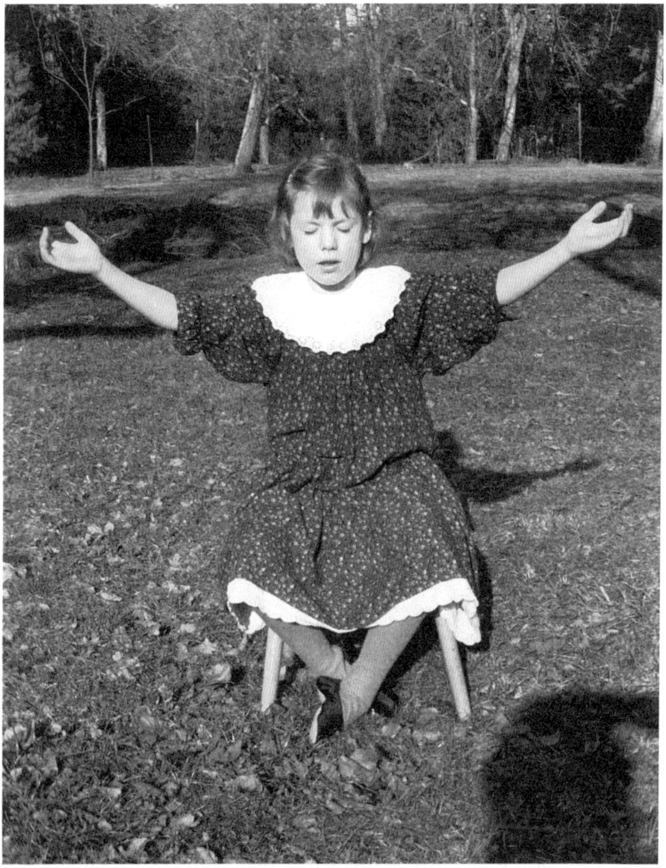

Klang-Reinigung

Die Schöpfung hat ihren Ursprung in Schwingung. Schwingungen können grobstoffliche Materie verändern, aber auch feinstoffliche, wie Gefühle und Gedanken.

Schwingungen in Form von Klängen sind die kraftvollsten Instrumente der physischen, emotionalen und geistigen Reinigung. Wesentlicher Bestandteil der heiligen Handlungen aller Kulturen sind deshalb Klanginstrumente. Das Muschelhorn SHANKHA ist ein solches Instrument, das in Indien und Tibet bei Feuerzeremonien geblasen wird. Sein Ton hat eine gewaltige Kraft, verstärkt durch den Widerhall in den Bergen Tibets kann es über viele Kilometer gehört werden.

Ursprünglich benutzt als ›Trompete‹, die zum Kampf rief, wird sein Klang bei Ritualen als die erste Manifestation des Absoluten gesehen. Sein Klang stellt also die Verbindung zum Ganzen, zum Heilen her. SHANKHA bedeutet HEIL-bringend. Wer sich einmal im Klangfeld eines Muschelhorns, eines großen Gongs oder auf einem Glockenturm während des Läutens der Glocken aufgehalten hat, wird die intensive Reinigungskraft von Klängen erfahren haben. Du kannst diese Kraft bei besonderen Gelegenheiten, aber auch im Alltag, nutzen:

- Reinige einen Raum, in dem während des Tages viel ›emotionaler Müll‹ abgeladen wurde, z. B. einen Praxisraum, einen Konferenzsaal, ein Klassenzimmer oder auch deine Wohnstube, indem du etwa 5–10 Minuten lang Rasseln schüttelnd darin herumläufst. Hast du einen Gong, nutze ihn.
- Du kannst den Raum auch durch das Abspielen harmonischer Musik reinigen.
- Helle Glocken, Zimbeln oder auch der Rhythmus des Tablaspiels wirken klärend auf dein Bewußtsein.
- Körper, Psyche und Gedanken reinigst und harmonisierst du durch Summen:
  Du setzt dich entspannt, aufrecht hin, lockerst deinen gesamten Körper, besonders deine Schultern, deinen Hals und die Kiefer.
  Deine Lippen liegen leicht und gelöst aufeinander. So läßt du langsam ein Summen entstehen, wobei du während der gesamten Übung durch die Nase einatmest.

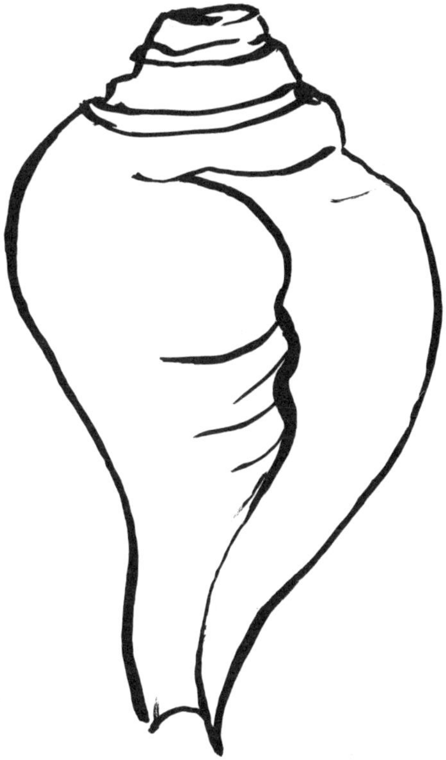

Dein Summen ist leicht und beschwingt und kommt wie von selbst, auch die Tonhöhe pendelt sich zwanglos ein. Du wirst wissen, wann du DEINEN Ton gefunden hast.
Du stellst dir dabei vor, daß du ein hohles Bambusrohr seist, in dem sich der Hauch des Windes fängt und den Klang tief vom Grund des Rohres aufsteigen läßt.
Du löst dich während des Summens immer mehr und stellst dir vor, daß der Klang und du selbst miteinander verschmelzen.

Raum für Erfahrungen, Phantasien, Empfindungen

Das sechste Chakra

In der Mitte zwischen den Augenbrauen, etwa zwei Zentimeter hinter der Stirn, liegt das sechste Energiezentrum.

Wir sind wieder an den Ort zurückgekehrt, an dem das Grundgesetz der Schöpfung, die Polarität, seine erste Ausformung erfährt. In der Form des Lotos wird das deutlich. Er trägt zwei Blütenblätter als Symbol dafür, daß die Ureinheit in die Urpolarität zerfallen ist, von der sich die Vielfalt aller polaren Kräfte der materiellen Schöpfung ableitet.

Wir können dieses Grundprinzip – die Spaltung in eine Zweiheit – ganz gut an der Anatomie unseres Körpers ablesen. Wir haben zwei Augen, zwei Ohren, zwei Nasenlöcher, zwei Arme, zwei Beine etc. und auch Organe, die nur einmal vorhanden sind wie z. B. der Mund, haben eine linke und eine rechte Seite, haben ein Oben und ein Unten, ein Vorn und ein Hinten.

Hier oben im Kopfbereich hat sich die Polarität in Form unserer rechten bzw. linken Hirnhälfte manifestiert, wobei die rechte Seite unseres Gehirns vorrangig unsere linke Körperseite, die linke Hirnhälfte vorrangig unsere rechte Körperseite steuert. Das sei jedoch mit allem Vorbehalt gesagt, denn wir wissen aus der Hirnchirurgie, daß die rechte Hirnhälfte durchaus Funktionen voll übernehmen kann, die gemäß mancher Theorien ausschließlich der linken zugeschrieben werden, und umgekehrt. Mit Skepsis ist deshalb auch Strömungen zu begegnen, die – ganz im Trend materiell funktionalen Denkens – glauben machen, daß durch Aktivierung der rechten Hirnhälfte die verschütteten Fähigkeiten wie ganzheitliches Denken, Intuition oder Gefühlsbetontheit wieder zu gewinnen seien, die von vielen Theoretikern und auch Esoterikern als Vermögen ausschließlich der rechten, die weiblichen Kräfte tragenden Hirnhälfte angenommen werden. Es gibt da inzwischen eine ganze Bewegung, die sich von einer quasi mechanischen Aktivierung der linken Hemisphäre bzw. der Synchronisation beider Hemisphären wahre Wunder erwartet, u. a. die Veränderung des menschlichen Bewußtseins hin zum Ganzheitlichen.

So wird es aber nicht gehen, wie wir aus unserer Einführung wissen. Der Grundanstoß zu einer Veränderung im Materiellen muß vom Bewußtsein kommen. Der Körper kann dabei nur Instrument sein, an dem das Bewußtsein verloren gegangene Fähigkeiten wieder neu übt.

Ganzheitliches Denken ist nicht deshalb verschüttet, weil unsere rechte Hemisphäre nicht ausreichend aktiviert wurde, sondern weil wir es nicht wirklich praktizieren, und weil wir nach wie vor einer langen, bis in die Antike reichenden Wissenschaftstradition anhängen, deren Forschungsprinzip auf der Zerteilung von Ganzheiten beruht.

Musterbeispiel ist die Medizin. Die ursprünglich im Spirituellen, Göttlichen wurzelnde, alles umfassende Heilkunst, deren Symbolgestalt Äskulap ist, degeneriert zur zerteilenden Wissenschaft. Hippokrates ist die Gestalt dieser Wende.

Welche Folgen das im ›normalen‹ Lebensvollzug haben kann, erfahren viele Mütter bei einer Klinikentbindung, wenn ihr Neugeborenes überraschend schwer erkrankt. Die geschwächte Mutter liegt weiterhin auf der Entbindungsstation, das Neugeborene jedoch meist zig Kilometer davon entfernt auf der Intensivstation einer Kinderklinik.

Ganz offensichtlich muß die Menschheit durch diese Entwicklung gehen, um auf einem neuen Niveau zu erfahren, was Ganzheitlichkeit wirklich ist.

Vergegenwärtigen wir uns an dieser Stelle nochmals einige Ebenen, auf denen die polaren Kräfte wirksam sind, und benennen die Pole:

Gott Vater	Gott Mutter
Adam	Eva
männlich	weiblich
Denken	Fühlen
Teile	das Ganze
Nüchternheit	Phantasie
Logik	Intuition
Erneuern	Bewahren
männliche Energie	weibliche Energie
(Yang)	(Yin)
abstrakt	konkret
Aktivität	Passivität

Diese Auflistung läßt sich naturgemäß endlos fortführen. Wir lernen daraus allerdings nur wirklich, wenn wir erkennen, daß das eine auch immer im anderen – und sei es nur in Spuren – enthalten ist. Die linke Gehirnhälfte, haben wir gehört, steuert tendenziell die rechte Körperseite, die rechte Hemisphäre tendenziell die linke Körperseite.

Das symbolisiert schon vom Körperlichen her die Tendenz zum Ausgleich der Pole, den wir ja auf dem Niveau jedes Chakras finden, wenn wir uns unser Schlangenpaar ins Gedächtnis rufen (siehe die Kreuzpunkte des Schlangenpaares, Graphik Seite 37).

Unser sechstes Chakra, das dritte Auge, zeigt uns sowohl die Urpolarität als auch die Möglichkeit zu deren Überwindung. Aus uns, den zweigesichtigen Wesen, kann zumindest zeitweise ein ›einsichtiges‹ werden. Ein Menschenwesen also, das die Einheit sieht. Dieses Sehen ist ein ERKENNEN, das heißt, daß uns bewußt wird, was unsere eigentliche Natur ist.

Nun haben wir auch schon gehört, daß Bewußtsein überall in uns, ja, in jeder unserer Zellen anwesend ist. Das Zentrum, das diese Kraft in uns repräsentiert, ist ebenfalls das 6. Chakra. »Seine Sanskritbezeichnung lautet AJNA, was soviel bedeutet wie ›Befehl‹, ›von oben empfangener Auftrag‹. Das AJNA gilt als Zentrum unseres Denkens und unserer Geistes- und Erkenntnisfunktionen, von Ajna werden die unteren fünf Chakras gesteuert und erhalten ›Weisungen‹« (Joh. Walter). Die im Anstrahlungsbereich des Ajna liegende Hypophyse (Hirnanhangdrüse) hat gegenüber den den fünf unteren Chakras zugeordneten peripheren endokrinen Drüsen ebenfalls ›Weisungsfunktion‹, denn sie regt die Ausschüttung ihrer Sekrete an. Dazu ist sie funktional und morphologisch eng mit dem Hypothalamus verbunden. »So berühren sich im direkten Ausstrahlungsbereich des Ajna das übergeordnete nervale System (Hypothalamus) und das übergeordnete hormonale System (Hypophyse). Daher müssen wir beide als das zentrale nerval-hormonale Regel- und Befehlszentrum unseres Körpers ansehen.« (Joh. Walter, ›Die heilende Kraft des Atmens‹)

Das 6. Chakra bündelt auch die Bewußtseinskräfte der fünf unteren Chakras. »Im Lankávatára Sútra wird die sechste Ebene des Bewußtseins (mano-vijana) als intellektuelles Bewußtsein definiert, das die Ergebnisse der fünf aus den Sinnen resultierenden Bewußtseinsarten verarbeitet und beurteilt« (L. A. Govinda). Daraus entsteht dann entweder Widerwillen gegenüber dem, was die Sinne vermitteln, oder Begehren dessen.

Beide Reaktionen stehen im Banne der Illusion, die die materielle Schöpfung hervorruft. Der Illusion nämlich, daß der Stoff das ›Wirkliche‹ (d. h. hier der Geist) ist. Die Bewußtseinsarten sind laut alten Lehrtexten das Riechbewußtsein, das Schmeckbewußtsein, das Sehbewußtsein, das Tastbewußtsein, das Hörbewußtsein und als sechstes das Denkbewußtsein. Alle Bewußtseinsarten entsprechen einer Sinnesfunktion, wobei das Denken, das als sinnengebundenes Denken im Banne der fünf Sinne (riechen, schmecken, sehen, tasten, hören) steht, auch als eine Sinnesfunktion angesehen werden kann.

Wir wissen aber, daß unser Bewußtsein, wenn auch sehr selten, viel weiter reichen kann, nämlich das universelle Bewußtsein, das Schöpferbewußtsein, berühren kann. Diese verbindende Bewußtseinsebene wird in den Schriften MANAS genannt. Wir erkennen in dem Begriff Manas das Wort *mind*, was ich hier als Verstand übersetzen will, und das Wort Mann, was so viel heißt wie Mensch, das sich allerdings im Zuge der schon erwähnten Umwälzungen von einer Gesellschaft der Mütter zum Patriarchat der männliche Mensch als Namen angeeignet hat.

MANAS ist Mittler zwischen dem Denkbewußtsein, dem Ich- und Selbstbewußtsein und dem universellen Bewußtsein. Mit dem universellen Bewußtsein kommen wir in Kontakt, wenn wir innerlich völlig zur Ruhe kommen und jede Denktätigkeit loslassen. Die einzig wirksamen Hilfsmittel dabei sind Meditation und das Rezitieren von Mantras.

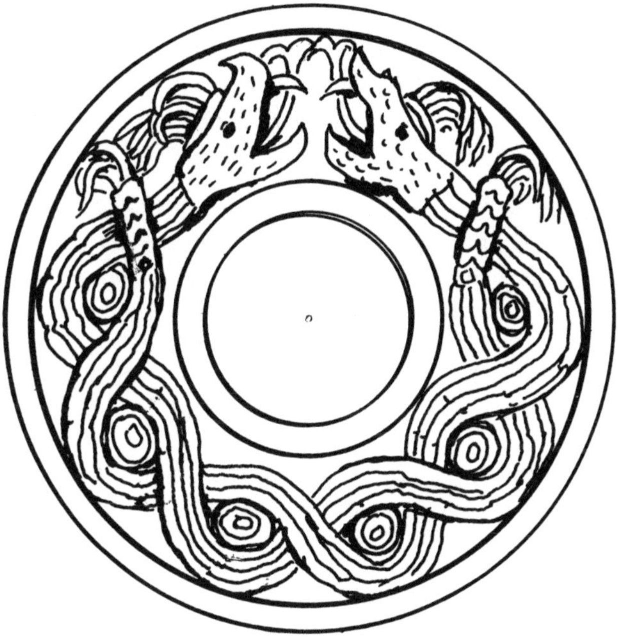

Doppelschlange der Mayavölker

Das Chakra-Symbol

Der Lotos symbolisiert mit seinen zwei Blütenblättern die Polarität der Schöpfung, und da ein Blütenblatt links und eines rechts erscheint, liegt es nahe, an die beiden Hemisphären unseres Gehirns zu denken, in denen die Polarität stofflich geworden ist. Die Ureinheit ist ebenfalls bildhaft gemacht und zwar durch den Kreis, aus dem die Blätter erwachsen.

Der Lotos ist leuchtend weiß in der Art gleißenden Lichtes. Dadurch wird die ›Einheit‹ aller Farben deutlich gemacht, denn erst aus der Brechung vom weißen Licht werden alle anderen Farben geboren. Allerdings wird auch das AJNA – ebenso wie die anderen Chakras – mit verschiedenen Farben in Verbindung gebracht. So z. B. mit Indigo, das die mentalen Fähigkeiten anregen soll, oder mit strahlendem Gelb (bei den Tibetern), das die Heiterkeit des Geistes ausdrückt.

Der Klang, durch den dieses Chakra manifestiert wird, ist der Urklang OM, es ist der Klang, durch den gemäß den Veden die gesamte Schöpfung entstanden ist. Wir machen ihn hörbar, wenn wir nacheinander die Klänge A-O-U-M bilden. Der Klang, der ganz natürlich entsteht, wenn wir ausatmend unseren entspannt geöffneten Mund langsam schließen, ist offenbar überall auf der Welt in unterschiedlichen Varianten bekannt. Das christliche Abendland kennt ihn als AMEN, bei den Griechen des klassischen Altertums ist er enthalten im letzten Buchstaben ihres Alphabetes, dem OMEGA, und bei den Indianern finden wir ihn als HO.

- Meditiere auf das Chakra-Symbol.
- Meditiere auf das Zeichen für OM. Viele Meditierende wählen OM während ihrer Übungen als Gegenstand ihrer Aufmerksamkeit.
- Singe den Klang OM, bilde ihn aus A-O-U-M, laß das M nachklingen.
- Wenn du möchtest, male das Chakra-Symbol aus und fertige dir ein Poster an.

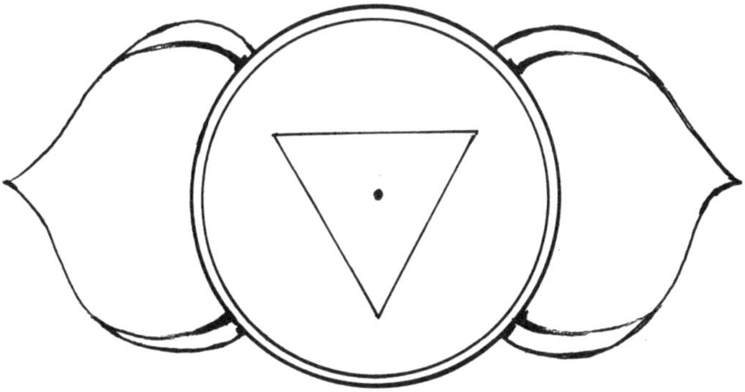

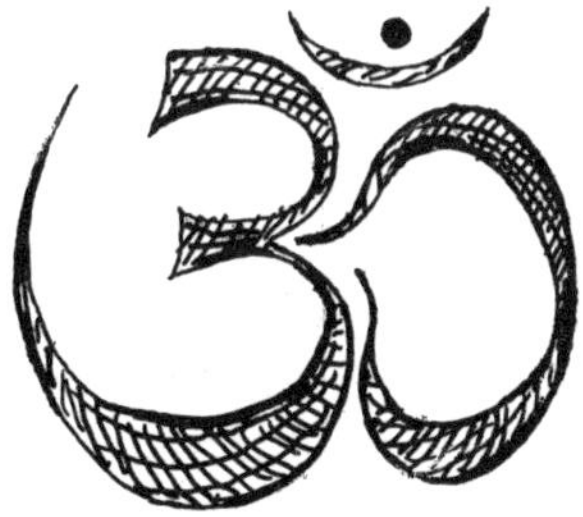

Das Symbol Yin Yang

Das Symbol auf der Seite nebenan ist eines der Symbole aus dem Osten, die hier im Westen einen hohen Bekanntheitsgrad erreicht haben. Es wird gewöhnlich mit männlicher und weiblicher Energie in Verbindung gebracht, steht jedoch für die Polarität der Schöpfung schlechthin und alle ihre Erscheinungsformen.

Ich habe für mich nachzuvollziehen versucht, wie es denn entstanden sein könnte, und diesen Prozeß nebenan skizziert. Am Anfang steht da ein Kreis, der die Ureinheit andeuten soll, aus der die Schöpfung entsteht. Er umschließt eine Fläche, die hier aus Gründen der mangelnden Darstellbarkeit weiß ist. In Wahrheit hat das Innere dieses Kreises aber weder Substanz, Form, Farbe noch irgendwelche anderen Eigenschaften. Es schließt sich der vorschöpferische Zustand, das Chaos an. Schwarze und weiße Flecken finden wir im nächsten Kreis wild durcheinander. Dann trennt Gott das Hell vom Dunkel. Unser dritter Kreis ist zur Hälfte schwarz und zur anderen Hälfte weiß. Schwarz und Weiß stehen sich kraß und unbeweglich gegenüber. Wir bringen eine Schwingung hinein. Schwarz und Weiß schmiegen sich in der folgenden Kreisform wohltuend aneinander, aber sie sind immer noch völlig voneinander geschieden. Wir bringen unsere Erfahrung hinzu, daß im Dunkel immer auch ein wenig Helligkeit vorhanden ist (siehe die Sterne am Nachthimmel), ebenso in der größten Helligkeit Dunkel (Schatten). Das wird in Skizze fünf angedeutet. Schließlich fassen wir die versprengten hellen und dunklen Punkte zusammen und erhalten das bekannte Symbol.

- Meditiere auf das Symbol.
- Nimm einen Bogen Papier zur Hand und skizziere deine ›Entstehungsgeschichte‹ des Symbols.
- Fertige ein Poster.

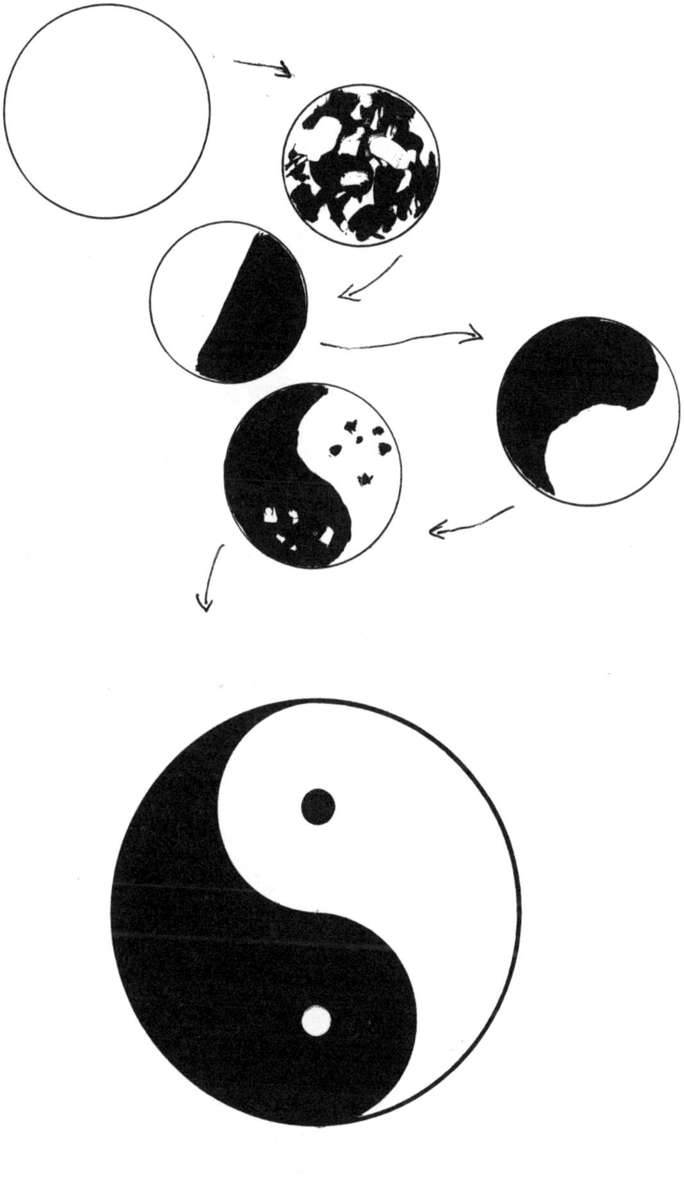

Zwei Gesichter – zwei Seelen

»Zwei Seelen wohnen, ach, in meiner Brust...«, sagt Faust. Die zwei Seelen, die Polarität in uns, wird äußerlich sichtbar in den beiden Gesichtern, die entstehen, wenn wir die beiden rechten und die beiden linken Hälften eines Fotoportraits zu jeweils neuen Gesichtern zusammenfügen.

Die Abbildungen rechts sprechen für sich. Die beiden rechten Gesichtshälften (Abb. links unten) zeigen eine mehr ›männlich‹ erscheinende, die beiden linken (Abb. rechts unten) eine mehr ›weiblich‹ erscheinende Person.

Beide Fotos wirken wie von einem Geschwisterpaar oder wie von einem Ehepaar, das sich nach langen Jahren des Zusammenlebens sehr ähnlich geworden ist.

Nicht immer zeigen die beiden neuen Gesichter so deutlich eine männliche bzw. weibliche Charakteristik. Und nicht immer fügen sich die beiden rechten Gesichtshälften wie hier zu einem ›männlichen‹ Gesicht zusammen und die beiden linken zu einem ›weiblichen‹.

Ich habe einen Versuch mit dem Portraitfoto einer anderen Frau gemacht, bei dem die beiden rechten Gesichtshälften einen mehr weiblichen und die beiden linken einen mehr männlichen Ausdruck zeigten. Offensichtlich läßt sich das Gesetz der Polarität in kein einfaches Schema pressen.

Darüber hinaus zeigen auch die Untersuchungen bzw. Tests von Kinesiologen, daß bei einem bestimmten Prozentsatz von Menschen Hirnfunktionen, die normalerweise in der rechten Hemisphäre angenommen werden, bei ihnen in der linken zu finden sind. Einige ›Glaubenssätze‹ der Schulmedizin ebenso wie die der Esoterik kommen dadurch unter Umständen ins Wanken.

Was nun die konkrete Erfahrung mit diesen Phänomenen anbelangt, so könnte ich mir vorstellen, daß du jetzt neugierig darauf bist, wie denn die Abbilder deiner zwei Gesichter aussehen.

Du kannst sie leicht herstellen. Zuerst läßt du ein Portraitfoto (Frontalaufnahme, gut ausgeleuchtet) von dir anfertigen. Dann läßt du davon drei Abzüge machen, zwei normalseitig und eins seitenverkehrt. Wenn du die hast, zerschneidest du das seitenverkehrte und

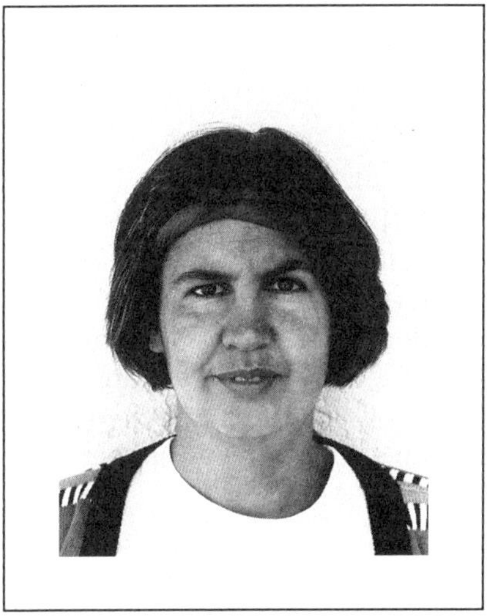

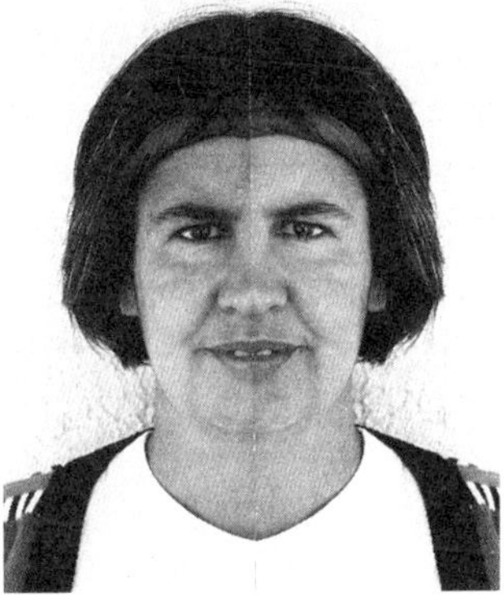

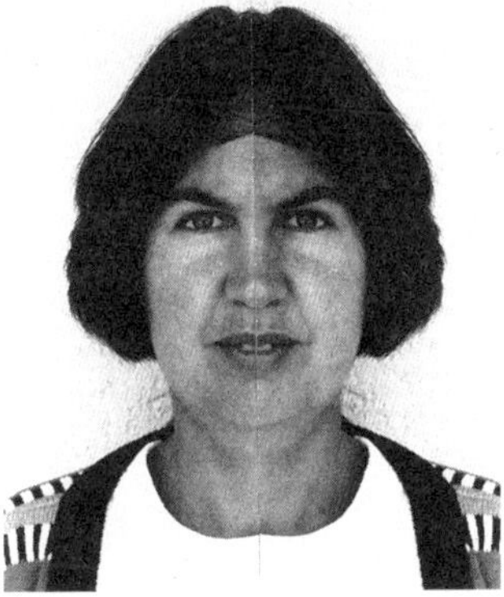

eines der beiden anderen genau in der Mitte und setzt die entsprechenden Teile zu neuen Gesichtern zusammen.

Neben dem Spaß, den du dabei haben wirst, findest du eventuell Unerwartetes über dich heraus.

Polarität in der Natur

Die Ausformungen der polaren Kräfte der Schöpfung sind überall in der Natur vorhanden. Ich veranschauliche das hier durch den Abdruck eines Blattes auf der Seite nebenan. Seine rechte und seine linke Hälfte zeigen deutliche Formunterschiede, und doch tragen beide die Charakteristik des Pfeilblattes aus Mittelamerika in sich. Neben den Rechts- und Linkspolen haben wir bei allen Wesen, Dingen und Erscheinungen ein Oben und ein Unten, ein Vorne und ein Hinten, ein Innen und ein Außen.

- Beobachte die Erscheinungsformen der Polarität in der Natur. Sieh dir Pflanzen genau an, ihre gesamte Form, ebenso Teile, z. B. Blätter, Blüten, Früchte etc.
- Beobachte in gleicher Weise Tiere.
- Schaue ebenso auf Landschaftsformen wie Berge, Täler, Flüsse, Seen.
- Wenn du möchtest, zeichne ein Blatt, das aus den zwei rechten Hälften, und eines, das aus den zwei linken Hälften der Vorlage nebenan besteht. Ein kleiner randloser Spiegel, den du auf die mittlere Blattader stellst, kann dabei hilfreich sein.

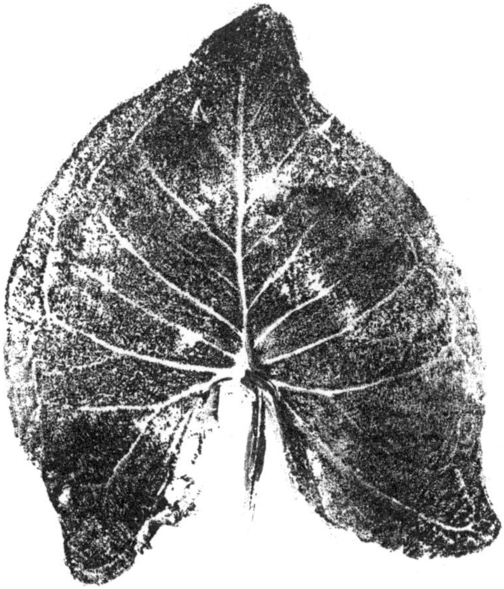

Die Waage

Justitia, die Göttin der Gerechtigkeit, wird mit verbundenen Augen dargestellt, eine Waage in der rechten Hand. Die Augen als Sinnesorgane, die ja nur die Oberfläche der Dinge sehen können, braucht sie nicht. Sie läßt sich von den wechselnden Erscheinungen der Außenwelt und ihren Täuschungen nicht beeinflussen. Sie schaut mit ihrem inneren Auge durch den äußeren Schein, auf das Wesen der Dinge. Sie hat mit den von Menschen gemachten Gesetzen und dem durch sie gesprochenen Recht nichts am Hut. Sie ist befaßt mit der unverschleierten Wirklichkeit der Dinge, der WAHRHEIT, und mit dem Gesetz von Ursache und Wirkung (KARMA).

Und dann wägt sie ab, stellt die Balance her und fällt unberührt von den widerstreitenden Kräften der polaren Welt ihr Urteil.

In jedem URTEIL berühren sich zwei Kräfte. Der Spruch der ›irdischen‹ Richter, die beim Urteilen selber schuldig werden können, und das alles überschauende Urteil der Göttin der Gerechtigkeit, die die Summe der Handlungen eines Individuums einbezieht und die auch Gnade und Vergebung kennt.

Die Waage ist nicht nur ein Instrument, um Ware abzuwiegen, sondern auch Symbol für das Abwägen mit dem Verstand. Sie ist auch Symbol für den Ausgleich: Was ist vorteilhaft für mich, was ist vorteilhaft für den anderen, wo liegt der ›gerechte‹ Ausgleich für beide. Die Waage symbolisiert den – nicht bequemen – Weg in der Mitte, das Abwägen von Handlungen und Bedenken der Folgen: Quidquid agis prudenter agas et respice finem, wie ein bekannter lateinischer Sinnspruch lautet: »Was du auch tust, tue es mit Bedacht und berücksichtige die Folgen.«

■ Mache für dich ein Experiment: Wäge einen Gedanken, ein Problem, das dich bewegt, oder eine Handlung, die du vorhast, in dir innerlich ab. Nutze dazu deine Hände. Z. B., du möchtest dich beruflich verändern, hängst jedoch auch an deiner jetzigen Tätigkeit. Nimm in die eine Hand gedanklich alles, was dafür bzw. dagegen spricht zu bleiben, und in die andere Hand alles, was dafür bzw. dagegen spricht zu gehen: Prüfe das Gewicht des einen wie des anderen imaginär in deinen Händen. Laß dabei deinen Atem ent-

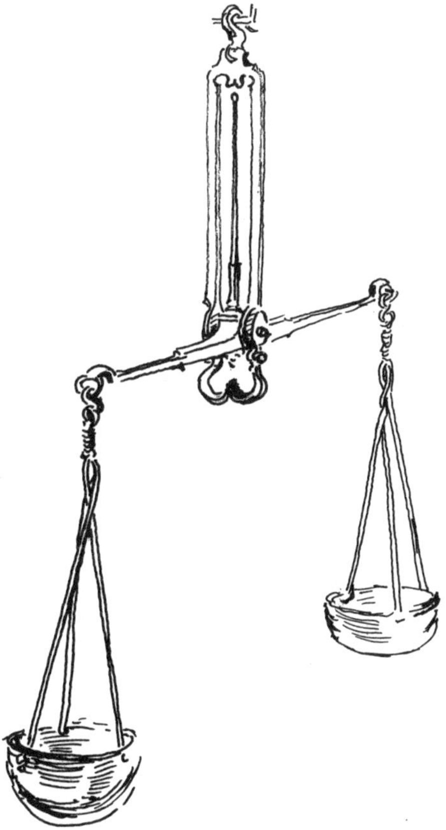

spannt fließen und beobachte, wie die beiden ›Handwaagschalen‹ sich auf- und abbewegen. Komme spielerisch zu einer Entscheidung. Entspricht die Entscheidung dem Ausgleich beider Kräfte? Gibt es den überhaupt?

- Links-Rechtsbewegungen bewußt ausgeführt oder auch Balanceübungen wirken auf das 6. Energiezentrum. Lege ein langes Tau oder eine dicke Schnur in einem Raum (oder draußen) auf den Boden, richte sie gerade aus. Entledige dich deiner Schuhe. ›Balanciere‹ auf dem Tau, schaue dabei nicht auf deine Füße, sondern auf einen Gegenstand in Augenhöhe, atme ruhig und entspannt. Was ist deine Erfahrung dabei?

Klärung der Gedanken

Die meisten Menschen sind erstaunt, wenn sie sich das erste Mal im Autogenen Training oder in einer Yoga-Stunde zu entspannen versuchen, daß ihnen eine Fülle von Gedanken durch den Kopf geht, und manche sind leicht schockiert, wenn sie feststellen, daß sie über ihre Gedankentätigkeit eigentlich keinerlei Kontrolle haben. Sie halten sich für intelligent, diszipliniert und zuverlässig, und das sind sie sicher auch, aber ihre Gedanken spielen mit ihnen Katz und Maus. Wenn sie dann aufmerksamer geworden sind, genauer darauf achten, merken sie, daß das auch im Alltag pausenlos der Fall ist.

Während wir mit irgend etwas beschäftigt sind, ja selbst wenn wir uns mit jemandem unterhalten, kommen immer von irgendwoher ungefragt Gedanken. Unsere allgemeine Erfahrung ist schließlich, unsere Gedanken reiten uns, nicht wir reiten die Gedanken. Quälend erfahren wir das nach einem Streit, wenn uns noch Stunden danach ›Streitgedanken‹ beschäftigen.

Wissenschaftler sagen, daß wir pro Tag etwa fünfzigtausend Gedanken denken, nur wenige Prozente davon sind einigermaßen unverbraucht, die Masse sind alte Ladenhüter und nur ganz wenige Gedanken sind wirklich neu. In ihrer Qualität sind die Gedanken meist destruktiv, d. h. sie befassen sich mit Urteilen über uns selbst oder über andere, dazu mit Ängsten, Wünschen, Begierden, Konflikten und Leiden. Gedanken, haben wir gehört, stellen eine ungeheure Kraft dar, kein Wunder, daß riesige Energien durch diesen gewaltigen, ungezügelten Gedankenstrom gebunden werden.

- So ist es schon ungeheuer erholsam, wenn wir den Strom der Gedanken nur etwas verlangsamen. Durch die Jahrtausende haben sich Meister viele Methoden einfallen lassen, wie sie ihren Schülern dabei helfen können. Die Zeichnung nebenan illustriert eine solche Methode, die der armenische Meister Gurdjieff für seine Schüler entwickelt hat. Links siehst du einen Kreis und rechts eine Acht.
- Hebe beide Arme und strecke sie locker in Augenhöhe nach vorne. Beginne ruhig zu atmen und ›schreibe‹ dann mehrere Minuten lang mit der linken Hand einen Kreis in die Luft und zur glei-

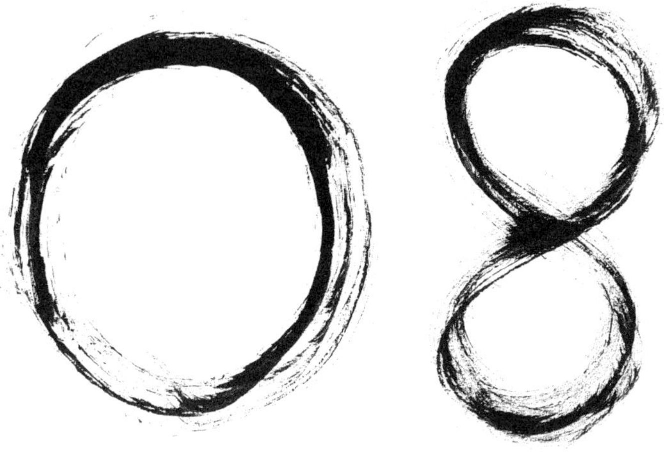

chen Zeit mit der rechten eine Acht. Ganz gelassen ohne Hast, gelöst. Deine gesamte Aufmerksamkeit ist entspannt auf die Bewegungen deiner Hände gerichtet. Wie ist deine Erfahrung?

- Notiere eine oder mehrere Wochen lang täglich fünf Minuten lang ohne Zensur alle Gedanken, die dir durch den Kopf gehen, du wirst zwar nur einen Teil davon fixieren können, aber das ist nicht wichtig. Wenn die fünf Minuten um sind, sieh dir das nochmals genau an, was du geschrieben hast. Versuche die vorherrschende Qualität deiner Gedanken zu erkennen. Du wirst über die Tage sehen, daß sie recht stabil ist. Suche einen negativen Gedanken heraus, der für dich viel Ladung enthält. Formuliere ihn so um, daß er eine positive Botschaft bekommt.

  Ein Beispiel: Negativer Gedanke: Ich kann machen, was ich will, Menschen, die mir wichtig sind, lehnen mich ab. Umformulierung: Menschen, die mir wichtig sind, schätzen mich so, wie ich bin.

  Mache diese Übung nicht mechanisch, sondern kreativ und mit viel Humor. Es geht dabei darum, daß du entdeckst, daß du mit bestehenden Gedanken, die ja auch mit entsprechenden Handlungen und Gefühlen verbunden sind, spielen kannst. Und daß du grundsätzlich die Qualität deiner Gedanken verändern kannst. Achte darauf, wie sich dadurch deine Erfahrung der Wirklichkeit verändert.

Dreizack

Der Dreizack ist ein Symbol für den Ausgleich der Pole in einer dritten übergeordneten Kraft. Er ist als TRISHUL Attribut SHIVAS, des vedischen Schöpfergottes, der die kosmischen Kräfte des Entstehens, des Wandels und der Zerstörung in sich vereint, und das ›Instrument‹, mit dem das ›Böse‹ vernichtet und die Dunkelheit vertrieben wird.

Eine Reihe anderer Gottheiten sind ebenfalls mit ihm ausgestattet, so z. B. der griechische Gott des Meeres, Poseidon. Im Urchristentum war er ein geheimes Zeichen für Christus. Es ist deshalb nicht verwunderlich, daß auch Luzifer, der Lichtträger und später gefallene Engel, mit einem Dreizack ausgestattet ist, der jedoch im späteren Volksglauben als ›Gabel des Schwarzen‹ Schrecken verbreitet.

Im Dreizack wird die gesamte Symbolik und Mystik der Zahl Drei bildhaft. Zur Drei führt der Weg von der Eins, der alles umfassenden Einheit, über die Zwei, die die polare Natur der Schöpfung symbolisiert. Die Drei zeigt einmal den Weg der weiteren Differenzierung und Entfaltung der Welt als Fortsetzung der polaren Zwei, denn durch sie wird die Möglichkeit zum Aufstieg in eine neue Qualität angezeigt, dann steht sie für Synthese, hervorgegangen aus Thesis und Antithesis. In der Drei liegt die Chance zum Ausgleich zwischen zwei Extremen, und, nicht zuletzt, sie weist den Weg zurück zur Einheit. Symbol dafür ist das sogenannte dritte Auge. Die Zweisicht der physischen Augen wandelt sich in die Sicht des EINEN auf der geistigen Ebene.

Der TRISHUL symbolisiert als Attribut SHIVAS, des Zerstörers, des Scheins und der Unwissenheit, die drei GUNAS, die drei Zustände oder Grundeigenschaften, denen alle Objekte der Erscheinungswelt unterworfen sind. Die drei Zustände sind das Reine (SATTVA), die Aktivität (RAJAS) und die Schwere (TAMAS). Bezogen auf die Bewußtseinszustände des Menschen entspricht – so die indische Philosophie – SATTVA der Ruhe, der Gelassenheit und dem Frieden, TAMAS der Trägheit, Dummheit und Unwissenheit und RAJAS der Ruhelosigkeit, den Emotionen und der Aktivität. SATTVA symbolisiert die Essenz dessen, was wir im Dasein verwirklichen sollen, TAMAS stellt das Hindernis auf dem Weg dorthin dar, und RAJAS ist die Kraft, die das Hindernis überwindet.

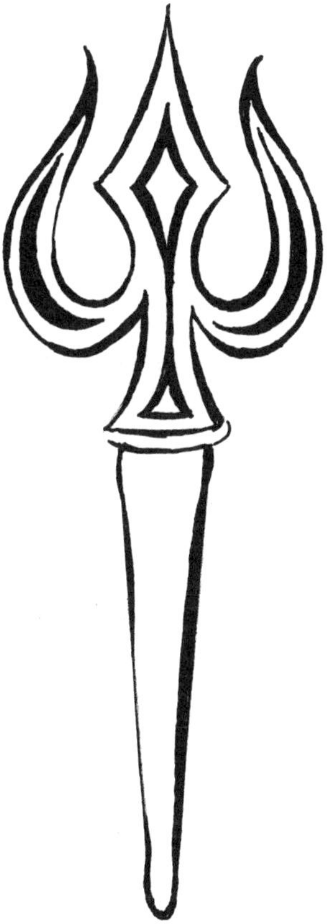

- Meditiere über die drei Zustände: TRÄGHEIT, RUHELOSIGKEIT, GELASSENHEIT. Wie stellen sie sich in deiner Erfahrung mit dir selbst dar?
- Du hast ein Problem, du wägst die beiden Pole, die ›zwei Seiten der Münze‹ ab. Welche dritte Kraft übersteigt die Pole und wirkt befreiend?
- Zeichne einen Dreizack.
- Meditiere auf das Symbol.
- Meditiere auf das dritte Auge. Während du das tust, richte einen Teil deiner Aufmerksamkeit auf dein Basiszentrum, atme entspannt.

Betende Hände

Diese Handhaltung ist wohl das am häufigsten gebrauchte MUDRA.

Sie ist eine Geste der Einheit der Gedanken, eine Geste, die die Urpole der Schöpfung, die in der Adam- und Eva-Schlange zu Bildern geworden sind, wieder zusammenführt.

In dieser Haltung beten wir und suchen Zuflucht und Trost. In dieser Haltung bitten wir um Befreiung aus Angst und Leiden. In dieser Haltung werden wir innerlich bereit, uns der Einheit, Gott, zu nähern und im Lobpreisen uns mit ihr zu verbinden.

Eine MUDRA, eine rituelle Geste, ist mehr als eine beliebige Haltung. Sie setzt körperlich, psychisch und geistig Kräfte in Gang.

Die zusammengelegten Hände sind nicht nur eine Geste der Einheit, sie sind auch eine Geste des Friedens, der Besänftigung und der Befriedigung von uns selbst. Die Energie strahlt von innen nach außen, ein Kampf ist in dieser Haltung nicht möglich.

■ Führe deine Hände zusammen. Hebe sie zunächst in Brusthöhe. Sie sind dabei noch etwa dreißig bis vierzig Zentimeter voneinander entfernt, die Handflächen einander zugewandt, die Fingerspitzen weisen nach oben. Bewege nun die Handflächen entspannt atmend ruhig aufeinander zu, bis sie sich berühren. Tue das sehr langsam und bewußt. Beobachte, ob sich dein Gemütszustand verändert.

■ Auch die Richtung der Hände ist nicht belanglos. Bewege mit zusammengelegten Händen deine Fingerspitzen zuerst nach vorne und anschließend nach unten. Wie ist deine Erfahrung?

■ Richte die Fingerspitzen deiner zusammengelegten Hände wieder nach oben und verändere nun die Position deiner Hände. Halte sie z. B. über deinen Scheitel, in Höhe deiner Stirn, vor dein Gesicht, den Hals, die Brust, den Bauch etc., während du ruhig atmest. Welche Empfindungen sind mit den einzelnen Positionen verbunden, welche ist dir am angenehmsten?

Ein altes Gebet um Licht und Erleuchtung:

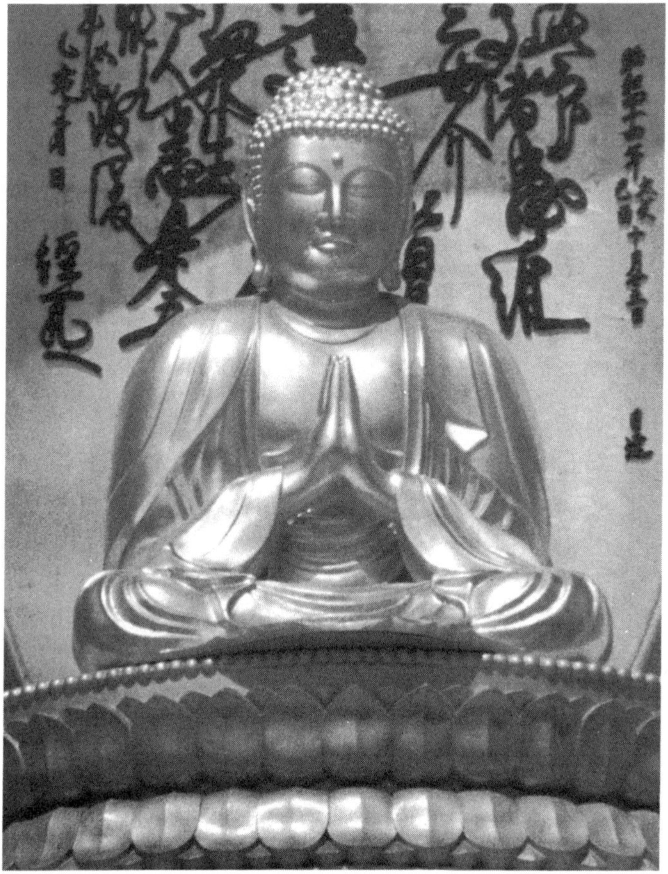

GOTTVATER, GOTTMUTTER
WIR MEDITIEREN AUF DIE STRAHLENDE KRAFT
DEINES GÖTTLICHEN LICHTES,
AUS DEM RUHM, GLANZ UND GNADE FLIESSEN
UNSERE HERZEN SIND VON DUNKELHEIT ERFÜLLT
SO GIB UNS DEINEN SEGEN UND ERLEUCHTE
UNSERE HERZEN UND UNSEREN GEIST
FÜHRE UNS HOCH UND HÖHER
BIS ZUM HÖCHSTEN BEWUSSTSEIN
UND LASS UNS DIE WAHRHEIT VERWIRKLICHEN

Shri-Yantra

Ein Yantra ist ein Kräfte-Diagramm, das die Gedankenformen eines Mantra oder eine andere Kraft sichtbar macht und ihm einen konkreten Ort gibt.

Wohnplatz des Erhabenen ist die Übersetzung von SHRI-YANTRA. Es ist ein ›Abbild‹ des kosmischen Feldes der Schöpfung und die sichtbare Form des Urklanges OM, des Schöpfungsklanges unseres sechsten Chakras. Ein YANTRA ist nach den Überlieferungen des Tantra, deren zentrales Thema der göttliche Schöpfungsprozeß ist, Wohnplatz der Kraft, die sie abbildet. Deshalb wird es bei Zeremonien aufgestellt und auch von Praktizierenden als Gegenstand ihrer Aufmerksamkeit beim Meditieren gewählt.

Der Punkt in der Mitte des SHRI-YANTRA steht für den allerersten Impuls, der zum Urklang führen wird. In ihm ist also die Möglichkeit seines Entstehens angedeutet. Von dort aus schwillt er zum vollen Klang an, der die polare Schöpfung, benannt als SHIVA (männlicher Pol) und SHAKTI (weiblicher Pol), hervorbringt. Hier im Yantra sind SHIVA und SHAKTI in neun Dreiecken präsent. Die fünf mit der Spitze nach unten gerichteten stellen SHAKTI dar, die vier mit der Spitze nach oben gerichteten SHIVA. Die Dreiecke sind eingerahmt von Lotosblüten, den Symbolen höchster spiritueller Realisation. Umschlossen sind alle Formen durch ein Quadrat, das den Zustand der Manifestation bezeichnet. Die Ausformungen an jeder Seite des Quadrates symbolisieren die kreisende Bewegung der Sonne im Uhrzeigersinn und die Gegenbewegung dazu.

■ Wenn du dich angeregt fühlst, meditiere auf das YANTRA.

Jedes Geräusch, jeder Klang, ja selbst Laute, die wir mit unseren Ohren nicht wahrnehmen können, wie den Schlag einer Wimper oder das Öffnen einer Blüte, haben ihren Ursprung in OM. OM ist in jeder Bewegung, in jedem Impuls. OM ist auch in unserem Atem. Im Einatem als der Klang SO (Kshang) und im Ausatem als der Klang HAM (Hang). Ich bin ER, ich bin eins mit Gott, ist deren Bedeutung.

Atmen, das Ein- und das Ausatmen ist Ausdruck der polaren Schöpfung. Im fließenden entspannten Atem liegt die Tendenz zur

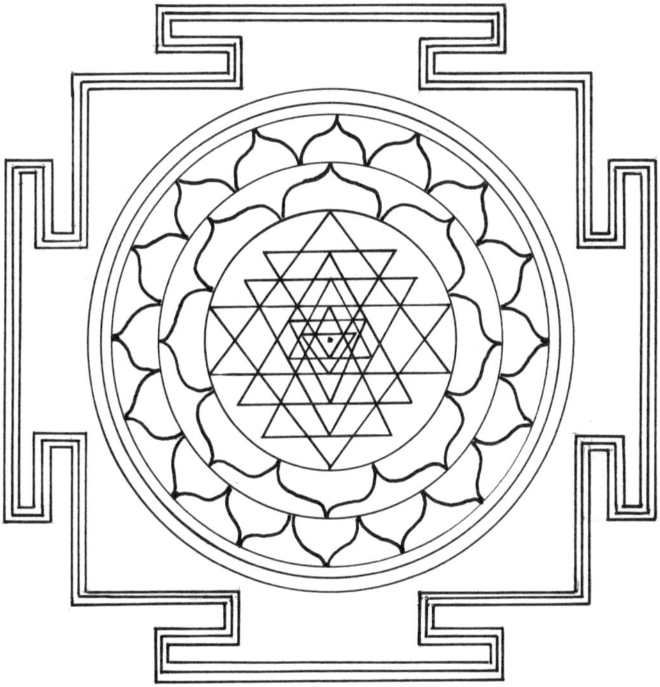

Einheit. Dann nämlich, wenn wir in den Zustand gelangen, in dem wir das Gefühl haben, daß wir nicht mehr selbst atmen, sondern mit dem Atem eins geworden sind, geatmet werden und das bewußt erleben. Im fließenden entspannten Atem verschmelzen die Klänge SO HAM zu OM.

- Verbinde dein bewußtes Atmen für einige Minuten mit den Klängen SO HAM. SO HAM ist an kein Glaubenssystem gebunden. Wenn du dich gut dabei fühlst, praktiziere diese Übung einige Wochen täglich. Es bringt dein inneres OM (AMEN) zum Klingen.

Meditation

Alle Menschen ohne Unterschied haben von allem Anfang an Buddha-Natur, sie sind ERWACHTE, sagen die Tibeter. Sie wissen das nur nicht. Meditation ist der Weg, daß sie sich dessen bewußt werden.

Der Lama Sogyal Rinpoche verwendet in seinen Belehrungen die inspirierenden Bilder der alten tibetischen Meister: Die Buddha-Natur, die Natur des Geistes, ist wie der unendliche blaue Himmel, unser Alltagsbewußtsein, das sind die Wolken, die den Blick auf den klaren Himmel verstellen. Und wenn der Himmel voller Wolken ist, dann scheint es uns oft so, als ob es nie die Sonne und nie das reine durchsichtige Blau des Firmamentes gegeben hätte. Wenn wir jedoch mit einem Flugzeug aufsteigen – so entwickelt er sein Bild weiter –, dann stoßen wir durch die Wolkendecke und jenseits der Wolken finden wir einen ungetrübten, endlos blauen Himmel, der nie von irgendeiner Wolke berührt wurde, der immer rein war und immer rein sein wird.

Meditation ist das Fahrzeug, mit dem wir die Wolken der Unwissenheit durchstoßen. So läßt uns Meditation – und sei es nur für Bruchteile einer Sekunde – von Zeit zu Zeit die wahre Natur unseres Geistes sehen.

Meditation bringt den Geist nach Hause, wie der Rinpoche das nennt. Ich finde das ein sehr schönes, beruhigendes, tröstliches Bild. Es gibt uns eine Vision davon, daß es ein Zuhause gibt, wo wir ausruhen können, wo der Kampf aufhört. Wenn wir wissen, wo wir zu Hause sind, dann kommen wir in einen Zustand von Klarheit und Weisheit, der frei macht von Angst, und wenn wir frei von Angst sind, können wir innerlich die Waffen ablegen, d. h. den Haß, die Gier, den Neid, mit dem wir uns täglich verteidigen.

Wenn wir die himmelsgleiche Natur des Geistes erkennen, so sagen die Meister, treten wir ein in einen Zustand des Friedens, der auf einer ganz tiefen Ebene heilend wirkt, denn wir haben einen kurzen Blick auf die EINHEIT geworfen, wie Kinder, die am Weihnachtsabend durch den Türspalt vorzeitig einen Blick auf den brennenden Lichterbaum erhaschen konnten.

Kinder sind meist sehr motiviert zu meditieren. Meditieren heißt bei ihnen, daß sie bewußt in einen entspannten Zustand gehen.

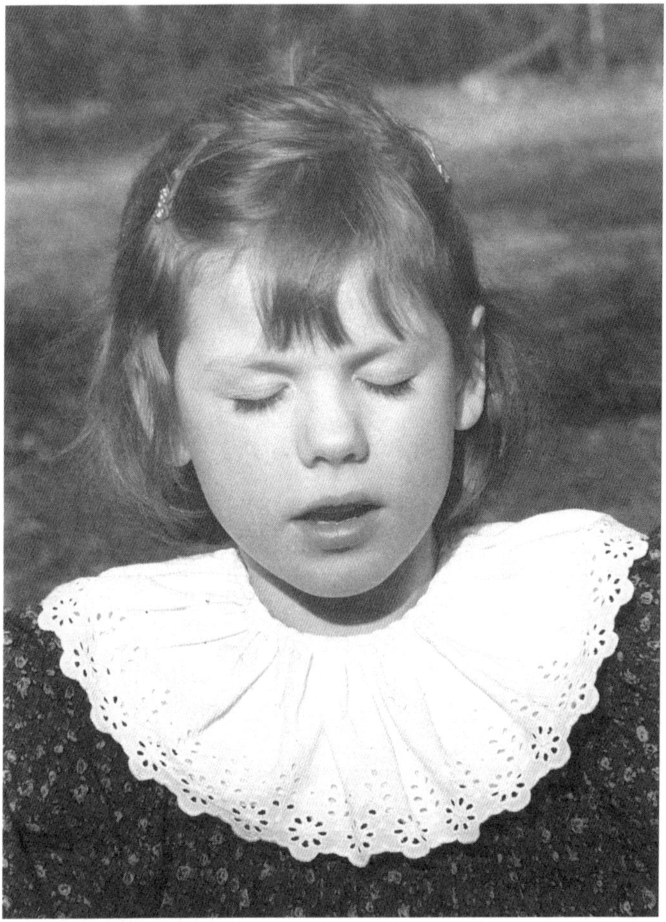

Wenn du Kinder anleiten willst, sprich mit ihnen zuerst darüber, was sie im Moment bewegt, dadurch werden sie weitgehend frei von belastenden Gedanken. Dann schlägst du ihnen vor, daß sie während der Meditation innerlich an einen Ort gehen, wo sie sich wohl fühlen. Um den Prozeß einzuleiten, fragst du sie, wie denn der Ort aussehen soll, wo es für sie schön und angenehm ist. Auf diese Weise werden in ihnen lichte innere Bilder angestoßen.

Kinder haben viele Ängste, die sie oft nicht aussprechen. Du kannst ihnen deshalb auch vorschlagen, sich ein Bild von ihrem inneren Helfer oder Engel zu machen oder sich ein strahlendes wohltuendes, heilendes Licht vorzustellen.

Raum für Erfahrungen, Phantasien, Empfindungen

Das siebte Chakra

Der Suchende, die Suchende haben die Krone des Baumes der Erkenntnis erreicht, sie sind OBEN angekommen, sie sind nach Hause zurückgekehrt wie der verlorene Sohn und die verlorene Tochter.

Sie haben die Ebene von SATA – CHITA – ANANDA, von Wahrheit, reinem Sein und Glückseligkeit erreicht. Das Dach der Welt, das Paradies KAILASA ist zurückgewonnen, dem die Tibeter im heiligen Berg Kailasch auf dieser Erde einen konkreten Ort gegeben haben.

In uns, die wir Abbilder der kosmischen Gesetze sind, repräsentiert dies PARADIES unser Scheitel, das Schädeldach, das unser mystisches, in der Epiphyse stofflich gewordenes Lichtorgan schützt.

Vom siebten Chakra hat unsere Reise in die Materie begonnen. Nun sind wir zurückgekehrt in die Einheit, ins Licht. Unser Bewußtsein ist geläutert. Wir haben die Irrungen, Fallen und ›Versuchungen‹ der Materie hinter uns gelassen, die Ebene der Illusion, Unwissenheit und Identifikation mit der Sinnenwelt überwunden, haben aus dem Labyrinth der WELT wieder herausgefunden. So jedenfalls ist die Symbolik unseres Aufstiegs vom Wurzel-Chakra (MULADHARA) zum Kronen-Chakra (SAHASRARA) zu sehen.

Für den Yogi heißt es in den Tantra-Shastras, daß er im SAHASRARA die Ebene der absoluten Wahrheit erreicht hat. Er erkennt, wer er wirklich ist, nämlich, wie jedes andere Einzelwesen auch, seinem Wesen nach, höchster Geist (PARAMATMA).

Einstweilen leben wir allerdings noch in der Materie und sind in der Regel weit weniger ›erleuchtet‹, als wir uns das wünschen. Und all unser Wissen, das wir jetzt vielleicht schon angesammelt haben, wird uns wenig nützen, mit der Energie unseres siebten Chakras in Kontakt zu kommen, wenn wir uns anstrengen und unseren Willen, unser ›Habenwollen‹, einsetzen. Das siebte Chakra ist der Ort in uns, wo das Überindividuelle und das Individuelle sich treffen. Wenn wir lernen, uns ganz entspannt, anstrengungslos und ohne ›Hintergedanken‹ auf das SAHASRARA abzustimmen, werden wir Botschaften, Weisungen und Hilfe auf dem Weg der Intuition von dort erhalten. Und auch wenn wir das nicht tun, bekommen wir sie sowieso. Sie dringen nur nicht durch in unser Bewußtsein.

Das Chakra-Symbol

Im siebten Chakra ist die Energie aller sechs unteren Energiezentren keimhaft angelegt, denn von hier aus hat sich die Schöpfung entfaltet. Die Bezeichnung tausendblättriger Lotos, der zugleich strahlend weiß gesehen wird, bringt das zum Ausdruck. Das strahlende Weiß kennzeichnet die noch ›unschuldige‹ lichthafte Ur-Idee der Schöpfung, die Zahl Tausend bezeichnet die unendliche Fülle, in die sich der Schöpfungsimpuls entfalten wird.

Die Zahl Tausend ist abgeleitet von der Zahl 1008, die die grenzenlose Zahl der Namen von Gottvater und Gottmutter andeuten soll. In ihr enthalten ist die heilige Zahl 9, die aus den Ziffern Eins und Acht gebildet wird und als Potenzierung der drei Urgottheiten anzusehen ist.

Auf jedem der tausend Blütenblätter finden wir einen der fünfzig Buchstaben des vedischen Alphabetes geschrieben, der seinem Entstehungsklang entspricht. Sie sind nach einer bestimmten Ordnung in zwanzigfacher Ausführung über den ganzen Lotos verteilt.

Die Blütenblätter des Lotos neigen sich gemäß den alten Schriften nach unten, sie bilden einen Baldachin, ihre Staubfäden haben eine rötliche Farbe. Beide Vorstellungen, die nach unten zeigenden Blütenblätter ebenso wie die Farbe Rot der Staubblätter, weisen auf einen Zustand hin, dem ein Schöpfungsvorgang folgen wird.

- In den meisten Darstellungen ist die Anzahl der tausend Blütenblätter nicht voll wiedergeben, so auch auf der Abbildung nebenan.
- Nimm ein großes Blatt Papier zur Hand und zeichne den tausendblättrigen Lotos. Male ihn in strahlenden lichthaften Farben.

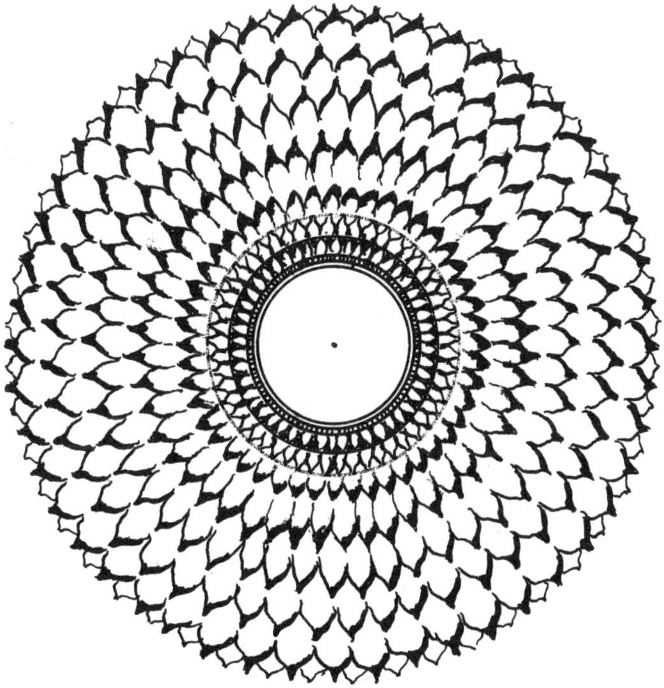

Regenbogen

Im strahlend lichthaften Weiß des tausendblättrigen Lotos ist die unendliche Facette aller Farben verborgen. Wird das EINE Licht gebrochen, kann ihre Fülle sichtbar werden.

So entfaltet sich die Pracht der Schöpfung gleichnishaft im ›himmlischen‹ Lichtspiel des Regenbogens auf einer sehr subtilen und beinahe noch vormateriellen Stufe. Deshalb wurde er, der Regenbogen, zum Symbol für den Übergang von der Ureinheit in die Vielfalt der Erscheinungen.

In alten Zeiten galt er als Friedenszeichen, Brücke zum Unendlichen und als Offenbarung Gottes. Das ist verständlich, denn für die Menschen der Vorzeit kam die Lichterscheinung unerklärlich und überraschend, und ebenso überraschend und unerklärlich löste sie sich wieder auf. Wir kennen heutzutage die Gesetzmäßigkeiten seiner Entstehung. Doch unabhängig davon zieht das himmlische Spiel jeden von uns immer wieder neu in seinen Bann, verändert unsere Stimmung, inspiriert uns, läßt uns staunen.

■ Die Darstellung des Regenbogens nebenan, der ich im Hell/Dunkel der Zeichnung etwas von der Strahlkraft des Lichtes zu geben versucht habe, will dich anregen, selbst einen Regenbogen in leuchtenden Farben zu malen.

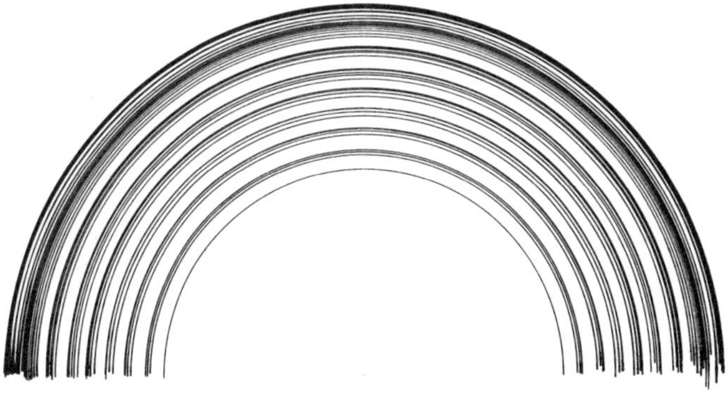

Lotos

Der Lotos ist im gesamten Osten Sinnbild für spirituelles Wachstum, und da dieses Buch davon handelt, hat er uns von Anfang an begleitet.

Die Lotospflanze aus der Familie der Seerosengewächse hat ihre Wurzeln in Morast und Schlamm. Sie strebt von dort nach oben durch das oft trübe und stinkende Wasser von Tümpeln und Sümpfen. Wenn wir unsere Symbolbilder benutzen, steigt sie auf aus der Dunkelheit – dem Schmutz und Gestank der untersten Stufe der Materie – und erhebt sich zum Licht.

Dieser Vorgang wiederholt sich jedes Jahr. Sind ihre Früchte gereift, stirbt sie ab, um im nächsten Frühling wieder neu hochzuwachsen. So macht sie den ewigen Kreislauf von Werden und Vergehen sichtbar. Außerdem wirkt sie mütterlich nährend, denn sowohl ihr Fruchtstand als auch ihre Wurzeln sind eßbar. Bei Hungersnöten soll sie, die wucherndes Wachstum entwickelt, die Menschen ganzer Landstriche vor dem Verhungern gerettet haben.

Verfolgen wir die Stufen ihres Aufstrebens entlang unseres Chakra-Modells: Sie wurzelt im ersten Chakra, dem vierblättrigen Lotos, im sechsblättrigen, unserem Wasserzentrum, bildet sie Blattknoten, im Feuerzentrum, dem zehnblättrigen Lotos, die Blätter, im Herz-Zentrum entstehen die Blütenknospen, im Kehlzentrum beginnt sich die Blüte zu entfalten, die sich im Stirn- und im Kronenzentrum zu voller Pracht öffnet.

Wie die Lotosblüte, aus dem Schlamm aufsteigend, oben im Licht rein und in voller Schönheit strahlt, so bleibt – nach buddhistischer Anschauung – auch das wahre Wesen des Menschen auf seinem Weg durch die Dunkelheit und Mühsal vieler Leben rein und unberührt, bis es im Vorgang der Erleuchtung sichtbar wird und nach außen strahlt.

Es ist von allem Anfang vollkommen, nichts muß weggenommen, nichts hinzugefügt werden, und es kann sich jederzeit, also auch jetzt in diesem Augenblick, offenbaren. Das sind die inspirierenden Botschaften.

Meditiere auf die Lotosblume.

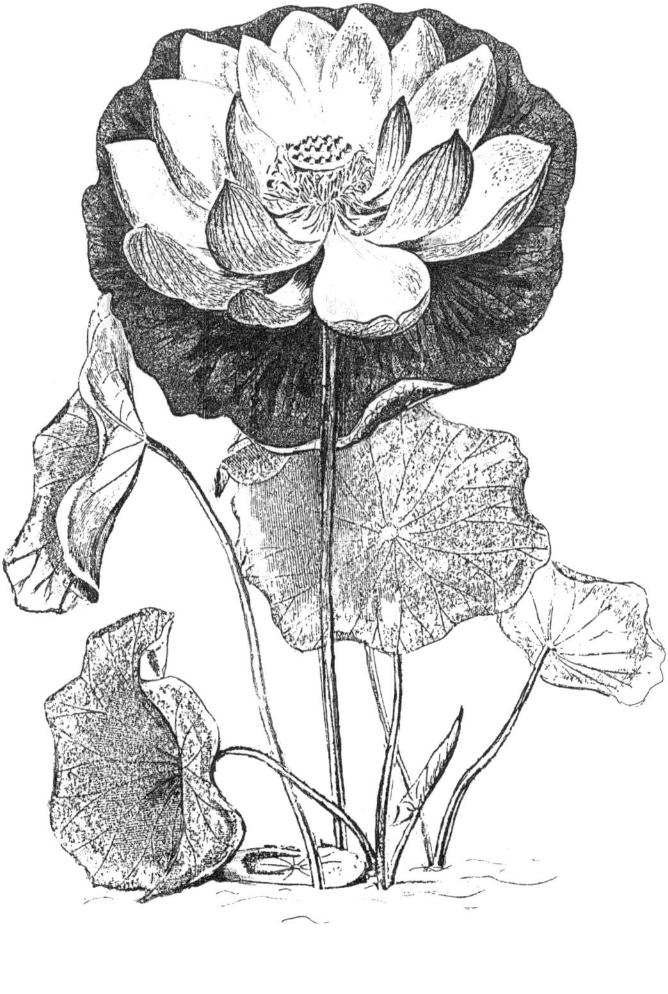

Kelch

Der Kelch ist ein sehr altes spirituelles Symbol für unser siebtes Energiezentrum. Die gesamte Arthur-Sage handelt von einem Kelch, dem heiligen Gral, der in der Lage war, göttlichen Geist zu sammeln.

Der Gral ging irgendwann in der Menschheitsentwicklung verloren. Mit anderen Worten, die Fähigkeit der Menschen, spirituelle Kraft in sich aufzunehmen, wurde verschüttet. Nur der Tor, der Reine, Naive, der ohne Arg und Hintergedanken ist, dazu furchtlos und voller Hingabe, ist fähig, ihn wiederzufinden.

Der Reine, die Reine ist ein Teil von uns, das ist die Symbolik. Die Arthur-Sage ist ein Ansporn für jeden von uns, die Suche nach dem Gral aufzunehmen.

Mir scheint es ein inspirierender Gedanke, den ganzen Menschen als Kelch zu sehen. Anne versucht das auszudrücken. Ihre Haltung ist angelehnt an die einer griechischen Bronzefigur aus dem vierten Jahrhundert v. u. Z., die als ›betender Knabe‹ bekannt geworden ist.

- Du stehst, wenn du sie einnehmen willst, auf deinem linken Bein. Das ist der Fuß des Kelches. Dein Gewicht ruht also auf deiner ›empfangenden‹ Seite. Das rechte Bein ist als ›Spielbein‹ entlastet.

- Dein Rückgrat hältst du entspannt aufrecht und deine Arme hast du erhoben, so als würdest du eine große, beinahe gewichtslose, aber sehr kostbare Schale halten.

- Dabei ist dein Kopf leicht nach oben geneigt, deine Augen sind geöffnet, und während dein Atem ruhig und entspannt fließt und ein Lächeln deine Lippen umspielt, schaust du im Geist in das ungetrübte Blau eines grenzenlosen Himmels und bist einfach nur offen, um zu empfangen.

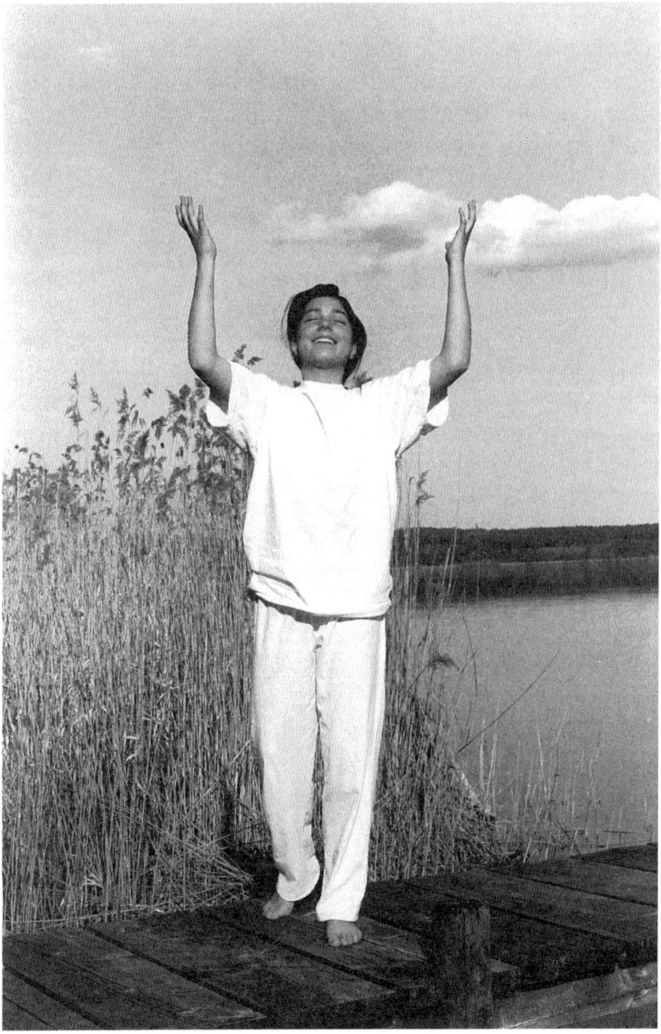

Krone

Wir müssen nichts über Energiezentren wissen, um zu spüren, daß der Scheitel ein ganz besonderer Bereich unseres Körpers ist. In den alten Schriften wird das Scheitel-Zentrum SAHASRARA als Tor gesehen, durch das Lichtenergie in uns einströmt.

In den Ritualen und Zeremonien aller Völker und Religionen kommt seine besondere Bedeutung zum Ausdruck.

Die segnende Hand der Priesterin oder des Priesters berührt den Scheitel eines Gläubigen, die segnende Hand der Mutter und des Vaters berührt den Scheitel eines scheidenden Kindes.

Der Segen richtet sich dabei auf das WESEN der Person, auf ihr unveränderbares Sein. So ist es auch, wenn wir uns vor einem Toten verneigen.

Dann verneigt sich unser SEIN vor dem SEIN dessen, der da gegangen ist.

Bei einer Taufe wird unser äußeres Sein symbolisch dadurch gereinigt, daß der Scheitel mit geweihtem Wasser benetzt wird. Selbst bei Taufritualen, bei denen der Adept ganz ins Wasser steigt, ist der Moment der wichtigste, bei dem der Scheitel unter das Wasser taucht.

Viele Rituale sind darauf gerichtet, unsere Verhaftung im Materiellen auf dem Weg über das siebte Chakra zu reinigen und es gleichzeitig zu öffnen. Dazu dient z. B. die Tonsur bei christlichen Mönchen oder auch das Kahlscheren des Hauptes (MUNDAN) im Hinduismus und Buddhismus.

Das SAHASRARA ist Aufnahmeorgan für sehr feine Energien und von daher auch sehr verletzlich. Durch besondere Haartrachten bei Urvölkern z. B. in Afrika und spezielle Kopfbedeckungen, wie z. B. der Federschmuck bei den Indianern, wird sowohl seine Aufnahmefähigkeit erhöht, als auch sein Schutz angestrebt. Die Krone z. B. kann sowohl als Kopfbedeckung angesehen werden, die spirituelle Kraft und Inspiration in den, der sie trug, lenken sollte, als auch als ›Instrument‹, dessen edle Steine und Metalle schädliche Einflüsse vom SAHASRARA abhalten sollten.

Maria, die göttliche Mutter, hat hier eine Flammenkrone auf dem Haupt als Zeichen für die transformierende Kraft des SAHASRARA.

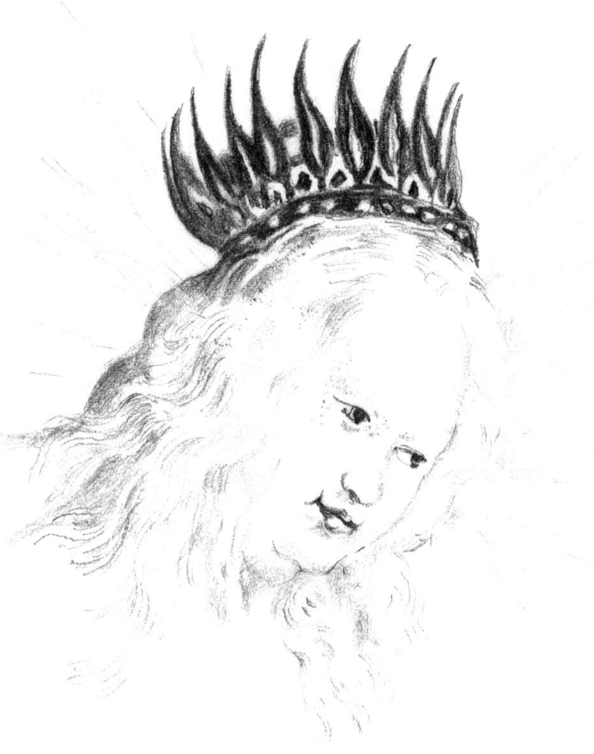

- Der Scheitel ist einer der empfindlichsten Bereiche des Körpers. Wenn ich meinen Scheitel kurz berühre, spüre ich noch viele Minuten später den ›Nachhall‹ der Berührung. Probiere aus, wie das bei dir ist. Berühre mehrere Bereiche deines Körpers, z. B. dein Knie, deine Unterarme, deine Brust und deinen Scheitel. Wo wirkt der Berührungsreiz am längsten nach?
- Male eine prächtige Krone.

Den Scheitel erden

Kinder bringen eine große Weisheit mit auf die Erde. Auf dem Weg ihrer Entwicklung wird sie durch viele Einflüsse, besonders auch durch das Unverständnis der Umwelt, verdeckt und muß dann im Laufe des Lebens mühsam wiedergewonnen werden.

Die nachfolgende Übung hat mich Mirjam gelehrt, als sie zweieinhalb Jahre alt war. Sie lief, als sie mir die Übung vorführte, etwa fünfzehn Minuten lang im seichten Ufer-Wasser eines Sees auf und ab, beugte sich in regelmäßigen Abständen nach unten, tauchte ihre Hände ins Wasser, führte sie wie Schwingen seitlich von ihrem Körper nach oben und benetzte ihren Scheitel. Das Foto zeigt sie in dem Moment, wo ihre Hände das Wasser berühren.

Ich habe diese Übung für meine Gruppen dann so abgewandelt, daß ich die Teilnehmer mit den Händen den Boden berühren ließ, denn nur in sehr seltenen Fällen hatte ich ein seichtes Gewässer zur Verfügung. Die Bewegung ist sehr wirkungsvoll. Ich habe herausgefunden, daß es wirklich wichtig ist, sie so auszuführen, wie Mirjam sie gezeigt hat, also langsam voranzuschreiten und die Arme – Handflächen himmelwärts – nicht vor, sondern seitlich vom Körper bis über den Scheitel hochzuführen und erst dann mit den Handflächen von oben kommend das Schädeldach zu berühren.

Die Bewegung bringt einen Ausgleich des Unten mit dem Oben. Meine Erfahrung in Gruppen ist, daß sie sehr ausgleichend und befreiend wirkt und Heiterkeit bringt. Ich empfehle sie dir auch als Harmonisierung nach der Übung auf der vorangegangenen Seite.

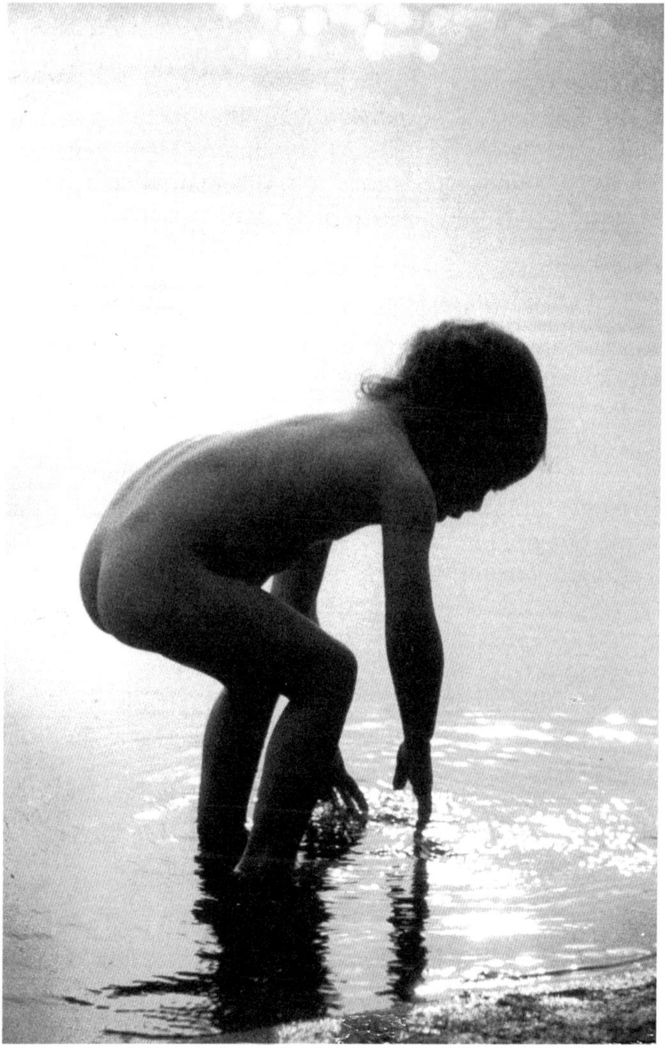

Chakra-Lichtmeditation

Dies ist eine tibetische Meditation, die ich so weitergebe, wie ich sie von Tarab Tulku gelernt habe. Sie hilft den Körper zu reinigen, zu heilen und zu durchlichten.

Die Farbe Rot hat dabei aktivierende, aber nicht erregende Tendenz, Gelb wirkt belebend, erzeugt Freude und Heiterkeit, die Lichtfarbe der Sonne reinigt die Emotionen, das Blau wirkt ausgleichend und tief beruhigend, und das strahlend weiße Licht reinigt die Gedanken.

- Setze dich aufrecht und achte zunächst auf deinen Atem.
- Wenn er ruhig und wie von alleine fließt, entspanne Schritt für Schritt deinen Körper. Beginne mit den Füßen, entspanne dann deine Beine, dein Becken, deinen Rumpf, die Schultern, deine Arme, deinen Nacken, den Kopf, deine Augen, die Kiefer.
- Entspannt und ruhig atmend visualisiere für drei bis fünf Minuten sechs Finger unterhalb deines Nabels einen Lichtball von roter Farbe mit einem Durchmesser von etwa einem halben Zentimeter. Die Farbe des Lichtes ist nicht vergleichbar mit der Farbe irgendeines gewöhnlichen Gegenstandes. Sie ist strahlend durchsichtig, leuchtend und alles durchdringend und hat eine Art geistiger Qualität.
- Die Energie des Lichtballes ist stark und kraftvoll, aber zugleich von tiefem Frieden und Mitgefühl erfüllt. Laß all dies in dir anklingen.
- Gehe in Gedanken weiter zu deinem Nabel-Zentrum und visualisiere für etwa drei bis fünf Minuten einen strahlend gelben Lichtball.
- Anschließend beim Magen-Chakra visualisiere einen Lichtball in der Farbe des Sonnenlichtes, laß deinen Atem ruhig fließen.
- Gehe weiter zum Herz-Zentrum und visualisiere hier einen Lichtball von strahlendem tiefem Blau.
- Im Kehl-Chakra stellst du dir wie im untersten Zentrum einen leuchtend roten Lichtball vor.
- Und abschließend nun im Stirn-Chakra einen Ball von gleißend weißem Licht, der den gesamten Kopfbereich durchstrahlt.

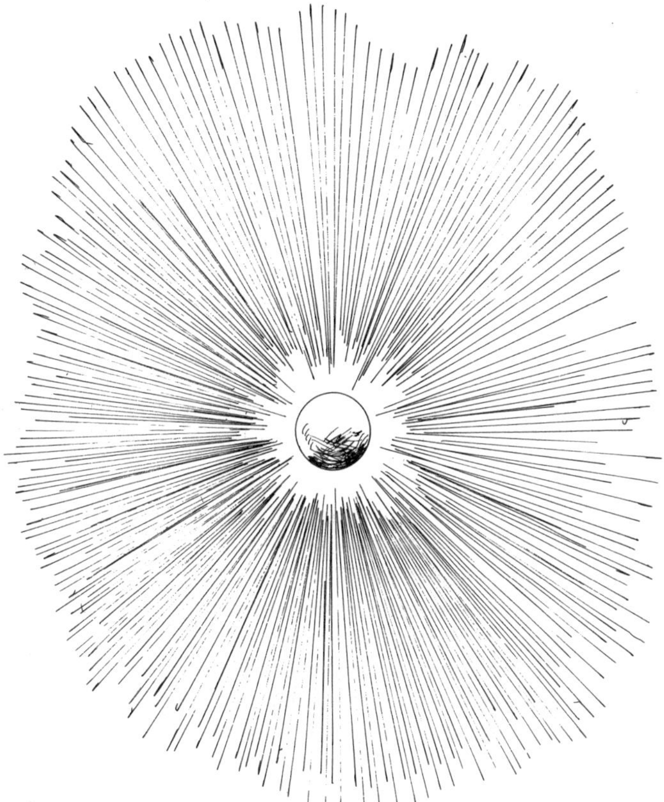

- Komme wieder zurück, richte dabei deine Aufmerksamkeit zuerst auf deine Füße, dann auf deine Hände, auf deinen Nacken, deinen Mundraum, deinen gesamten Körper.
- Ruhe, so lange du möchtest.

Glückseligkeit

Marijn, hier sechs Tage alt, scheint für einen Moment wieder zurück in die Sphären gegangen zu sein. Es muß dort wunderbar sein. Unser Atem, das Fahrzeug, das Geist und Körper verbindet, vermag uns ganz in seine Nähe zu bringen.

- Setze dich entspannt aufrecht hin und beginne ruhig und fließend durch deine Nase zu atmen. Wenn dein Atem wie von alleine aus und ein geht, rufe dein inneres Lächeln wach.
- Sende deinen entspannten Ausatem jeweils für etwa ein bis zwei Minuten nacheinander zu deinen Chakras, tue das gelassen frei und ganz zwanglos.
- Beginne mit dem ANAHATA, atme sanft durch deine Nase ein, laß dein Lächeln entstehen und sende deinen entspannten Ausatem zusammen mit der wärmenden Heilkraft deines inneren Lächelns zu deinem Herz-Zentrum.
- Sende dein Lächeln und deinen ruhigen Ausatem anschließend in dein Wurzel-Zentrum.
- Danach fließt dein Ausatem und dein Lächeln zu deinen Fuß-Chakras. Stelle dir das ganz bildhaft vor, dann wird es wie von alleine geschehen.
- Richte nun deine Aufmerksamkeit auf dein Sakralzentrum und lenke deinen Ausatem dorthin.
- Dein Lächeln und dein Ausatem erreichen für ein bis zwei Minuten dein Nabelzentrum.
- Atme danach in den Solarplexusbereich, und laß deinen Ausatem allmählich immer entspannter und sanfter werden.
- Du atmest nochmals in dein Herz-Zentrum und dann ein bis zwei Minuten in deine Hand-Chakras.
- Nun bist du bei deinem Kehl-Zentrum angelangt. Hier stellst du dir vor, daß dein ruhig strömender Ausatem und dein Lächeln den Kehlbereich sehr weit machen.
- Anschließend atmest du in dein sechstes Chakra im Stirnbereich, und danach in dein Kronen-Chakra. Dein Atem ist nun völlig entspannt und dein Lächeln ganz gelöst und frei. Laß dich von Marijn inspirieren.

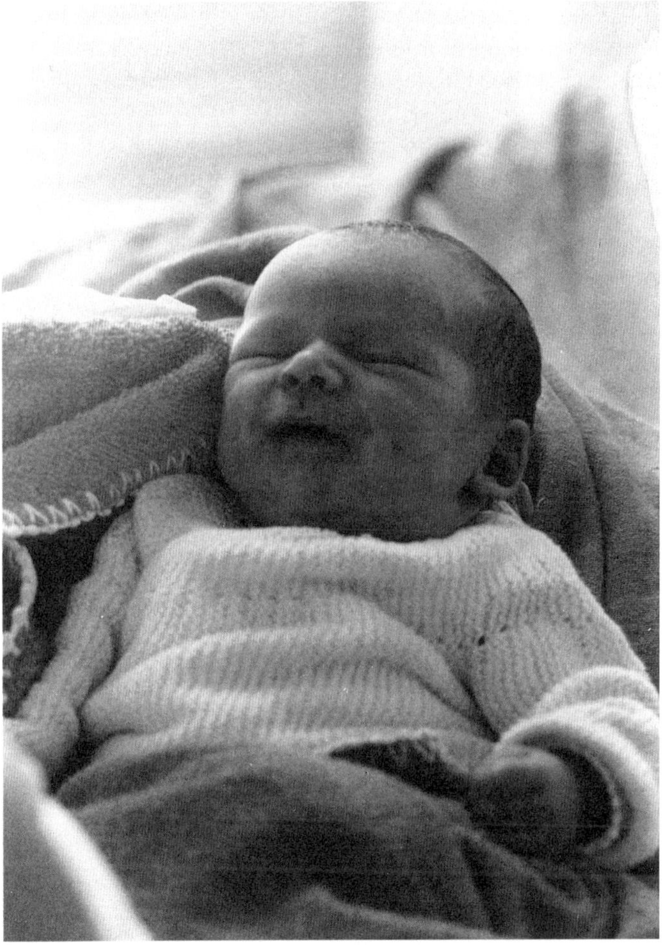

- Stell dir dann vor, daß dein Ausatem und dein Lächeln alle Energiezentren gleichzeitig erreicht und von da nach außen strahlt.
- Lege dich abschließend auf die Erde, dein Nabel berührt den Grund, ruhe, so lange du möchtest.

Pilgerin

Sie ist nach langer Reise in Yageshwar, einem sehr alten heiligen Ort in Nordindien, angekommen. Sie hat bei einer Zeremonie einen roten Punkt, Symbol für das Streben nach Einheit, auf ihre Stirn erhalten.

Es sieht so aus, als sei sie innerlich auch bei sich selbst angekommen – mag sein, nur für diesen einen Augenblick. Das wäre schon genug.

Sie scheint wirklich beglückt. Ein Leuchten ist da, Freude, Heiterkeit, Arglosigkeit, Offenheit. Ihre innere Schönheit strahlt nach außen, die Schönheit, die in jedem fühlenden Wesen verborgen liegt.

Tibetisches Gebet

MÖGEN ALLE WESEN GLÜCK ERFAHREN

UND DIE URSACHEN VON GLÜCK

MÖGEN SIE ALLE FREI SEIN VON LEID

UND DEN URSACHEN VON LEID

MÖGEN SIE NIEMALS GETRENNT SEIN

VON DER ALLUMFASSENDEN GLÜCKSELIGKEIT

UND ALLZEIT IM ZUSTAND VON GLEICHMUT VERWEILEN

OHNE ZUVIEL ANHAFTUNG ODER ABNEIGUNG.

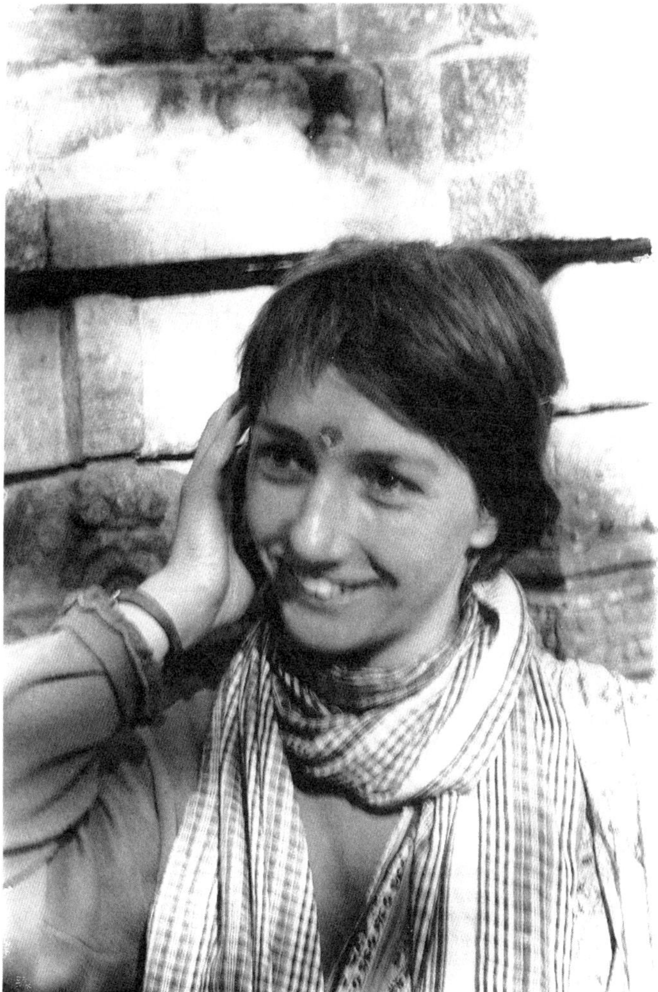

Raum für Erfahrungen, Phantasien, Empfindungen

Mitgefühl

»Alles Leiden auf dieser Welt kommt daher, daß wir an uns denken, alles Glück in der Welt, daß wir an andere denken. Die Wurzel aller unserer Probleme ist Selbstsucht, und deren Ursache ist Unwissenheit.«

Sogyal Rinpoche

Wir sind oben in der Krone des Baumes der Erkenntnis angekommen. Wir haben unser Ziel erreicht, wir sind erleuchtet. – Unabhängig davon, in welchem Stadium unserer Entwicklung wir uns tatsächlich befinden, stellen wir uns einfach mal vor, daß es so sei. – Wir haben unsere Unwissenheit hinter uns gelassen, wir schauen zurück und sehen den Weg, den wir gegangen sind. Dabei sehen wir auch allen Jammer der Welt und die ungezählten Wesen, die in sich selbst verstrickt durch ihre Handlungen immer neues Elend für sich selbst und andere schaffen.

Uns ergreift Erbarmen, wir steigen wieder herab und kehren zurück, um ihnen zu helfen, dorthin zu gelangen, wo wir bereits waren und eigentlich immer noch sind.

Machen wir hier eine Zäsur: Wir sind nicht erleuchtet, eventuell werden wir das eines Tages sein, es ist jedoch noch nicht so weit, noch lange nicht. Aber wir müssen nicht erleuchtet sein, um das Elend der Welt zu sehen. Wir müssen nicht erleuchtet sein, um mitfühlen zu können und andere bei allen unseren Fehlern und Schwächen, so gut wir können, auf ihrem Weg zu unterstützen. Koppeln wir uns dabei einfach nur ab von der Form des Helfens, mit der wir eigentlich nur uns selbst helfen und groß machen wollen.

Vielleicht ist es ja sogar so, daß wir nur auf diese Weise Erleuchtung erlangen oder aber – und das geht noch einen Schritt weiter –, daß wir Erleuchtung nur deshalb anstreben, um anderen wirklich dienen zu können und um dabei nicht selbst blind zu sein, während wir Blinde führen, wie der tibetische Heilige Milarepa das ausdrückt.

Wenn wir letzteren Weg betreten, dann begeben wir uns auf den BODHISATTVA-Pfad. Seine Basis ist der Erleuchtungsgeist, eine Einstellung, die andere höher schätzt als sich selbst. »Er umfaßt zwei Arten des Anstrebens: Das erste eigentliche Streben gilt dem Wohle der anderen; das zweite Streben gilt der eigenen Erleuchtung, weil man diese als Mittel ansieht, mit dem man das Wohl der anderen verwirklichen kann.« (Dalai Lama, Die Harvard-Vorlesungen)

Dieser Ansatz birgt ein hohes Ethos in sich, wir könnten sagen, zu hoch für uns. Doch sicher können wir sagen, ein solches Denken läuft unserer gesamten täglichen Erfahrung zuwider. Zwar haben wir noch einige Sätze aus dem Religionsunterricht im Kopf, die mit dem Bodhisattva-Ideal verwandt scheinen, aber nach denen handeln ja in der Regel nicht einmal die, die sie verkünden, warum dann wir? Außerdem, unser persönliches Leiden sehen wir weit weniger darin begründet, daß wir zu viel an uns denken, sondern eher darin, daß wir zu wenig an uns denken. Wo kommen wir denn bitte hin, wenn wir andere höher schätzen als uns selbst? Was bleibt denn dann für uns? »So denken wir, wenn wir selbstsüchtig sind, daß wir uns selbst Gutes tun. Denn du möchtest glücklich sein und möchtest kein Leiden, so bist du selbstsüchtig, aber das funktioniert nicht, wie der Dalai Lama immer wieder sagt: du mußt nicht dumm selbstsüchtig sein, du mußt weise selbstsüchtig sein. Wenn du dumm selbstsüchtig bist und anderen Leid zufügst, dann tust du dir selbst Leid an. Wenn du aber weise selbstsüchtig bist und anderen hilfst, dann hilft das letztendlich dir« (Sogyal Rinpoche).

Wir müssen die Sätze nun nicht einfach so hinnehmen, wir können sie ja auch in unserem begrenzten Erfahrungsfeld überprüfen. Was hat uns z. B. in der Vergangenheit wirklich froh gemacht? Bei welchen Handlungen fühlen wir uns leicht, offen, entspannt, einfach warm, ohne die geringste Erwartung, Bitterkeit oder den Hauch einer Enttäuschung? Wie ging es uns im Vergleich dazu nach unserem letzten Kampf oder Gerangel, bei dem wir uns etwas erstritten hatten und unsere Konkurrenten leer ausgingen?

Wenn wir Probleme mit uns haben, dann haben wir Probleme mit unserem nicht wissenden Selbst, dem EGO, sagt Sogyal Rinpoche, wobei er die Essenz einer jahrtausendalten Tradition der Geistschulung weitergibt. Und wenn wir Probleme mit anderen haben, dann haben wir nicht wirklich mit ihnen Probleme, sondern mit ihrem Ego.

Dessen Erscheinungsform ist Selbstsucht, und die basiert auf Angst – der ›Krankheit zum Tode‹ – als Folge von Unwissenheit. Und zwar der Unwissenheit darüber, wer wir wirklich sind, nämlich reiner Geist.

Das klingt alles sehr logisch, ist aber, ich gebe das für mich selbst zu, schwer wirklich zu verstehen. Vielleicht ist ja auch ein Verstehenwollen nicht die heilsame Form der Annäherung, sondern eher eine Praxis, eine besondere Form der Praxis, mit der sich das Hochhalten des SELBST, die SELBST-Sucht zähmen läßt.

Denn wenn wir nochmals in die Argumentation darüber eintauchen und um uns blicken, es ist ja wirklich Selbstsucht, die alles Elend der Welt hervorruft. Wie wären Kriege und deren entsetzliches Elend möglich ohne Selbstsucht, wie wären Hungersnöte, wie wäre die allgegenwärtige Zerstörung und Vergiftung unseres Planeten möglich?

Bleiben wir bei unserem Planeten. Was für Glück hat es uns gebracht, ihn uns untertan zu machen, ihn auszuplündern und zuzubetonieren? Gut, wir leben, zumindest in den Industrienationen, weitgehend in einem noch nie dagewesenen Wohlstand, wie wir das nennen. Genau besehen leben zig Millionen Menschen in einem Luxus, wie ihn der sagenhaft reiche biblische König Salomon wohl nicht kannte. Mit beispielloser ärztlicher und hygienischer Versorgung und per Versicherung rundum finanziell abgesichert für beinahe jedes Unbill der Welt.

Wir haben die Erde, die Natur und deren Wesen zu leblosen Sachen degradiert. Sie lagen offen und hilflos da und wurden zu Objekten unserer gnadenlosen Selbstsucht. Die meisten Folgen unseres Handelns kennen wir inzwischen. Fast alles wurde gesagt und immer wieder untersucht, in immer neuen Varianten beschrieben. Doch während wir die indianische Weisheit, »die Erde ist unsere Mutter, und seine Mutter bringt man nicht um«, formulieren, sind wir weiter rastlos mit dem Mordanschlag beschäftigt, während sie uns über die Lippen geht. Denn selbst in der inzwischen erreichten akuten Phase des Bedrohtseins durch unser eigenes Handeln scheinen wir wie gelähmt und wirklich unfähig, daran wirkungsvoll etwas zu ändern.

Das werden wir wohl auch weiterhin bleiben, denn an den Voraussetzungen, die zu dem jetzigen Zustand geführt haben, haben wir ja nichts verändert.

Vielleicht ist aber das der Weg aus der Lähmung, daß wir, statt dumm selbstsüchtig zu bleiben, weise selbstsüchtig werden, es zumindest versuchen. Ich finde diesen Ansatz sehr inspirierend.

Wir gehen also in Gedanken zu unserem Herzzentrum, dem Zentrum, wo wir berührbar sind, wo wir fähig sind, uns zu öffnen für die Bedürfnisse und Gefühle von anderen. Und während wir Kontakt halten mit unserer Herzenergie, beginnen wir eine Art Meditation über das, was wir Mitfühlen nennen.

Da wird uns nach und nach bewußt, daß eigentlich jedes Wesen fühlt, und jedes Wesen, das fühlt, kann auch das Fühlen eines anderen in sich anklingen lassen. Das gilt ausnahmslos für alle Wesen. Wir wissen z. B., daß Pflanzen einfühlsam sind und sehr empfänglich für Zuwendung. Auch, daß sie leiden und mitleiden vor allem mit denen, die sich um sie sorgen. In ihrem Buch ›Das geheime Leben der Pflanzen‹ berichten Peter Tompkins und Christopher Bird über Reaktionen von Pflanzen auf menschliche Gefühle und Gedanken und ihre emotionalen Beziehungen zu Menschen. Ja, sie berichten sogar über deren Fähigkeit, über Hunderte von Kilometern das Wohlergehen ihrer Bezugspersonen zu spüren.

Bisweilen sind Pflanzen und Menschen bis in den Tod verbunden. Mir selbst wurde berichtet, wie ein Mann, Mitte Fünfzig, im Garten seines neugebauten Hauses einen Kirschbaum pflanzte, der im Laufe der Jahre prächtig gedieh und von Jahr zu Jahr mehr Früchte trug. Beinahe dreißig Jahre später – der Kirschbaum war zu einer Höhe von mehr als zehn Metern aufgewachsen – begann er plötzlich zu kränkeln, auch sein Besitzer, inzwischen hochbetagt, machte intensive Schwächephasen durch. Im darauffolgenden Frühjahr blühte der Kirschbaum wie eh und je und trieb auch wie gewohnt aus. Doch eines Morgens hingen alle Blätter und Blüten welk herab, das Leben im Baum begann zu erlöschen, sein Besitzer verstarb kurz darauf.

Über den Kontakt zwischen Menschen und Tieren gibt es ungezählte Berichte, in denen Tiere ihr Leben einsetzen, um Menschen, meist ihre Bezugspersonen, zu retten. Ein besonders anrührendes Beispiel dafür ging im Dezember 1991 um die Welt. Der Wagen einer querschnittsgelähmten Amerikanerin aus Indianapolis fing während der Fahrt Feuer, mit Mühe zum Stehen gebracht, zerrte die mitfahrende Rottweilerhündin ihre hilflose Herrin aus dem brennenden Fahrzeug und brachte sie in Sicherheit. Kaum zu glauben, ein Tier überwindet seine Urangst vor dem Feuer und rettet, sein eigenes Leben nicht achtend, ein anderes Wesen. Daneben gibt es täglich millionenfach die Versuche von Haustieren, Menschen zu trösten, und was ist das anderes, als dem anderen Wesen zu zeigen, ich fühle mit dir.

Menschen, die mit sanften Heilweisen arbeiten, wissen außerdem, daß selbst Minerale ihre Träger schützen, Krankheiten abwenden und sich dabei bisweilen selber ›opfern‹ oder verbrauchen. Der Türkis gilt als ein solches Mineral.

Mag Mitgefühl nun bei Pflanzen, Tieren und Mineralen eine andere Qualität haben als beim Menschen, und mögen wir die auch irgendwie benennen und unterscheiden können, so scheint es doch so zu sein, daß die Fähigkeit, mitfühlen zu können, allem Leben gemeinsam ist. Wir brauchen also nichts Neues oder gar Fremdes zu lernen, Mitfühlen ist unsere Natur, wir brauchen nur in die Praxis einzusteigen, um das ans Licht zu bringen, was schon da ist.

Der Baum

»Alle Wesen ohne Ausnahme haben von allem Anfang an Buddha-Natur.«

Dalai Lama

Fangen wir ganz einfach und ganz praktisch an, unser Mitgefühl zu schulen. Betrachten wir das andere Wesen nebenan, den Baum. Er ist ohne Blätter, es ist Winter, er steht da, nackt, kahl. Vielleicht fröstelt uns ein wenig, während wir das Foto betrachten, und wir sind froh, daß wir es warm haben. Mag sein, daß sich unsere Stimmung verändert und wir an Starre, Leblosigkeit, Tod denken.

Ja, dieser Baum ist den Jahreszeiten und Wetterschwankungen mehr ausgeliefert als wir. Doch er kann ganz gut damit leben, hat vermutlich schon die Zeitspanne von wenigstens drei Menschenleben hinter sich.

Mit den Jahren hat er einen mächtigen Leib entwickelt, groß und stark. Seine Zweige reckt er wie Arme in den Himmel, um das aufzunehmen, was ihn nährt, das Licht. Ich will leben, scheint deren Botschaft zu sein.

Wir wissen inzwischen, daß ein Baum Leben in sich hat wie wir, ein Nervensystem, das unserem sehr ähnlich ist. Wir wissen, daß er Schmerzen empfinden, ebenso wie wir, und auch – leider für uns unhörbar – schreit, wenn er verletzt wird oder wenn andere Wesen verletzt werden, ebenso, daß er Angst empfindet, wenn sich ihm jemand in böser Absicht nähert (siehe ›Das geheime Leben der Pflanzen‹).

Anders als wir, ist er an seinen Platz gefesselt. Er kann nicht ausweichen, nicht flüchten, wenn er bedrängt wird, er muß den Wind aushalten, den Regen, den Schnee, die Sonne, die Jahreszeiten. Er muß auch aushalten, wenn er ernst bedroht wird, Abgase ihn einnebeln, die Motorsäge an seinen Stamm gelegt wird.

Er ist wirklich zitterndes Leben, kein bloßer Rohstofflieferant in unseren Diensten. Nein, er hat ein eigenes Recht unabhängig von unserem, und er hat die Würde, die jedem Wesen der Schöpfung eigen ist.

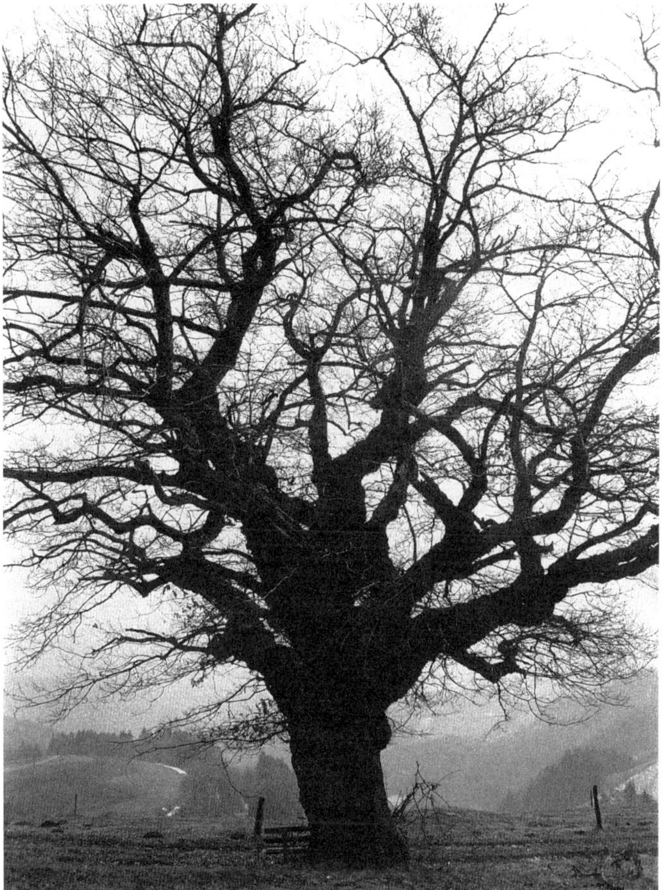

Mit Gedanken wie diesen können wir uns seinem Wesen nähern, lernen ihn überhaupt erst einmal richtig zu sehen, zu achten, mit ihm zu fühlen. Dann entstehen eventuell Fragen: Was können wir tun? Wie können wir Umstände verhindern, die ihn schrecken, ihm schaden, ihn töten? Was können wir tun, was müssen wir lassen, damit er zu seinem Recht kommt oder sich einfach nur wohl fühlt?

Tiergesicht

»Die Tiere sind unsere kleinen
Brüder.«

Franz von Assisi

Hier schaut uns ein Wesen an, das aus Fleisch und Blut ist, wie wir. Gut, es ist nur ein sogenanntes Nutztier, noch dazu minderen Aussehens, ein Schaf. Doch sein ›Tiergesicht‹ ist unserem Gesicht sehr ähnlich, zwei Ohren, Stirn, Nase, ›Mund‹ und Augen. Eigentlich ein Gesicht wie unseres.

Ein Wesen sieht uns in die Augen, das Angst hat vor Schmerz wie wir, Freude und Lust am Leben wünscht, das neugierig ist, Gemeinschaft mit seinesgleichen und anderen Wesen braucht wie wir, dazu Zuneigung und, es mag in unseren Ohren seltsam klingen, Liebe.

Ganz sicher will es ebensowenig wie wir geschunden und ausgebeutet werden, ebensowenig zur Sache degradiert und unseren Nutzinteressen ausgeliefert sein.

»Alles was wir den Tieren antun, tun wir auch uns selbst an«, so könnten wir eine Mahnung der Indianer abwandeln.

- Meditiere auf das Tiergesicht.
- Fertige dir ein großes Poster, fülle es mit vielen Tiergesichtern, die du in Zeitschriften und Büchern findest.

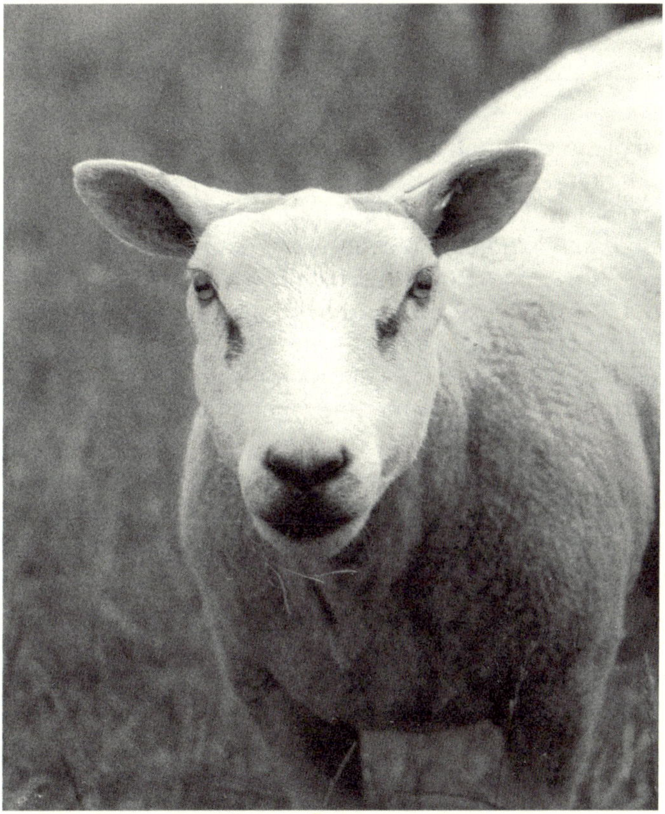

Das Herz öffnen

Mitgefühl hat seinen Ort im Herzbereich, es ist nichts anderes als Herzenergie. Dies hier ist eine einfache Übung, um deinen Herzbereich zu öffnen.

- Setze dich entspannt, aufrecht hin und lege deine Hände in Höhe des Herzens auf deine Brust. Dabei ist es gleichgültig, ob du auf einem Stuhl Platz genommen hast, auf den Fersen sitzt, wie die Übende auf dem Foto, oder im Lotos- oder Schneidersitz.
- Mache Kontakt mit deinem Atem, und wenn er ruhig und entspannt fließt, bewege deine Arme ganz langsam in einer öffnenden Geste nach außen. Sanft, weit, ganz gelassen.
- Wenn deine Armhaltung schließlich ganz offen ist, kehrst du die Bewegung um. Deine Arme und Hände nähern sich deiner Brust, bis sie sie beinahe wieder berühren. All das geschieht völlig selbstverständlich und natürlich.
- Und während dein Atem weiter entspannt ein- und ausströmt, bewegen sich deine Hände erneut nach außen, danach wieder auf deine Brust zu und so weiter.
- Beide Bewegungen, die öffnende wie die schließende, fließen ineinander, wie das Auf und Ab der Dünung des Meeres.
- Du fühlst dich ganz weit und offen und trägst in dir Bilder von der Unendlichkeit des Ozeans oder der Grenzenlosigkeit des Firmamentes hoch über allen Wolken.
- Gelöst atmend gibst du dir wenigstens fünf Minuten Zeit.

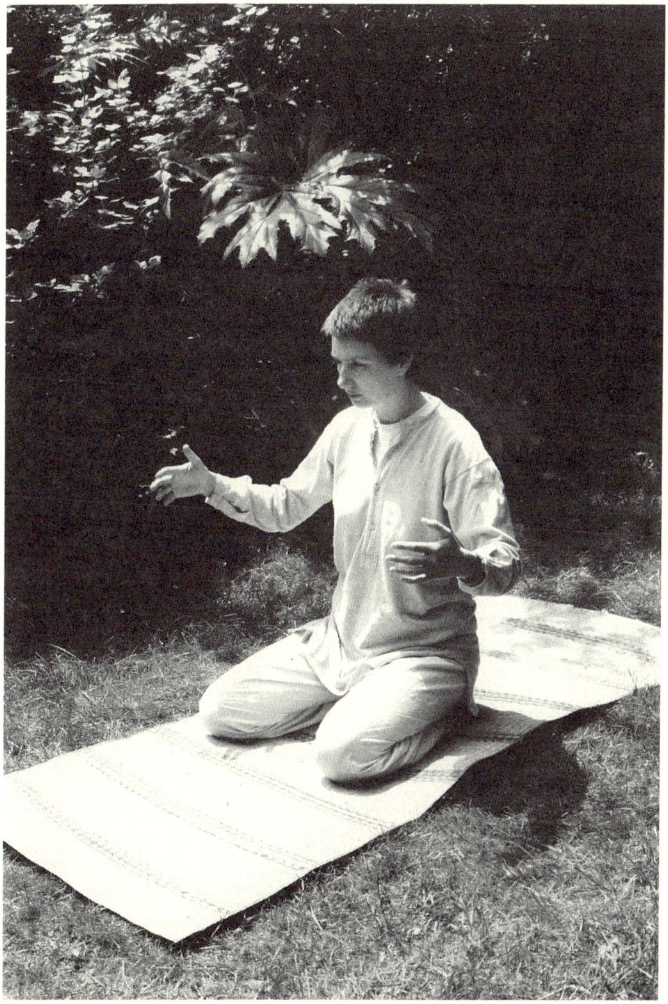

Raum für Erfahrungen, Phantasien, Empfindungen

Das Gleichsetzen von sich und anderen

»Was ist Mitgefühl? Mitgefühl ist nicht
nur eine Form von Sympathie oder Fürsorge
für einen Menschen, der leidet, auch nicht
nur Herzenswärme gegenüber dem Nächsten
oder ein klares Bewußtsein seiner Nöte
und Bedürfnisse, sondern es ist auch die
unbedingte Entschlossenheit, wirklich
alles nur Mögliche und Notwendige zu tun,
um dabei zu helfen, sein Leiden zu lindern.«

Sogyal Rinpoche

Unser Mitgefühl ist vermutlich am Anfang recht ärmlich und unsere Angst, nicht genug abzubekommen oder gar leer auszugehen, allgegenwärtig. Das mag wohl so sein, doch ist das eher belanglos. Wir können ja nur dort beginnen, wo wir im Moment stehen. Wichtiger scheint mir, daß ein Prozeß in Gang kommt, in dem uns deutlich wird, daß wir uns höchst widersprüchlich verhalten. »Wir wollen glücklich sein«, sagt Sogyal Rinpoche, »aber wir tun all das, was uns Elend bringt.«

Eine alte Methode, die er lehrt, um Mitgefühl zu entwickeln, ist das Gleichsetzen von sich und anderen, die auf den Meister Shantideva zurückgeht, der im 8. Jahrhundert im Nalanda in Nordindien wirkte. »Bei dieser Schulung stellt man zuerst die Gleichheit zwischen sich selbst und anderen fest, die sich aus der Tatsache ergibt, daß alle Wesen gleichermaßen für sich Glück wünschen, und von Leiden frei sein möchten.« (Dalai Lama)

Daß jedes Wesen für sich Glück wünscht und frei sein möchte von Leid ist offensichtlich und eigentlich banal. Der Psychotherapeut Maslow faßt diese Gegebenheit in den Satz: »Alles Leben flieht den Schmerz und strebt zur Freude.«

Doch wenn wir jedem anderen Wesen und jedem anderen Menschen ebenfalls zugestehen, was wir für uns selbst wünschen, dann entsteht eine neue Qualität.

Wir verändern unsere Einstellung, das ist ein erster Schritt. Wollen wir auf diesem Pfad weitergehen, dann fangen wir auch an, entsprechend zu handeln.

Beginnen wir mit der Praxis: Versetzen wir uns in einen anderen, genauer, setzen wir uns mit ihm gleich. Das ist deshalb eine bemerkenswerte Praxis, weil wir wegkommen von unseren gewohnten Projektionen, in denen ein anderer, mit dem wir Konflikte haben, plötzlich zu unserer Mutter, unserem Vater oder zu einer anderen wichtigen Person unseres bisherigen Lebens wird, mit der zusammen wir emotionalen Ballast angehäuft haben, den wir immer noch mit uns herumtragen.

Wir stellen uns also vor, daß dieser andere ein Teil von uns ist, ein Alter ego (ein anderes ICH von uns), ein anderes DU von uns. Jetzt können wir nicht mehr ausweichen, den Konflikt irgendwo anders ansiedeln, wir stehen uns selbst gegenüber. Und das ist es ja, worum es geht. Dadurch, daß wir unser kleines Ich ansehen, unser nicht wissendes Selbst, sind wir konfrontiert mit unserer Selbstsucht und sehen dann auch deren destruktive Kraft.

Eine verwandte Methode kennt die Gestalttherapie. In Form eines Rollenspieles versetzt sich der Lernende darin in die Person, mit der er Konflikte hat. Dabei ist er meist sehr erstaunt, wie leicht es ihm fällt, für den anderen – den ›Gegner‹ – zu denken und zu argumentieren. Sein Ego und das des anderen sind austauschbar.

Das ist auch das, was derjenige erfährt, der die Methode des Gleichsetzens von sich und anderen praktiziert. Wenn ihm das bewußt wird, kann er plötzlich auch das wirkliche Wesen des anderen sehen – zumindest bekommt er eine Ahnung davon. Er verläßt innerlich die Kampfarena, legt seine Rüstung und seine Waffen ab, und wird fähig, den anderen als fühlende Person wahrzunehmen. Er kann wirklich spüren – zumindest so lange, bis er wieder in seine alten Denkmuster zurückfällt –, daß der andere auch nichts anderes möchte als er selbst, nämlich glücklich sein und nicht verletzt werden. Ein Funke springt über, ein tiefes Verständnis entsteht, wirkliches Mitgefühl ist da und das Bewußtsein: Ich bin ein menschliches Wesen, der andere ist ein menschliches Wesen, wir haben beide die gleichen Bedürfnisse.

So wird die Praxis, sich mit einem anderen gleichzusetzen, zu einem wirkungsvollen Instrument, immer neue Facetten des eigenen kleinen Ich zu erkennen, das Bewußtsein zu reinigen und sich selbst innerlich wirklich zu befrieden.

Das ist die eine Möglichkeit dieser Praxis. Die andere ist, daß sie uns darin unterstützen kann, einem anderen wirklich zu helfen, vor allem dann, wenn wir plötzlich mit einer ungewohnten Situation konfrontiert sind und nicht wissen, was wir tun sollen. Dann versetzen wir uns in den anderen, der z. B. schwer verletzt im Straßengraben liegt, ohne Hoffnung auf andere Hilfe als die unsere.

Wir sagen uns oder stellen uns vor, wie wir uns fühlen würden, wenn wir an seiner Stelle wären. Was würden wir uns an seiner Stelle wünschen, was würden wir brauchen, wie würden wir wollen, daß andere Menschen auf uns eingehen, mit uns reden, uns berühren, uns unterstützen? All das lassen wir in unser Bewußtsein sinken, und dann handeln wir entsprechend, so gut wir das eben in der gegebenen Situation können.

Ich denke, das ist für unseren Kulturkreis ein völlig neuer Ansatz des Helfens. In unserer täglichen Praxis meint der Helfer ja gewöhnlich zu wissen, was der andere braucht. Das Ego des Helfers ist am Werk, es wird verletzt, wenn die von ihm erstrebten Resultate nicht erzielt werden. So kann es geschehen, daß gelegentlich selbst Zwang zum ›vermeintlichen Wohle‹ von Betroffenen eingesetzt wird. Unser gesamtes Heil- und Sozialwesen arbeitet weitgehend auf dieser Basis.

Bei dem oben geschilderten Ansatz dagegen wird unsere gewöhnliche Praxis des Helfens völlig auf den Kopf gestellt. Der andere ist das Zentrum, auf das wir uns beziehen, nicht wir selbst, und wir handeln, als wäre er ein anderes DU von uns.

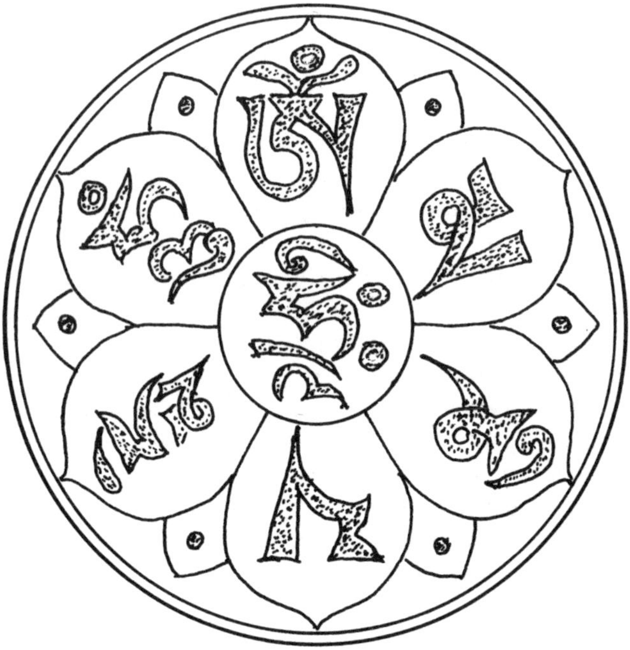

OM MANI PADME HÛM

Mantra des Mitgefühls

Geben und empfangen

»Der Pfad des Mitgefühls ist ein
Gegenmittel gegen das Hochhalten deines Selbst.
Du hältst den anderen hoch,
das ist das Gegenmittel.«

Sogyal Rinpoche

Eine weitere tibetische Praxis, Mitgefühl zu entwickeln, die eine sehr stark transformierende Kraft hat, will ich noch skizzieren. Dies allerdings mit dem Hinweis, daß sich diejenigen, die da wirklich tiefer eintauchen möchten, an einen erfahrenen Lehrer wenden. Ich gebe sie hier so weiter, wie sie der Lama Sogyal Rinpoche anläßlich eines Workshops vermittelt hat. Einige der Zitate sind seinem Buch ›Das tibetische Buch vom Leben und Sterben‹ entnommen, das diese Praxis ausführlich beschreibt.

Der tibetische Begriff für diese Praxis ist TONGLEN. TONG bedeutet Geben, Loslassen, LEN Empfangen, Annehmen, wobei das Empfangen am Anfang steht. Das Empfangen ist durchdrungen von Mitgefühl, das Geben ist durchdrungen von Liebe. Beides wird mit dem Atem verbunden, das Empfangen mit dem Einatem, das Geben mit dem Ausatem.

Nun mögen uns die Begriffe Mitgefühl und Liebe Unbehagen bereiten oder zu phrasenhaft erscheinen, vor allem das Wort Liebe ist ja außerordentlich abgenutzt und wird für viele Handlungen und Regungen gebraucht, die eigentlich nichts miteinander zu tun haben.

Willst du mit der Form von Liebe in Kontakt kommen, die hier gemeint ist, »geh in deinem Geist zurück und vergegenwärtige dir ganz bildlich die Liebe eines Menschen, die dich in deinem Leben, vielleicht in deiner Kindheit, tief berührt hat. Gewöhnlich wird gelehrt, man solle hier an seine Mutter und die lebenslange Hingabe denken, die sie einem erwiesen hat; wenn das aber problematisch für dich ist, kannst du auch an deine Großmutter, deinen Großvater oder an irgend jemanden sonst in deinem Leben denken, der dich von Herzen lieb hatte. Erinnere dich an einen Moment, als dieser Mensch dir wirklich seine Liebe gezeigt hat und du seine Liebe ganz tief empfunden hast« (Sogyal Rinpoche).

Mitgefühl wird oft dem Mitleid gleichgesetzt, es ist jedoch von diesem völlig verschieden. »Mitleid hat seine Wurzeln in Angst und in einem Gefühl von Arroganz und Herablassung, manchmal geht es gar in Richtung eines: ›ein Glück, daß das nicht mir passiert‹. Wie Stephen Levine sagt: ›Wenn deine Angst jemandes Schmerz berührt, wird daraus Mitleid; wenn deine Liebe jemandes Schmerz berührt, wird daraus Mitgefühl.‹ Mitgefühl zu üben bedeutet daher, zu erkennen, daß alle Lebewesen gleich sind und auf ähnliche Art und Weise leiden. Es bedeutet, all denen, die leiden, mit Respekt zu begegnen, in dem Wissen, daß du niemals von irgend jemandem getrennt bist und niemandem überlegen« (Sogyal Rinpoche).

Gehen wir deshalb nach innen und reinigen für uns die beiden Begriffe Liebe und Mitgefühl, füllen sie mit Bedeutung und geben ihnen eine lichte Qualität, achten jedoch darauf, daß sie für uns noch fühlbar bleiben und nicht zu unerreichbaren Idealen werden.

Wir können dabei auch darum bitten, daß uns deutlich wird, was Mitgefühl und Liebe ist, daß wir sie in uns zum Leben erwecken und außerdem, daß wir fähig werden sie zu üben.

Gebet der Meister:

MÖGE MITGEFÜHL IN UNS GEBOREN WERDEN
MÖGE MITGEFÜHL, WENN ES BEREITS IN UNS GEBOREN IST,
NICHT ABNEHMEN, SONDERN IMMER WEITER WACHSEN.

Wenden wir uns weiter der Praxis zu. Der Atem ist dabei sehr wichtig. Wir haben ja mehrfach gehört, daß der Atem das Fahrzeug ist, das Geist und Körper verbindet. Besonders der bewußte Atem reicht über unser individuelles Sein weit hinaus, denn er verbindet uns direkt mit PRANA, der absoluten Kraft. Wir erhalten also durch ihn besondere Unterstützung, denn er hilft Liebe und Mitgefühl zu wecken und öffnet den Zugang zu ihrer Essenz. Das jedenfalls ist meine Erfahrung und die vieler meiner Schüler. (Siehe Joh. Walter, ›Die heilende Kraft des Atmens‹)

Zunächst bringen wir den Atemstrom in Bewegung und warten, bis unser Atem wie von allein selbstverständlich und anstrengungslos fließt. Dann nehmen wir mit dem Einatem das Leiden aller Wesen auf, so lehrt Sogyal Rinpoche, und wenn wir ausatmen, geben wir all unsere Freude und unser Wohlergehen an sie zurück.

Das Aufnehmen geschieht mit großem Mitgefühl ohne einen Hintergedanken, völlig selbstlos. Wenn wir so praktizieren, dann können wir hilfreich sein für die anderen und für uns, dann wird es uns nicht schaden. Wenn wir jedoch mit irgendwelchen Absichten oder Hintergedanken üben, dann kann es sein, daß unser Ego verletzt wird, lehrt der Rinpoche.

Wir beginnen also mit großem Mitgefühl, und um es in uns zu wekken, richten wir unsere Aufmerksamkeit auf das Leiden aller Wesen oder auf das besondere Leiden einer bestimmten Gruppe, zum Beispiel auf Menschen, die an Krebs leiden. Wenn es geweckt ist, dann nehmen wir mit dem Einatem dies Leiden in Form von heißem, schwarzem, schmutzigem Rauch in uns auf. Gleichzeitig bitten wir, daß wir hilfreich sein und den anderen Wesen wirklich einen Dienst erweisen mögen. Der schwarze Rauch kommt dabei in unser Herz und zerstört unser Ego, so ist unser Vorstellungsbild. Das ist der entscheidende Punkt, sagt Sogyal Rinpoche, sich immer wieder zu vergegenwärtigen, was die Wurzel allen Leidens ist, nämlich unsere Selbstsucht, das Hochhalten unseres Selbst.

Während wir dann ausatmen, vergegenwärtigen wir uns, daß unser Mitgefühl wie ein strahlendes Licht von ungeheurer Kraft ist und als Liebe nach außen strahlt zu allen leidenden Wesen, und wir bitten darum, daß, was immer die Bedürfnisse der anderen sein mögen, wir fähig sein mögen, sie zu befriedigen, und daß sie durch diese Praxis genau das erhalten, was sie brauchen, um ihre Not zu lindern.

Du vergegenwärtigst dir also Mitgefühl in Form von strahlendem, kristallklarem Licht, das Heilung, Freude und Wohlergehen trägt, und du gibst es mit dem Ausatem, und dein Geben ist durchdrungen von Liebe. Während du praktizierst, bittest du um Hilfe von den Meistern, den Buddhas, Bodhisattvas, oder auch von Christus, der göttlichen Mutter oder irgendeinem anderen Meister oder einer starken spirituellen Kraft, der du dich verbunden fühlst. Du bittest um Unterstützung, geistlichen Beistand, Enthusiasmus, Ausdauer, Inspiration und die Fähigkeit zu wirklichem Mitgefühl und Selbstlosigkeit.

Sogyal Rinpoche sagt, daß diese Praxis sehr hilfreich ist, um Sterbende zu begleiten, Kranke zu unterstützen und auch sich selbst zu heilen. Und er schlägt vor, daß wir, wenn wir ernsthaft vorhaben zu praktizieren, die erste Zeit nur wenige Minuten in dieser Weise üben:

Während wir einatmen, bitten wir darum, daß wir fähig sein

mögen, Leiden von anderen aufzunehmen, und die anderen dadurch frei werden mögen von Leiden, und während wir ausatmen, bitten wir, daß wir fähig sein mögen, unsere Freude, Wohlergehen und Glück anderen zu geben.

Wir übertragen die Grundhaltung, die wir dabei entwickeln, auch auf unser tägliches Leben, indem wir darum bitten, daß alle unsere Worte, Taten und Gedanken anderen Wesen allein Nutzen und Glück bringen mögen. Außerdem widmen wir ihrem Wohlergehen alle unsere positiven Handlungen und unsere spirituelle Praxis. Das ist ein ganz wesentlicher Punkt. Wir geben das zurück, was wir erhalten haben. Denn es ist ja wirklich so, daß wir die Früchte unserer Praxis denen verdanken, die uns durch ihr Leiden Gelegenheit gegeben haben, Mitgefühl zu üben. – So können wir argumentieren, wenn wir glauben, daß wir Gründe brauchen.

Diese Praxis ist an keine bestimmte Religion gebunden, ja es scheint so, als ob sie durch die Jahrtausende von den Meistern aller spirituellen Richtungen geübt wurde.

Eine besondere Form dieser Praxis hat mich besonders aufmerksam gemacht. Dabei nimmt eine Person, die ein bestimmtes Leiden hat, z. B. Krebs, das Leiden aller anderen Menschen, die in der gleichen Situation sind, ebenfalls auf sich, indem sie sich sagt: Möge es doch genug sein, daß ich leide, mögen alle anderen, die ebenfalls Krebs haben, frei davon sein. Möge ich fähig sein, ihr Leiden auf mich zu nehmen.

Das ist eigentlich genau die Haltung, die uns als Essenz des Wirkens von Jesus vermittelt wird. Jesus hat das Leiden – die Sünde, unser Abgesondertsein –, das unser nicht wissendes Selbst verursacht, auf sich genommen, damit wir frei sind davon, so lautet die Lehre.

Mich beschleicht der Verdacht, daß wir die Botschaft seines Wirkens nicht verstanden haben könnten, und daß wir seit damals mit einem großen Mißverständnis leben. Der Zustand der gesamten Christenheit gibt Anlaß zu dieser Annahme.

Was wäre z. B., wenn Jesus uns durch sein Wirken die Praxis des Gebens und Empfanges TONGLEN hätte lehren wollen, und wir hätten uns dessen ungeachtet seit zweitausend Jahren bequem in dem Vertrauen darauf zurückgelehnt, daß er unsere Schuld schon auf sich nehmen und uns erlösen würde?

Ich denke, daß wir in keinem Fall so bequem davonkommen, auch wenn wir reichlich Hilfe nötig haben und wohl auch erhalten. Denn die Meister aller Zeiten lehren beinahe gleichlautend, was der Dalai

Lama in folgende Worte kleidet: »...daß die eigene Freude und der eigene Schmerz nicht von außen verursacht werden. Daraus folgt, daß die fühlenden Wesen selbst die zu ihrem Glück führenden Mittel kennenlernen und anwenden müssen. Also ist der wirkungsvollste Weg, anderen zu helfen, sie zu lehren, was durch Übung angenommen und was vom gegenwärtigen Verhalten aufgegeben werden sollte.«

Segen

RUHE, STILLE, FRIEDE
DIE KRAFT DES HERZENS
STRÖMT NACH AUSSEN

GESTE DES MITGEFÜHLS
GESTE DER FURCHTLOSIGKEIT
SIE VERTREIBT DIE ANGST
DAS LETZTE BOLLWERK
UNSERES KLEINEN SELBST

»Mein Körper hat keine Bedeutung, er ist nur dazu da, den Menschen zu dienen. Alle Lebewesen, einschließlich der Tiere, Blumen, Vögel, Steine haben durch Gott ihre Gestalt erhalten. Diese Gestalt ist ihnen gegeben worden, damit sie ihre Aufgabe in der Welt bewältigen können.

Auch mein eigener Körper ist dazu geschaffen, um seine Pflicht zu erfüllen, nämlich die, allen Menschen und Lebewesen zu dienen. Die Menschen vergessen jedoch ihre Pflicht, sobald sie auf die Erde kommen, und verfallen der Verhaftung in MAYA, den Illusionen der Schöpfung, der materiellen Welt. Sie denken nur an ›ICH‹ und ›MEIN‹ und vergessen darüber Gott.«

Babaji
(aus ›Babaji spricht: Prophezeiungen und Lehren‹)

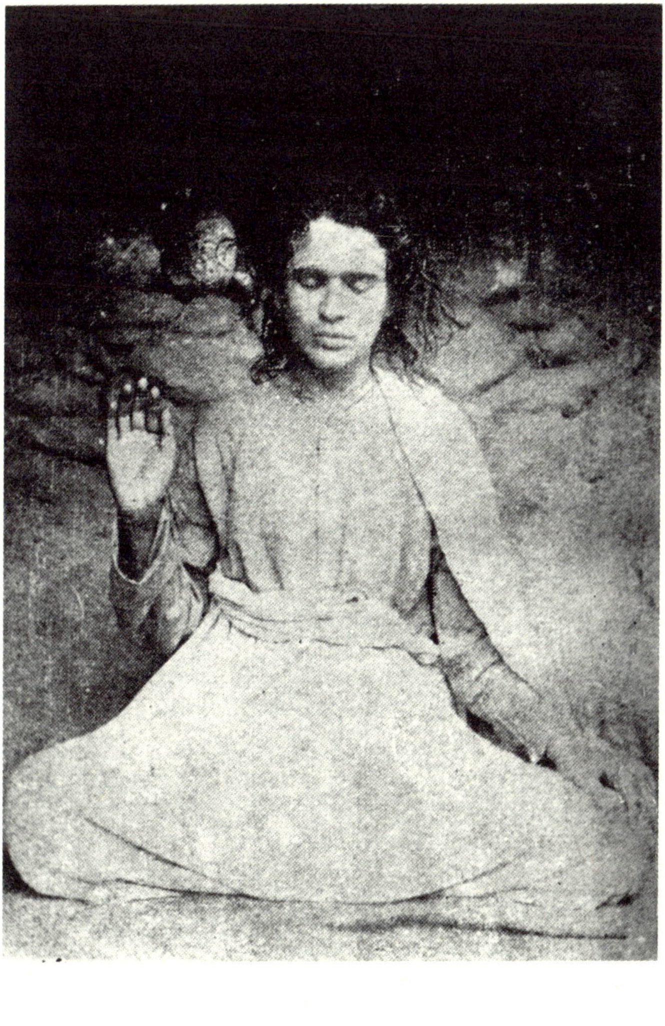

Anhang

Chakra-Großposter

Dein lebensgroßes Poster stellst du so her: Du besorgst dir eine Papierbahn, die etwas länger ist, als du groß bist. Papiere dieser Größe sind in beinahe jedem Geschäft, das Graphikbedarf für Architekten führt, zu erhalten. Du kannst aber auch eine Rolle Packpapier kaufen oder mehrere große Papierbögen zusammenkleben.

Wenn du diese Vorbereitungen abgeschlossen hast, legst du dich auf das Papier und läßt von einem Freund oder Bekannten mit einem dicken Stift oder einer Wachskreide deine Konturen nachziehen. Die Zeichnung nebenan gibt dir einen Eindruck, wie das in etwa aussehen wird.

Anschließend vergrößerst du die Chakra-Symbole aus freier Hand oder nach der Rastermethode auf Seite 324 direkt auf dem großen Bogen, oder du fertigst die Vergrößerungen auf einem eigenen Papier, und klebst sie dann an den entsprechenden Stellen deines Großposters auf.

Sicher ist es auch reizvoll, eigene Poster von den einzelnen Chakra-Symbolen zu fertigen.

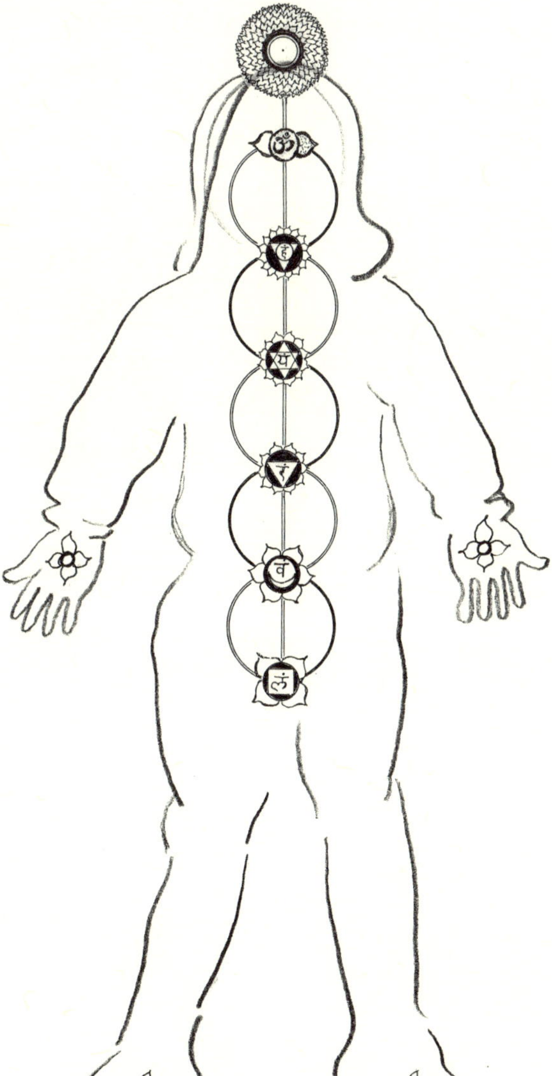

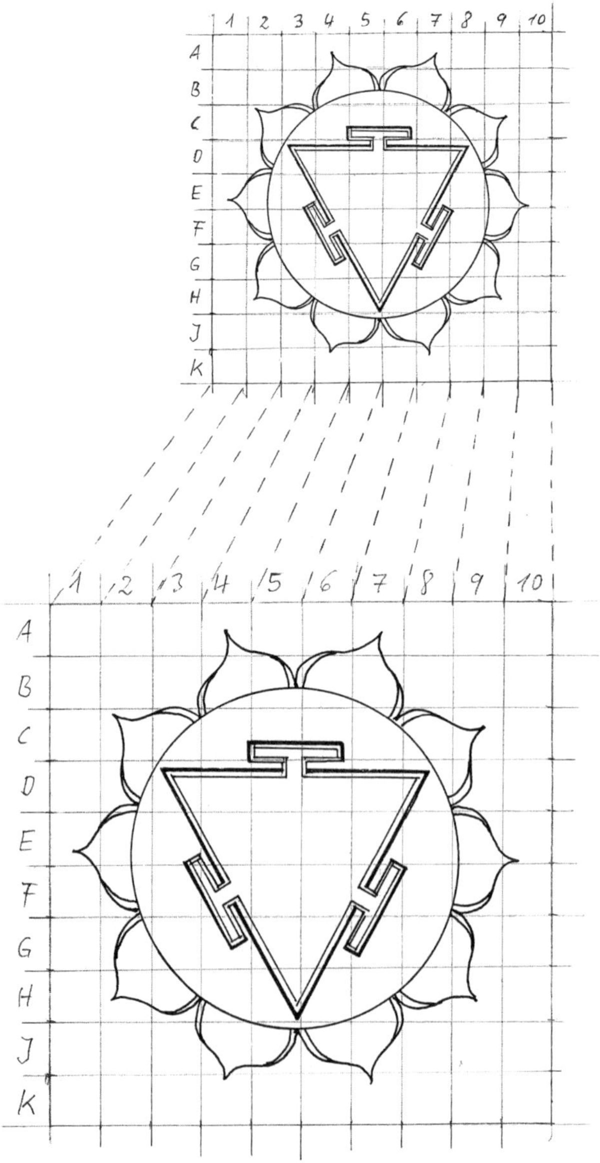
1
2
3
4
5
6
7
8
9
10
A
B
C
D
E
F
G
H
J
K

Literaturverzeichnis

Anagarika Govinda: ›Grundlagen tibetischer Mystik‹, München 1975
Avalon, Arthur (Sir John Woodroffe): ›Die Schlangenkraft‹, München 1975
Bauer, Wolfgang; Dümotz, Irmtraud; Golowin, Sergius: ›Lexikon der Symbole‹, München 1987
Betz, Otto: ›Das Geheimnis der Zahlen‹, Stuttgart 1989
Bohm, Werner: ›Wurzeln der Kraft‹, München 1974
Dalai Lama: ›Einführung in den Buddhismus‹ (Die Harvard-Vorlesungen), Freiburg 1993
Dalai Lama: ›Die Weisheit des Herzens‹, München 1991
Deschner, Karlheinz: ›Abermals krähte der Hahn‹, Stuttgart 1962
Haidakhandi Samaj (Hrsg.): ›Babaji spricht: Prophezeiungen und Lehren‹, Weilersbach 1987
Weiterführende Literatur und Lehrkassetten bei:
Baba Haidakhan Zentrum, Reifenberg 36, 91365 Weilersbach
Hazrat, Inayat Khan: ›Mental Purification‹, Genf 1971
Hinze, Oskar-Maria: ›Tantra Vidya‹, Freiburg 1983
Hopfenzitz, Petra: ›Fasten und Meditation‹, München 1990
Keilhauer, Anneliese: ›Die Bildsprache des Hinduismus‹, Köln 1983
Khanna, Madhu: ›Das große Yantra-Buch‹, Freiburg 1980
Kogan, Gerald: ›Your body works‹, Berkley, California 1980; Deutsche Ausgabe: ›Dein Körper arbeitet‹, Linden 1983
Lowen, Alexander: ›Bioenergetik, Therapie der Seele durch Arbeit mit dem Körper‹, München 1979
Lurker, Manfred: ›Die Botschaft der Symbole‹, München 1990
Motoyama, Hiroshi; Brown, Rande: ›Chakra-Physiologie‹, Freiburg 1980
Muth, Christa: ›Heilen durch Reflexzonentherapie‹, München 1987
Pandit: ›Kundalini Yoga‹, München 1966
Perls, Frederick; Hefferline, Ralph; Goodman, Paul: ›Gestalt Therapy‹, New York 1951
Raphaell, Katrina: ›Heilen mit Kristallen‹, München 1988
Ripota, Peter und Gisela: ›Die Kunst des Handlesens‹, München 1993
Satya Sai Baba: ›Meditation‹, Bonn 1983
Schwabe, Julius: ›Archetyp und Tierkreis‹, Basel 1951
Schuhmacher, Stephan; Woerner, Gert (Hrsg.): ›Lexikon der östlichen Weisheitslehren‹, München 1986
Schwarzer Hirsch: ›Die heilige Pfeife‹, Bornheim 1982
Schwarz, Jack: ›Human energy systems‹, New York 1980
Shankara: ›Das Kleinod der Unterscheidung‹, München 1981
Shri Shri Hairakhan Baba, Prachar Sangh Foundation (Hrsg.): ›Babaji Mahavater‹, Amsterdam, Holland 1983
Sogyal Rinpoche: ›Das tibetische Buch vom Leben und vom Sterben‹, München 1993

Sogyal Rinpoche: ›Heilung – der Weg zur Ganzheit‹, Seminar auf Kassette, Penzberg 1991.

Weiterführende Literatur und Lehrkassetten bei: Rigpa, Verein für tibetischen Buddhismus, Hasenheide 9, 1000 Berlin 61

Sun Bear: ›Der Pfad der Kraft‹, München 1989

Tompkins, Peter; Bird, Christopher: ›Das geheime Leben der Pflanzen‹, Frankfurt a. M. 1977

Walter, Johannes: ›Die heilende Kraft des Atmens‹, München 1987

Walter, Johannes: ›Chakra-Atem‹, Übungskassette, München 1988

Walter, Johannes: ›Heile Dich‹; ›Laß deine Angst los‹; ›Friedensmeditation‹; Übungskassetten, Freiburg 1985

Walter, Johannes: ›Gesund und vital durch bewußtes Atmen‹, Atemkurs auf Kassetten, Augsburg 1990

Abbildungsnachweis

Die Fotos sind von Johannes Walter, mit folgenden Ausnahmen:

Seite 107: Füße des Meisters (Fuß-Chakras) – Fotograf unbekannt – es zeigt die Füße von Babaji (Shri Shri Haidakhan Baba)
Seite 151: Eine Seele (Nabel-Chakra) – Rien Sanders
Seite 271: Betende Hände (6. Chakra) – Michael Görden – es zeigt eine Buddha-Statue auf der Friedensstupa in Rajgir, Nordindien
Seite 319: Segen (Kapitel Mitgefühl) – Fotograf unbekannt – es zeigt Babaji 1970 in der Höhle, in der er gefunden wurde.

Die Zeichnungen sind ebenfalls von Johannes Walter, unter Verwendung folgender Motive:

Zeichnung S. 43: nach einem Medizin-Tanka aus Nepal
Zeichnung S. 71: 1. Chakra, Chakrasymbol, alle Zeichnungen von Chakrasymbolen orientieren sich an den Darstellungen in ›Die Schlangenkraft‹ von Arthur Avalon
Zeichnung S. 75: 1. Chakra (›Die Nase‹) nach einer tibetischen Vorlage
Zeichnung S. 79: 1. Chakra (›Stand der Kraft) nach einer chinesischen Vorlage
Zeichnung S. 101: Fuß-Chakras (›Den Himmel stützen‹) nach einer taoistischen Vorlage
Zeichnung S. 119: 2. Chakra (›Die Welle‹) nach Hokusai
Zeichnung S. 179: 3. Chakra (›Fülle‹) nach einer Wandzeichnung des Ashrams in Haidakhan
Zeichnung S. 189: 4. Chakra (›Rose‹) nach einer Vorlage aus Summum bonum, Robert Fludd 1629
Zeichnung S. 201: 4. Chakra (›Lächeln‹) nach einer chinesischen Buddhastatue
Zeichnung S. 225: Hand-Chakras (›Zwei Hände‹) nach einer ägyptischen Plastik
Zeichnung S. 255: 6. Chakra (›Archetyp und Tierkreis‹) Bildmotiv auf dem Steinring vom Ballspielplatz in Chichon-Itza (Yukatan) nach einer Vorlage aus: Julius Schwabe
Zeichnung S. 283: 7. Chakra (›Lotosblume‹) nach Vorlagen aus dem Botanischen Institut München
Zeichnung S. 287 (›Krone‹) nach Grünewald, Isenheimer Altar
Zeichnung S. 312: Mandala: OM MANI PADME HUM nach einer Bildvorlage aus: L. A. Govinda, ›Grundlagen tibetischer Mystik‹.

Inhalt

Über den Autor:

Johannes Walter war viele Jahre als bildender Künstler tätig, mehrere Jahre davon als Kunsterzieher und Dozent für kreative Methoden und deren didaktische Vermittlung – unter anderem für die Bereiche Malerei, Photographie, Video und Film.

Reisen führten ihn in viele europäischen Länder und in die USA. 1978 und 1984 hielt er sich mehrere Monate zu Studienzwecken in Indien auf.

Seit 1979 ist er als Atemlehrer tätig. Eine Ausbildung in Gestalttherapie bei Gerald Kogan (Gestalt Education Network Intn.) wurde abgerundet durch Einbeziehung verschiedener Methoden der Körper- und Energiearbeit bei Michael Smith (USA), Ad Stemerding (Holland) und anderen. Seit 1982 beschäftigt sich Johannes Walter intensiv mit Musik und ihrer entspannenden Wirkung auf den Menschen.

Seine Produktionen MUSIC MANTRAS 1 und MUSIC MANTRAS 2 fanden weltweit ihren Weg zu Hunderttausenden von Liebhabern entspannender meditativer Musik.

Johannes Walter ist in freier Praxis als Atemlehrer, Therapeut, Berater, Dozent und Autor tätig.

Sein Buch DIE HEILENDE KRAFT DES ATMENS gilt als eine der wichtigen Veröffentlichungen über Atmen.

Seminare:
Johannes Walter leitet regelmäßig Atem- und Chakra-Seminare.

Kontaktadresse:
Edition Schwingungen, Gut Schörghof, 82362 Weilheim